Verzeichnis Deutsch-Europäischer Arzneinamen

Maximaldosen MAK- und BAT-Werte

Verzeichnis Deutsch-Europäischer Arzneinamen

und Tabellen der

Maximaldosen

(Arzneimittel, Wirkstoffe)

MAK- und BAT-Werte

(Arbeitsstoffe)

herausgegeben von
Heinz Walter

Walter de Gruyter
Berlin · New York 1984

Herausgeber
Dr. Heinz Walter
Apotheker
Josef-Schick-Str. 41
8000 München 21

CIP-Kurztitelaufnahme der Deutschen Bibliothek

Wörterbuch deutsch-europäischer Arzneinamen :
Maximaldosen, MAK-Werte / hrsg. von Heinz Walter. –
Berlin ; New York : de Gruyter, 1983.
ISBN 3-11-006570-3
NE: Walter, Heinz [Hrsg.]

Printed in Germany.
Satz und Druck: Appl, Wemding
Bindung: Lüderitz & Bauer GmbH, Berlin

Vorwort

Dieses Buch - ein **zweiteiliges Tabellenwerk** - behandelt erstmals die Arznei- und Wirkstoffe mit den Arbeitsstoffen gemeinsam unter dem Gesichtspunkt der übersichtlichen und exakten Information. Damit wendet es sich in erster Linie an Apotheker, Ärzte, Biologen, Untersuchungsämter, Medizinalbehörden, Fachorganisationen, Behandlungszentren für Vergiftungen und auch an Beschäftigte in der Chemischen und Pharmazeutischen Industrie. Wo immer mit diesen Substanzen umgegangen wird, ist die Kenntnis und die Beachtung ihrer Hauptkriterien - Name, Wirkung, Dosierung - von großer Bedeutung und Tragweite.
Dieser Band ist mit der künftigen Neuauflage des **Hunnius: Pharmazeutisches Wörterbuch** eng verbunden, vor allem durch seinen nach Herkunft und terminologischen Stellenwert (Führungsbegriff, Synonyma) in Teil I geordneten Fachwortschatz mit nahezu 20000 Termini. Dieser Thesaurus trägt wesentlich zur Entlastung der Neuauflage des Pharmazeutischen Wörterbuches bei und schafft Platz für die Fülle der aus allen Bereichen der Pharmazie und ihrer Nachbargebiete neu aufzunehmenden wichtigen Begriffe.

Teil I Arzneinamen
Teil I erfaßt in jeweils eigenen Tabellen die Mongraphietitel und deren Synonyma in authentischer Ordnung, nach der jeweiligen Führungssprache alphabetisiert und numeriert. Sämtliche Termini von Teil I werden in Registern vereint:
Im **Hauptregister I** - am Anfang des Buches - die deutschen und lateinischen Namen und in eigenen Sammelregistern die englischen, französischen und italienischen Namen.
Ein grundlegender Gesichtspunkt für die Gestaltung von Teil I ist die originalgetreue, authentische Tabellierung der Monographietitel. Dadurch soll der Benutzer bei der Auffindung der gültigen Termini exakt informiert werden, nachdem das terminologische Wechselspiel der Monographiebenennungen zwischen deutschen und mehrfachen, unterschiedlichen lateinischen Termini auch in nächster Zukunft noch nicht beendet sein wird (vgl. K. Ganzinger, Lit. Verz. S. XII, sowie Graphik „Synoptischer Überblick", S. XII).
Eine weitere Informationshilfe liefern das Verzeichnis der **INN**-Substanzen (mit Indikationsangaben), die Monographietabellen des Europäischen Arzneibuches mit deutschen, lateinischen, englischen und französischen Termini und die kompletten Monographietabellen des Deutschen Arzneimittel-Codex (DAC).

Teil II Arznei- und Arbeitsstoffe
Teil II ist analog angeordnet wie Teil I.
Teil II enthält in Einzeltabellen die Maximaldosen und Höchstgaben. Sämtliche Termini von Teil II (im Rückgriff bis zum DAB 6 und dem Ergänzungsbuch 6) werden in einem zusammenfassenden **Hauptregister II** vereint. Eine ausführliche Darstellung erhielten die Angaben des Deutschen Arzneimittel-Codex (DAC) aufgrund der beispielhaften und aktuellen Monographie-Gestaltung durch dessen Herausgeber.
Von besonderer Bedeutung für den Benutzer ist die Aufnahme der Maximalen Arbeitsplatzkonzentrationen (**MAK-Werte**) für Arbeitsstoffe und der Biologischen Arbeitsstofftoleranzwerte (**BAT-Werte**).
Dieses mehrjährig vorbereitete Werk wäre ohne Zuspruch, Rat und Tat zahlreicher Experten nicht zu verwirklichen gewesen. Ebenso hilfreich war die Unterstützung durch den Verlag, insbesonders durch Herrn Dr.-Ing. Rudolf Weber und die Hersteller.
Gleichermaßen danken möchte ich Frau Apotheker A. Wehrli (Genf) und den Herren Prof. Dr. Henschler (Würzburg), Dr. H.-P. Jaspersen (Zürich), Dr. M. Negwer (Berlin), Dr. J. Neugebauer (Basel), Dr. Dr. G. Schramm (Zürich), Prof. Dr. K. Schriever (Hennef/Sieg), Dr. M. Steinigen (München).

München, Oktober 1983 Heinz Walter

Inhaltsübersicht

Teil I: Synoptischer Überblick

Arzneibuch etc.		Monographien						
		Anzahl (lfd. Nr.)	latein.	deutsch	engl. *)	franz.*)	ital. *)	zusätzl. lat. bzw. dt. Synonyme
1	A	921						
2	CH	1036						
3	D 8	203						
4	D 9	167						
5	DAC	298						
6	EU	374						
7	HAB 1	54						
8	HAB '34 **)	1088						
9	INN	2100						
10	PI	562						
ca. Gesamtzahl (mit HAB'34)		6800	8200	7800	650	1700	1300	19650
%-Verteilung nach Sprachen (100% = 19650)		(34,6)	41,7	39,7	3,3	8,7	6,6	100%

Führende Monographienamen

Zweitnamen u. Synonyme der Monographien

*) Eigene Fremdsprachenregister S. 85 f.
**) Eigenes Register S. 265 f.; Monographien nicht im Hauptregister I

Literaturverzeichnis

Apotheker-Jahrbuch 1982. Zugleich 67. Jahrgang des Handbuchs des Deutschen Apotheker-Vereins. Bearbeitet von Apotheker Herbert Hügel, Stuttgart, im Auftrag der Deutschen Apotheker Zeitung. Stuttgart, 1982.

Arbeitsstoffverordnung (VO über gefährliche Arbeitsstoffe). Neufassung: Bekanntmachung vom 11.2. 1982.

G. Arends, Synonymen-Lexikon. Berlin, 1891.

J. Arends, Volkstümliche Namen der Arzneimittel, Drogen, Heilkräuter und Chemikalien. Berlin/Heidelberg/New York, [16]1971.

Arzneimittelgesetz („AMG"; Gesetz über den Verkehr mit Arzneimitteln vom 24.8. 1976).

Arzneimittel-Kompendium der Schweiz/Compendium Suisse des Médicaments. Herausgegeben von Dr. med. Josef Neugebauer und Jürgen Morant, Basel, unter dem Patronat der Schweizer. Gesellschaft für Chemische Industrie. Verlag Documed AG. Basel, I/II, [4]1982.

Arzneimittelverzeichnis DDR, Ausgabe 1982. Herausgegeben vom Institut für Arzneimittelwesen der DDR. Redaktionelle Leitung K. Gerecke. Berlin, 1981. Arzneiverordnungen. Herausgegeben von den Mitgliedern der Arzneimittelkommission der Deutschen Ärzteschaft. Köln, [14]1981.

Austria-Codex, [36]1981/82, und Stoffliste zum Austria-Codex. Wien, 1981.

H. Auterhoff, Wörterbuch der Pharmazie, Band I. Stuttgart, 1981.

Automatische Verschreibungspflicht, Verordnung vom 26.6. 1978 (mit nachfolgenden Änderungs-VO).

F. Berger, Synonyma-Lexikon der Heil- und Nutzpflanzen. Wien, [2]1954/55, Neubearbeitung 1980/81 (Erstauflage I/II 1937/39).

Bergey's Manual of Determinative Bacteriology. Herausgegeben von R. S. Breed, E. G. D. Murray, N. R. Smith. Baltimore, [7]1957.

Bezeichnungs-Verordnung (VO über die Bezeichnung der Art der wirksamen Bestandteile von Fertigarzneimitteln vom 15.9. 1980; in Kraft seit 1.1. 1981).

Biochemical Nomenclature and Related Documents. Herausgeber: Nomenclature Committee, International Union of Biochemistry (IUB). London, [3]1978 (neuere Mitt. siehe Hoppe-Seyler's Zeitschrift für Physiologische Chemie, Bd. 363, S. I–IV, Jan. 1982 u. f.).

E. Bossard, H. Becker, H. Braun, infopharm. kurzinformationen über arzneistoffe, chemikalien, drogen. Stuttgart, 1982.

R. Braun, Standardzulassungen für Fertigarzneimittel. Text und Kommentar. Stuttgart, 1983.

W. Braun, A. Dönhardt, Vergiftungsregister, [3]1982.

Brennbare Flüssigkeiten-VO (Verordnung zur Ablösung von Verordnungen nach § 24 der Gewerbeordnung, S. 229–253, BGBl I, 1980, Nr. 8 vom 1.2. 1980).

Z. Budesinsky, M. Protiva, Synthetische Arzneimittel. Berlin, 1961.

R. S. Cahn, An Introduction to Chemical Literature. London, 1959.

Chemikaliengesetz (Gesetz zum Schutz vor gefährlichen Stoffen vom 16.9. 1980).

CIOMS, Medical Terminology and Lexicography. Proceedings ... of the Council for International Organizations of Medical Sciences (CIOMS) ... under the auspices of UNESCO and WHO (Paris, 15.–17. Nov. 1965). Basel/New York, 1966.

M. P. Crosland, Historical Studies in the Language of Chemistry. London/Melbourne/Toronto, 1962.

M. Daunderer, Klinische Toxikologie, 1980.

E. Dieterich, Neues Pharmazeutisches Manual (Herausgegeben von K. Dieterich). Berlin, [12]1919.

P. Dilg, G. Jüttner, Pharmazeutische Terminologie. Frankfurt (Main), 1975, 1978.

S. Ebel, Synthetische Arzneimittel. Weinheim, 1979f.

G. Ehrhart, H. Ruschig, Arzneimittel. Entwicklung, Wirkung, Darstellung. Weinheim, I–V, [2]1972f.

Enzyme Nomenclature. Recommandations (1978) of the Nomenclature Committee of the International Union of Biochemistry (IUB). London/New York, 1979 (1. u. 2. Suppl. 1980, 1981).

Enzympräparate (Standard für Enzympräparate zur Be- und Verarbeitung von Lebensmitteln. Verfaßt von Arbeitsgruppe „Enzymchemie“ der Fachgruppe „Lebensmittelchemie und gerichtliche Chemie“ in der GDCh). Frankfurt (Main), 1975.

H. Feltkamp, P. Fuchs, H. Sucker, Pharmazeutische Qualitätskontrolle. Stuttgart, 1983 (im Erscheinen).

H. Fey, Wörterbuch der Kosmetik. Stuttgart, 1974.

H. P. Fiedler, Lexikon der Hilfsstoffe für Pharmazie, Kosmetik und angrenzende Gebiete. Aulendorf, I/II, [2]1981.

M. Fleischer, Glossary of Mineral Species (entspr. International Mineralogical Association, „IMA“), 1971.

Ph. Fresenius, Organisch-chemische Nomenklatur. Stuttgart, 1981.

Ph. Fresenius, H. Gebler, Grundzüge der anorganischen und der organisch-chemischen Nomenklatur in Regeln und Tabellen. Frankfurt (Main), 1970.

W. Fresenius, Freiverkäufliche Arzneimittel. Stuttgart, 1978f.

K. Ganzinger, Zur Geschichte der chemischen Nomenklatur in den amtlichen Arzneibüchern, in: Beiträge zur Geschichte der Pharmazie (Beilage der Deutschen Apotheker Zeitung), Band 31, Nr. 5, 1980, S. 33–37.

Gaschromatographische Retentionsindices toxikologisch relevanter Verbindungen ... (DFG, Mitt. 1. der Kommission für Klinisch-toxikologische Analytik). Weinheim, 1982.

Gute Laborpraxis (Good Laboratory Practice, GLP): OECD Guidelines for Testing of Chemicals. Herausgeber OECD. Paris, 1981 (s. a. Chemikalienbewertung ... von B. O. Wagner, in: Nachr. Chem. Tech. Lab. 30, 1982, Nr. 9, S. 784–787).

G. Hauschild, Ausgangsmaterialien für die Arzneimittelherstellung (Paperback APV, Band 1, herausgegeben von G. Dertinger und H. Rupprecht). Stuttgart, 1981.

D. Hellwinkel, Systematische Nomenklatur der organischen Chemie. Berlin/Heidelberg, 1974.

B. Helwig und H. Helwig, Moderne Arzneimittel. Stuttgart, [5]1980; Nachtr.- u. Ergänzungsband 1982.

W. Holland, Die Nomenklatur in der organischen Chemie. Leipzig/Zürich/Frankfurt (Main), 1969.

H. A. Hoppe, Drogenkunde. Berlin/New York, I/II, [8]1975/1977.

H. A. Hoppe, Taschenbuch der Drogenkunde. Berlin/New York, 1981.

H. Hügel, Kurze Einführung in die pharmazeutische und medizinische Terminologie. Stuttgart, 1973.

H. Hügel u. Junge, Deutsches Betäubungsmittelrecht. 6., erneuerte Auflage. Bearbeitet von W. K. Junge, P.-H. Meyer, K.-R. Winkler, Stuttgart, 1982.

C. Hunnius, unter Mitarbeit von H. Walter, Pharmazeutisches Wörterbuch. Berlin/New York, [5]1975 ([1]1950).

Index Kewensis. Oxford, I–XV, 1895–1970 (Verzeichnis aller bis 1965 veröffentlichten Namen für Blütenpflanzen-Arten und -Gattungen).

Index Merck. Herausgegeben von E. Merck AG, Darmstadt. Weinheim, [9]1961.

Index Nominum, 11. revidierte Gesamtausgabe, 1982. Bearbeitet durch die Wissenschaftliche Zentralstelle des Schweizerischen Apothekervereins unter Leitung von Dr. H.-P. Jaspersen. Zürich, 1982.

Internationaler Code der Botanischen Nomenklatur (ICBN). Deutsche Ausgabe (bearbeitet durch G. M. Schulze). 1966f.

Internationaler Code der Nomenklatur der Kulturpflanzen (ICNP). Utrecht, 1969f.

International Nonproprietary Names (INN) for Pharmaceutical Substances. Cumulative List No. 6, 1982.

H. Ippen, Index Pharmacorum. Stuttgart, 1968, [2]1974.

IUPAC (International Union of Pure and Applied Chemistry): Internationale Regeln für die chemische Nomenklatur und Terminologie. Herausgegeben vom Deutschen Zentralausschuß für Chemie (i. A.: H. Grünewald). Deutsche Ausgabe der IUPAC-Regeln. Weinheim, I/II, 1975f.

IUPAC: Manual of Symbols and Terminology for Physicochemical Quantities and Units. London, 1970/1971.

H. Jansen, L. Mackensen, Rechtschreibung der technischen und chemischen Fremdwörter. Herausgegeben von VDI und GDCh, neugestaltet von L. Mackensen. Weinheim, ^{2}1959.
Katalog pharmazeutischer Hilfsstoffe. Verfaßt von einer Arbeitsgruppe der Firmen CIBA-Geigy-,Hoffmann-La Roche, Sandoz. Basel, 1974.
H. P. Kaufmann, Arzneimittel-Synthese. Berlin/Göttingen/Heidelberg, 1953.
A. Kipfer, Mineralindex. Stuttgart, 1974.
A. Kleemann, J. Engel, Pharmazeutische Wirkstoffe. Stuttgart, ^{2}1982.
A. Klemperer, E. Rost, Handbuch der allgemeinen und speziellen Arzneiverordnungslehre für Ärzte mit besonderer Berücksichtigung der deutschen Arzneimittel-Gesetzgebung. Zugleich als Pharmacopoea Universalis. Berlin, ^{15}1929.
Kühn und Birett, Merkblätter Gefährliche Arbeitsstoffe, ^{5}1982.
H. P. Kuemmerle, N. Goossens, Klinik und Therapie der Nebenwirkungen. Stuttgart, ^{3}1983 (im Erscheinen).
A. Lauers, S. Scharpé, W. Cooreman, R. Ruyssen, Pharmaceutical Enzymes (FIP-Publication). Gent, 1974.
Lexicum pharmaceuticum. Die wichtigsten pharmazeutischen Fachausdrücke in 5 Sprachen. Conseil de l'Europa. Strasbourg, 1967.
B. Leiber, G. Olbrich, Die klinischen Syndrome. München/Wien/Baltimore, I/II, ^{6}1981 f.
W. Liebscher, Handbuch zur Anwendung der Nomenklatur organisch-chemischer Verbindungen. Berlin, 1979.
G. Linzenmeier, E. Kuwert, D. Hantschke, Bakterien-Viren-Pilze. Eine nomenklatorisch-nosologische Übersicht. München/Berlin/Wien, 1973 f.
E. E. J. Marler, Pharmacological and Chemical Synonyms. Amsterdam, ^{5}1973 f.
Maximale Arbeitsplatzkonzentrationen (MAK) und Biologische Arbeitsstofftoleranzwerte (BAT) 1982. Mitteilung XVIII der Senatskommission (DFG) zur Prüfung gesundheitsschädlicher Arbeitsstoffe (Vorsitzender Prof. Dr. D. Henschler, Würzburg). Weinheim, 1982.
The Merck Index. An Encyclopedia of Chemicals and Drugs. Rahway/N.J., USA, ^{9}1976.
M. Michler, J. Benedum, Einführung in die Medizinische Fachsprache. Berlin/Heidelberg/New York, 1972.
M. Negwer, Organisch-chemische Arzneimittel und ihre Synonyma. Berlin, I-III, ^{5}1978 (^{1}1959).
W. Oeser, Selbstinspektion und Inspektion. GMP-Forderungen zur Qualitätssicherung im Arzneimittel-Bereich (Paperback APV, Band 6). Stuttgart, 1982.
Pharma-Kodex. Herausgegeben vom Bundesverband für Pharmazeutische Industrie e. V., Frankfurt (Main).
Pharmazeutisches Taschenbuch. Begründet von H. Kaiser. Herausgegeben von H. J. Roth. Stuttgart, ^{8}1981.
R. Porep, W.-I. Steudel, Medizinische Terminologie. Stuttgart, 1974.
W. Pschyrembel, Klinisches Wörterbuch. Berlin/New York, ^{254}1982.
K. Quiring, Arzneimittelregister. Stuttgart, 1982.
Redaktioneller Leitfaden zum Arzneibuch. Erarbeitet von der Europäischen Arzneibuch-Kommission und der Redaktionskonferenz für die deutschsprachige Ausgabe des Europäischen Arzneibuches. Stuttgart/Frankfurt (Main) 1981.
H. Römpp, Chemisches Wörterbuch. Bearbeitet von E. Ühlein. Stuttgart, 1969. Römpps Chemie-Lexikon. Bearbeitet von O.-A. Neumüller. Stuttgart, I–VI, ^{7}1973; ^{8}1980 f. (im Erscheinen).
Rote Liste. Verzeichnis von Fertigarzneimitteln der Mitglieder des Bundesverbandes der Pharmazeutischen Industrie e. V., Frankfurt (Main). Aulendorf, 1983.
Roth u. M. Daunderer, Giftliste, ^{4}1981.
Roth u. Weller, Gefährliche chemische Reaktionen, 1981.
H. u. L. Roth, Sicherheitsfibel Chemie, ^{4}1982.
W. Schneider, Lexikon alchemistisch-pharmazeutischer Symbole. Weinheim, 1962.
W. Schneider, Lexikon zur Arzneimittelgeschichte. Frankfurt (Main), I–VII, 1968–1975.
K. Schriever u. a., Lexikon chemischer Kurzbezeichnungen von Arzneistoffen. Frankfurt (Main), I/II, 1968/1970.

E. Schröder, C. Rufer, R. Schmiechen, Arzneimittelchemie. Stuttgart, I–III, 1976; 1982 (einbändig).
Scribas Tabelle der verschreibungspflichtigen Mittel und Gegenstände. 42. Auflage, mit 1. Ergänzung (Jan. 1983). Stuttgart, 1982/83.
B. B. D. Skerman, A Guide to the identification of the Genera of Bacteria. Baltimore, ²1967.
Standardzulassungen (VO über Standardzulassungen vom 3. 12. 1982).
E. Steinbichler, Steinbichlers Lexikon für die Apothekenpraxis in sieben Sprachen. Frankfurt (Main), 1963.
Synonymverzeichnis zum Arzneibuch. 1. Ausgabe 1980. Herausgegeben vom Bundesministerium für Jugend, Familie und Gesundheit. Stuttgart/Frankfurt (Main), 1980.
G. Thiele, H. Walter, Reallexikon der Medizin und ihrer Grenzgebiete.
München/Berlin/Wien, I–VI (Loseblatt-Ausgabe), 1966–1977; I–V (gebundene Ausgabe), 1977.
G. Thiele unter Mitarbeit von D. Tutsch, H. Walter und der Lexikonredaktion des Verlages, Handlexikon der Medizin, München/Wien/Baltimore, I/II, 1980.
Ullmanns Encyklopädie der technischen Chemie. München/Berlin/Wien, ³1951 f. (¹1914–1923); Weinheim, ⁴1972 f.
United States Adopted Names (USAN). New York, ⁵1961–1966 f.
Verzeichnis der Grundstoffe (Giftliste) mit Nachtrag 1.–3. Herausgegeben vom Eidgenössischen Gesundheitsamt. Bern, 1971 f.
K. G. Wagner, Autoren-Namen als chemische Begriffe. Weinheim, 1951.
Th. Wagner-Jauregg, Therapeutische Chemie. Bern, 1949.
H. Walter, Neue Präparate und Wirkstoffe, Mitt. 1–3, in: Pharmazeutische Praxis, 1957, S. 89 f., 1958, S. 1 f., 81 f.
H. Walter, Hundert Jahre Deutsches Arzneibuch – Jubiläum und Abschied zugleich? in: Pharmazie heute, Beilage der Deutschen Apotheker-Zeitung zur Fortbildung. Mai–August 1972, S. 53–72.
F. C. Werner, Wortelemente lateinisch-griechischer Fachausdrücke in den biologischen Wissenschaften. Halle (Saale), 1956, ³1968; Frankfurt (Main), 1972.
J. Weyer, Chemiegeschichtsschreibung von Wiegleb (1790) bis Partington (1970). Hildesheim, 1974.
Zander, Handwörterbuch der Pflanzennamen. Bearbeitet von F. Encke, L. Buchheim, S. Seybold. Stuttgart, ¹¹1979.
B. Zepernick, L. Langhammer, F. Lüdcke, Lexikon der offizinellen Arzneipflanzen der deutschsprachigen Pharmakopöen. Berlin/New York, 1983 (im Erscheinen).
G. A. Zischka, Index lexicorum. Wien, 1959.

Nachtrag

Codex Galenica 1984. Repertorium der in der Schweiz erhältl. pharmazeut. Spezialitäten. Herausgegeben durch Documentation Galenica Bern in Zus.arbeit mit der Interkantonalen Kontrollstelle für Heilmittel, Bern.
Delta-Index. Kaufmänn. Verzeichnis der Tierarzneimittel; Veterinär-Wirkstoffverzeichnis. Delta-Verlag Berlin.
Handbuch des Sanitätsmaterials der Bundeswehr. Hrsg. v. Oberstapotheker H. A. Heidemanns u. Hauptmann H. Riemann. 5. vollst. überarb. Neuausgabe, 1982.
Chemikaliengesetz-Gesetz zum Schutz vor gefährl. Stoffen. Kommentar u. Vorschriftensammlg. zum ges. Chemikalienrecht. Von M. Uppenbrink, B. Broecker, D. Schottelius, F. Schmidt-Bleek. Mainz 1982.
W. Tauscher. Technologie der Reinen Räume. Augsburg 1982/83.
D. Vogellehner, Botan. Terminologie u. Nomenklatur. Stuttgart-New York, ²1983.
J. Vollmer, Biometrie in der chem.-pharmazeut. Industrie 1. Stuttgart-New York, 1983.
G. Späth, Vergiftungen u. akute Arzneimittelüberdosierungen, Berlin/New York, ²1982.

Hauptregister I

Dieses „Hauptregister I" umfaßt und erschließt den gesamten offizinellen und den ihm gleichgestellten deutschen wie lateinischen Wortschatz der Monographienamen der einschlägigen „Arzneibücher" in der Schweiz, in Österreich und in der Bundesrepublik Deutschland unter Miteinbeziehung der maßgeblichen bzw. führenden europäischen wie internationalen Pharmakopöen und Regelwerke (EU, PI, INN).
Die in mehreren Arzneibüchern gleichfalls offizinellen englischen, französischen und italienischen Namen sind – unter Hinweis auf ihre Herkunft – in eigenen, dem Hauptregister I folgenden Verzeichnissen zusammengestellt.

Das Hauptregister I ist durch Auswertung folgender Arzneibücher usw. entstanden, die in Teil I dieses Buches auch in eigenen Listen zugänglich sind, und deren Wortschatz durch die jedem hier registriertem Einzelnamen beigegebene Herkunft (Kennbuchstaben, Kennziffer) eindeutig gekennzeichnet wird:
Nr. 1 Österreich. Arzneibuch **A** (= Herkunftsangabe)
Nr. 2 Schweizer. Arzneibuch **CH**
Nr. 3 Deutsches Arzneibuch 8 **D8**
Nr. 4 Deutsches Arzneibuch 9 **D9**
Nr. 5 Deutscher Arzneimittel-Codex **DAC**
Nr. 6 Europ. Arzneibuch dt., engl. u. französ. Ausgabe, Band 1, 2, 3 **EU** 1/2/3
Nr. 7 Homöopath. Arzneibuch 1 **HAB**
(Nr. 8 Homöopath. Arzneibuch 1934 hat **eigenes Sammelregister** u. ist deshalb **nicht** im Hauptregister I mitenthalten)
Nr. 9 Internat. Freinamen **INN**
Nr. 10 Pharmacop. Internat. **PI**

Die Registereinträge sind streng alphabetisch geordnet. Jeder zeigt seine Herkunft an; mehrere Herkünfte werden alphabetisch angeordnet.
Mehrteilige Wörter, bes. Adjektiv + Substantiv, werden in der Regel in beiden Versionen registriert, z. B. „Aromatisches Elixier" und „Elixier, Aromatisches". Durch Einfügen von Sammelbegriffen (z. B. „Impfstoffe" u. a. m.) wird das Auffinden verstreut im Alphabet vorkommender Bezeichnungen erleichtert.

Das Hauptregister I enthält die **INN** (Liste Nr. 9) in ihrer lateinischen (d. h. WHO-authentischen) und ihrer deutschen Fassung, beide durch die nachgestellten Kennbuchstaben INN ausgewiesen.
Für ihre Einordnung in das Hauptregister I und für die Verweisungen zur INN-Liste (Nr. 9) gelten folgende Regeln: Jeder deutsche und lateinische INN wird grundsätzlich alphabetisch eingeordnet. Hierbei gibt es 2 Versionen:

Version 1: Bei Wortgleichheit – sieht man von der lateinischen Endung ab – des deutschen und lateinischen INN, z.B. Adiopon INN und Adioponum INN, werden beide INN zu einem Wort vereint mit eingeklammerter lateinischer Endung, z.B. Adiopon(um) INN.
Version 2: Sind lateinischer und deutscher INN voneinander verschieden, z.B. Acidum cromoglicicum INN und Cromoglicinsäure INN, dann werden beide INN jeder für sich alphabetisch in das Hauptregister I eingeordnet und der deutsche INN mit einer *Verweisung* auf seinen lateinischen INN-Partner versehen: Cromoglicinsäure INN → Acidum cromoglicicum INN.
Diese Handhabung verbindet auch Hauptregister und INN-Liste, die alphabetisch ausschließlich nach den lateinischen INN – entsprechend deren WHO-Präferenz – geordnet wurde, wobei diesen die deutschen INN ggfs. in der Zeile nachfolgen (Barbitalum natricum, Barbital-Natrium; Acidum cromoglicicum, Cromoglicinsäure usw.; siehe hierzu auch die Einführung bei der INN-Liste selbst).

Hauptregister I

Englisches Synonymenregister

Das nachfolgende Register enthält – unter Angabe der Herkunft mittels Kennbuchstaben und Kennziffer – die im Deutschen Arzneimittel-Codex 1979 (m. 1. Erg. 1981 u. 2. Erg. 1982) und in der englischen Fassung des Europäischen Arzneibuches enthaltenen Monographiebezeichnungen und Synonyme.

Französisches Synonymenregister

Das nachfolgende Register enthält – unter Angabe der Herkunft mittels Kennbuchstaben und Kennziffer – die im Schweizer. und im Europ. Arzneibuch (französ. Fassung) sowie im DAC 1979 (m. 1. Erg. 1981 u. 2. Erg. 1982) enthaltenen Monographienbezeichnungen und Synonyme.

Italienisches Synonymenregister

Das nachfolgende Register enthält – unter Angabe der Herkunft mittels Kennbuchstaben und Kennziffer – die besonders im Schweizer. Arzneibuch enthaltenen amtlichen Synonyme der Monographien, sowie die des DAC 1979 (mit 1. Erg. 1981 u. 2. Erg. 1982).

Österreichisches Arzneibuch 9. (1960), mit 1. und 2. Nachtrag (1966 u. 1976)

Die nachstehende, mit dem Kennbuchstaben **A** von 1–921 durchgehend numerierte Liste enthält die nach ihren **lateinischen** und – fehlen solche (wie z. B. bei Impfstoffen) – auch nach **deutschen Haupttiteln** (halbfetter Satz) alphabetisch geordneten Monographien des ÖAB samt deren – durch ein Komma abgetrennten – **deutschen Synonymen.**
Die ab 1.1.1982 erfolgte Integrierung des Österr. Arzneibuches mit dem Europ. Arzneibuch ist unberücksichtigt geblieben, ebenso die durch die Überarbeitung des ÖAB 9 zum jetzigen ÖAB 1981 eingetretenen Änderungen (vgl. hierzu E. Schlederer, Zur Arzneibuchsituation in Österreich, in: Deutsche Apotheker Zeitung 122, Nr. 23 (10. Juni), 1982, S. 1243).
Sämtliche Monographiebezeichnungen wurden – mit Kennbuchstaben A und lfd. Kennziffer versehen, in das Hauptregister I dieses Buches aufgenommen.

1 **Acetanilidum** , Azetanilid
2 **Acetarsolum** , Azetarsol
3 **Acetonum** , Azeton
4 **Acetylcholinium chloratum** , Azetylcholinchlorid
5 ***alpha*-Acetyldigoxinum** , α-Azetyldigoxin
6 **Acetylmethioninum** , Azetylmethionin
7 **Acetyl-phthalylcellulosum** , Azetyl-phthalylzellulose
8 **Acidum aceticum** , Essigsäure
9 **Acidum aceticum concentratum** , Konzentrierte Essigsäure
10 **Acidum aceticum dilutum** , Verdünnte Essigsäure
11 **Acidum acetylosalicylicum** , Azetylsalizylsäure
12 **Acidum agaricinicum** , Agarizinsäure
13 **Acidum *para*-aminobenzoicum** , p-Aminobenzoesäure
14 **Acidum *para*-aminosalicylicum** , p-Aminosalizylsäure
15 **Acidum amygdalicum** , Mandelsäure
16 **Acidum ascorbicum** , Askorbinsäure
17 **Acidum benzoicum** , Benzoesäure
18 **Acidum boricum** , Borsäure
19 **Acidum cholicum** , Cholsäure
20 **Acidum citricum** , Zitronensäure
21 **Acidum cyclohexenylaethylbarbituricum** , Zyklohexenyläthylbarbitursäure
22 **Acidum dehydrocholicum** , Dehydrocholsäure
23 **Acidum diaethylbarbituricum** , Diäthylbarbitursäure
24 **Acidum diallylbarbituricum** , Diallylbarbitursäure
25 **Acidum folicum** , Folsäure
26 **Acidum formicicum** , Ameisensäure
27 **Acidum formicicum concentratum** , Konzentrierte Ameisensäure
28 **Acidum glutamicum** , Glutaminsäure
29 **Acidum hydrochloricum** , Salzsäure
30 **Acidum hydrochloricum concentratum** , Konzentrierte Salzsäure
31 **Acidum hydrochloricum dilutum** , Verdünnte Salzsäure
32 **Acidum lacticum** , Milchsäure
33 **Acidum methyl-cyclohexenylmethylbarbituricum** , Methyl-zyklohexenylmethylbarbitursäure
34 **Acidum methyl-phenylaethylbarbituricum** , Methyl-phenyläthylbarbitursäure
35 **Acidum nicotinicum** , Nikotinsäure
36 **Acidum nitricum** , Salpetersäure
37 **Acidum nitricum concentratum** , Konzentrierte Salpetersäure
38 **Acidum oleicum** , Ölsäure
39 **Acidum phenylaethylbarbituricum** , Phenyläthylbarbitursäure
40 **Acidum phenylchinolincarbonicum** , Phenylchinolinkarbonsäure
41 **Acidum phosphoricum concentratum** , Konzentrierte Phosphorsäure
42 **Acidum phosphoricum dilutum** , Verdünnte Phosphorsäure
43 **Acidum salicylicum** , Salizylsäure
44 **Acidum sorbicum** , Sorbinsäure
45 **Acidum stearicum** , Stearinsäure
46 **Acidum sulfuricum concentratum** , Konzentrierte Schwefelsäure
47 **Acidum sulfuricum dilutum** , Verdünnte Schwefelsäure
48 **Acidum tartaricum** , Weinsäure
49 **Acidum trichloraceticum** , Trichloressigsäure
50 **Acidum undecylenicum** , Undezylensäure
51 **Aconitinum** , Akonitin
52 **Acriflavinium chloratum** , Akriflavinchlorid

53 **Adeps neutralis** , Neutralfett
54 **Adeps suillus** , Schweineschmalz
55 **Adrenalinum bitartaricum** , Adrenalinbitartrat
56 **Aerosola medicamentosa** , Medikamentöse Aerosole
57 **Aethacridinum lacticum** , Äthakridinlaktat
58 **Aethanolaminum** , Äthanolamin
59 **Aethanolum** , Äthylalkohol
60 **Aethanolum absolutum** , Absoluter Äthylalkohol
61 **Aethanolum dilutum** , Verdünnter Äthylalkohol
62 **Aether** , Äther
63 **Aether ad narcosim** , Narkoseäther
64 **Aetherolea** , Ätherische Öle
65 **Aetheroleum Anisi** , Ätherisches Anisöl
66 **Aetheroleum Aurantii floris** , Ätherisches Orangenblütenöl
67 **Aetheroleum Carvi** , Ätherisches Kümmelöl
68 **Aetheroleum Caryophylli** , Ätherisches Nelkenöl
69 **Aetheroleum Chamomillae** , Ätherisches Kamillenöl
70 **Aetheroleum Cinnamomi** , Ätherisches Zimtöl
71 **Aetheroleum Citri** , Ätherisches Zitronenöl
72 **Aetheroleum Citronellae** , Ätherisches Zitronellöl
73 **Aetheroleum Eucalypti** , Ätherisches Eukalyptusöl
74 **Aetheroleum Foeniculi** , Ätherisches Fenchelöl
75 **Aetheroleum Juniperi** , Ätherisches Wacholderöl
76 **Aetheroleum Lavandulae** , Ätherisches Lavendelöl
77 **Aetheroleum Menthae** , Ätherisches Pfefferminzöl
78 **Aetheroleum Myristicae** , Ätherisches Muskatöl
79 **Aetheroleum Pini pumilionis** , Ätherisches Latschenkieferöl
80 **Aetheroleum Rosmarini** , Ätherisches Rosmarinöl
81 **Aetheroleum Terebinthinae rectificatum** , Gereinigtes ätherisches Terpentinöl
82 **Aetheroleum Thymi** , Ätherisches Thymianöl
83 **Aethinyloestradiolum** , Äthinylöstradiol
84 **Aethisteronum** , Äthinyltestosteron
85 **Aethyldimethylmethanolum** , Tertärer Amylalkohol
86 **Aethylendiaminum hydratum** , Äthylendiaminhydrat
87 **Aethylmorphinum hydrochloricum** , Äthylmorphinhydrochlorid
88 **Aethylum *para*-aminobenzoicum** , p-Aminobenzoesäureäthylester
89 **Aethylum chloratum** , Äthylchlorid
90 **Aethylum undecylenicum** , Undezylensäureäthylester
91 **Agar**
92 **Albuminlösung (human)**
93 **Allylum isorhodanatum** , Allylsenföl
94 **Aloe**
95 **Alt-Tuberkulin (Koch)**
96 **Alumen** , Aluminium-Kaliumsulfat
97 **Aluminium hydroxydatum** , Aluminiumhydroxyd
98 **Aluminium sulfuricum** , Aluminiumsulfat
99 **Aminomethylbenzolsulfonamidum hydrochloricum** , Homosulfanilamidhydrochlorid
100 **Ammonia** , Ammoniak
101 **Ammonia concentrata** , Konzentriertes Ammoniak
102 **Ammonium bromatum** , Ammoniumbromid
103 **Ammonium chloratum** , Ammoniumchlorid
104 **Ammonium sulfobituminosum** , Ammoniumsulfobituminat
105 **Amylum Maydis** , Maisstärke

106 **Amylum Oryzae** , Reisstärke
107 **Amylum Solani** , Kartoffelstärke
108 **Amylum Tritici** , Weizenstärke
109 **Aneurinum hydrochloricum** , Aneurinhydrochlorid
110 **Antihämophiles Plasma (human)**
111 **Apomorphinum hydrochloricum** , Apomorphinhydrochlorid
112 **Aqua carminativa** , Windwasser
113 **Aqua carminativa regia** , Rotes Windwasser
114 **Aqua destillata** , Destilliertes Wasser
115 **Aqua Foeniculi** , Fenchelwasser
116 **Aqua ad injectionem** , Wasser zur Injektion
117 **Aqua Menthae** , Pfefferminzwasser
118 **Aquae aromaticae** , Aromatische Wässer
119 **Argentum aceticum** , Silberazetat
120 **Argentum colloidale** , Kolloides Silber
121 **Argentum diacetylotannicum proteinicum**, Diazetyltannin-Protein-Silber
122 **Argentum nitricum** , Silbernitrat
123 **Argentum proteinicum** , Protein-Silber
124 **Arsenum trioxydatum** , Arsentrioxyd
125 **Atropinum sulfuricum** , Atropinsulfat
126 **Bacilli** , Arzneistäbchen
127 **Balsamum peruvianum** , Perubalsam
128 **Balsamum tolutanum** , Tolubalsam
129 **Barium sulfuricum** , Bariumsulfat
130 **BCG-Impfstoff**
131 **Bentonitum** , Bentonit
132 **Benzaldehydcyanhydrinum** , Benzaldehydzyanhydrin
133 **Benzalkonium chloratum** , Benzalkoniumchlorid
134 **Benzinum** , Benzin
135 **Benzoe**
136 **Benzolum** , Benzol
137 **Benzylimidazolinum hydrochloricum** , Benzylimidazolinhydrochlorid
138 **Benzylpenicillini Dibenzylaethylendiaminum**, Benzylpenizillin-Dibenzyläthylendiamin
139 **Benzylpenicillini Kalium** , Benzylpenizillin-Kalium
140 **Benzylpenicillini Natrium** , Benzylpenizillin-Natrium
141 **Benzylpenicillini Procainum** , Benzylpenizillin-Prokain
142 **Benzylum benzoicum** , Benzoesäurebenzylester
143 **Betainum hydrochloricum** , Betainhydrochlorid
144 **Bismutylum carbonicum** , Basisches Wismutkarbonat
145 **Bismutylum gallicum** , Basisches Wismutgallat
146 **Bismutylum nitricum** , Basisches Wismutnitrat
147 **Bismutylum salicylicum** , Basisches Wismutsalizylat
148 **Bismutylum tribromphenylicum** , Basisches Wismuttribromphenolat
149 **Bistolazonaphtholum rubrum** , Scharlachrot
150 **Blutkonserve**
151 **Boli as usum veterinarium** , Bissen für Tiere s. Pilulae et Boli ad usum veterinarium (= A 630)
152 **Bolus alba** , Weißer Ton
153 **Botulismus-Serum**
154 **Bromdiaethylacetylcarbamidum** , Bromdiäthylazetylharnstoff
155 **Bromisovalerianylcarbamidum** , Bromisovalerianylharnstoff
156 **Calcium *para*-aminosalicylicum** , p-Aminosalizylsaures Kalzium
157 **Calcium borogluconicum** , Kalziumboroglukonat

158 **Calcium bromatum** , Kalziumbromid
159 **Calcium carbonicum praecipitatum** , Gefälltes Kalziumkarbonat
160 **Calcium chloratum cristallisatum** , Kristallisiertes Kalziumchlorid
161 **Calcium citricum** , Kalziumzitrat
162 **Calcium cyclohexenylaethylbarbituricum**, Zyklohexenyläthylbarbitursaures Kalzium
163 **Calcium gluconicum** , Kalziumglukonat
164 **Calcium glycerophosphoricum** , Kalziumglyzerophosphat
165 **Calcium hydrogenphosphoricum** , Kalziumhydrogenphosphat
166 **Calcium hydroxydatum** , Kalziumhydroxyd
167 **Calcium lacticum** , Kalziumlaktat
168 **Calcium laevulicum** , Kalziumlävulat
169 **Calcium pantothenicum** , Kalziumpantothenat
170 **Calcium sulfuricum ustum** , Gebrannter Gips
172 **Camphora racemica** , Razemischer Kampfer
171 **Camphora** , Kampfer
173 **Cantharis** , Kantharide
174 **Capsulae** , Kapseln
175 **Carbamidum** , Harnstoff
176 **Carbaminoylcholinium chloratum** , Karbaminoylcholinchlorid
177 **Carbo adsorbens** , Adsorbierende Kohle
178 **Carboneum dioxydatum** , Kohlendioxyd
179 **Carboneum sulfuratum** , Schwefelkohlenstoff
180 **Carboneum tetrachloratum** , Tetrachlorkohlenstoff
181 **Carboxymethylcellulosi Natrium** , Karboxymethylzellulose-Natrium
182 **Carrageen** , Irländische Alge
183 **Cellulosum** , Verbandzellstoff
184 **Cellulosum depuratum** , Verbandwatte aus Zellwolle
185 **Cera alba** , Weißes Wachs
186 **Cera flava** , Gelbes Wachs
187 **Cera Lanae** , Wollwachs
188 **Cera Lanae cum Aqua** , Wasserhaltiges Wollwachs
189 **Cera liquida** , Flüssiges Wachs
190 **Cerium oxalicum** , Ceroxalat
191 **Cetaceum** , Walrat
192 **Cetanolum** , Zetylalkohol
193 **Chinidinum sulfuricum** , Chinidinsulfat
194 **Chininum bisulfuricum** , Chininbisulfat
195 **Chininum dihydrochloricum** , Chinindihydrochlorid
196 **Chininum ferro-citricum** , Chinin-Eisenzitrat
197 **Chininum hydrochloricum** , Chininhydrochlorid
198 **Chininum sulfuricum** , Chininsulfat
199 **Chloralum hydratum** , Chloralhydrat
200 **Chloraminum** , Chloramin
201 **Chloramphenicolum** , Chloramphenikol
202 **Chlorcresolum** , Chlorkresol
203 **Chlorjodhydroxychinolinum** , Chlorjodhydroxychinolin
204 **Chlorochinum diphosphoricum** , Chlorochindiphosphat
205 **Chloroformium** , Chloroform
206 **Chloroformium ad narcosim** , Narkosechloroform
207 **Chlorophenothanum** , Chlorophenothan
208 **Chlorphenolum** , Chlorphenol
209 **Chlortetracyclinum hydrochloricum** , Chlortetrazyklinhydrochlorid
210 **Cholecalciferolum** , Cholekalziferol
211 **Cholera-Impfstoff**

212	**Cholesterolum**	, Cholesterin
213	**Cholinium chloratum**	, Cholinchlorid
214	**Chrysarobinum**	, Chrysarobin
215	**Cinchocainum hydrochloricum**	, Zinchokainhydrochlorid
216	**Cobaltum chloratum**	, Kobaltchlorid
217	**Cocainum hydrochloricum**	, Kokainhydrochlorid
218	**Codeinum hydrochloricum**	, Kodeinhydrochlorid
219	**Codeinum phosphoricum**	, Kodeinphosphat
220	**Coffeinum**	, Koffein
221	**Coffeinum citricum**	, Koffeinzitrat
222	**Coffeinum-Natrium benzoicum**	, Koffein-Natriumbenzoat
223	**Coffeinum-Natrium salicylicum**	, Koffein-Natriumsalizylat
224	**Colchicinum**	, Kolchizin
225	**Collemplastra**	, Kautschukpflaster
226	**Collodium**	, Kollodium
227	**Collodium elasticum**	, Elastisches Kollodium
228	**Colloxylinum**	, Kollodiumwolle
229	**Collyria**	, Augentropfen, Augenwässer
230	**Collyrium Argenti acetici**	, Silberazetat-Augentropfen
231	**Collyrium Zinci luteum**	, Gelbe Augentropfen
232	**Colophonium**	, Kolophonium
233	**Cortex Chinae**	, Chinarinde
234	**Cortex Cinnamomi ceylanici**	, Ceylonzimtrinde
235	**Cortex Condurango**	, Kondurangorinde
236	**Cortex Frangulae**	, Faulbaumrinde
237	**Cortex Quercus**	, Eichenrinde
238	**Cortex Quillajae**	, Seifenrinde
239	**Corticotropinum**	, Kortikotropin
240	**Cortisonum acetylatum**	, Azetylkortison
241	**Cotarninium chloratum**	, Kotarninchlorid
242	**Cresolum**	, Kresol
243	**Cuprum sulfuricum**	, Kupfersulfat
244	**Cyanocobalaminum**	, Zyanokobalamin
245	**Cyclopropanum**	, Zyklopropan
246	**Dammar**	
247	**Decocta**	, Abkochungen
248	**Desoxycorticosteronum acetylatum**	, Azetyldesoxykortikosteron
249	**Dextrinum**	, Dextrin
250	**Diacetylaminoazotoluolum**	, Diazetylaminoazotoluol
251	**Diacetyldiphenolisatinum**	, Diazetyldiphenolisatin
252	**Diaminoazobenzolsulfonamidum**	, Diaminoazobenzolsulfonamid
253	**Dichlorophenum**	, Dichlorophen
254	**Dienoestrolum**	, Dienöstrol
255	**Dienoestrolum diacetylatum**	, Diazetyldienöstrol
256	**Digitoxinum**	, Digitoxin
257	**Dihydrocodeinonum bitartaricum**	, Dihydrokodeinonbitartrat
258	**Dihydrocodeinum bitartaricum**	, Dihydrokodeinbitartrat
259	**Dihydromorphinonum hydrochloricum**	, Dihydromorphinonhydrochlorid
260	**Dihydrostreptomycinum sulfuricum**	, Dihydrostreptomyzinsulfat
261	**Dihydroxyanthrachinonum**	, Dihydroxyanthrachinon
262	**Dihydroxyphenylaminopropanolum hydrochloricum**	, Dihydroxyphenylaminopropanolhydrochlorid
263	**Dihydroxypropyltheophyllinum**	, Dihydroxypropyltheophyllin
264	**Dijodtyrosinum**	, Dijodtyrosin

265 **Dimercaptopropanolum** , Dimerkaptopropanol
266 **Dimethylaminophenazonum** , Dimethylaminophenazon
267 **Diphenhydraminum hydrochloricum** , Diphenhydraminhydrochlorid
268 **Diphenylhydantoinum** , Diphenylhydantoin
269 **Diphtherie-Adsorbatimpfstoff**
270 **Diphtherie-Impfstoff**
271 **Diphtherie-Pertussis-Adsorbatimpfstoff**
272 **Diphtherie-Pertussis-Impfstoff**
273 **Diphtherie-Pertussis-Scharlach-Adsorbatimpfstoff**
274 **Diphtherie-Pertussis-Tetanus-Adsorbatimpfstoff**
275 **Diphtherie-Pertussis-Tetanus-Impfstoff**
276 **Diphtherie-Scharlach-Adsorbatimpfstoff**
277 **Diphtherie-Scharlach-Tetanus-Adsorbatimpfstoff**
278 **Diphtherie-Serum**
279 **Diphtherie-Tetanus-Adsorbatimpfstoff**
280 **Diphtherie-Tetanus-Impfstoff**
281 **Disulfiramum** , Tetraäthylthiuramdisulfid
282 **Elaeosacchara** , Ölzucker
283 **Emetinum hydrochloricum** , Emetinhydrochlorid
284 **Emplastra** , Pflaster
285 **Emplastrum Plumbi simplex** , Einfaches Bleipflaster
286 **Emplastrum saponatum** , Seifenpflaster
287 **Emplastrum saponatum salicylatum** , Salizylseifenpflaster
288 **Emulsio ammoniata** , Ammoniakemulsion
289 **Emulsio ammoniata camphorata** , Ammoniak-Kampferemulsion
290 **Emulsio Calcis** , Kalkemulsion
291 **Emulsio Olei Amygdalae** , Mandelölemulsion
292 **Emulsio Olei Jecoris Aselli** , Lebertranemulsion
293 **Emulsio Olei Ricini** , Rizinusölemulsion
294 **Emulsio Paraffini liquidi** , Paraffinemulsion
295 **Emulsiones** , Emulsionen
296 **Ephedrinum hydrochloricum** , Ephedrinhydrochlorid
297 **Ergocalciferolum** , Ergokalziferol
298 **Ergometrinum maleicum** , Ergometrinmaleat
299 **Ergotaminum tartaricum** , Ergotamintartrat
300 **Erythrozytenkonserve**
301 **Extracta fluida** , Fluidextrakte
302 **Extracta sicca** , Trockenextrakte
303 **Extractum Aloes** , Aloeextrakt
304 **Extractum Aurantii amari fluidum** , Bitterorangenfluidextrakt
305 **Extractum Belladonnae** , Tollkirschenextrakt
306 **Extractum Capsici** , Paprikaextrakt
307 **Extractum Chamomillae fluidum** , Kamillenfluidextrakt
308 **Extractum Chinae** , Chinaextrakt
309 **Extractum Chinae fluidum** , Chinafluidextrakt
310 **Extractum Colae** , Kolaextrakt
311 **Extractum Colae fluidum** , Kolafluidextrakt
312 **Extractum Condurango fluidum** , Kondurangofluidextrakt
313 **Extractum Faecis** , Hefeextrakt
314 **Extractum Filicis maris** , Wurmfarnextrakt
315 **Extractum Frangulae** , Faulbaumextrakt

316	**Extractum Frangulae fluidum**	, Faulbaumfluidextrakt
317	**Extractum Gentianae**	, Enzianextrakt
318	**Extractum Liquiritiae**	, Süßholzextrakt
319	**Extractum Liquiritiae fluidum**	, Süßholzfluidextrakt
320	**Extractum Opii**	, Opiumextrakt
321	**Extractum Primulae**	, Primelextrakt
322	**Extractum Primulae fluidum**	, Primelfluidextrakt
323	**Extractum Rhei**	, Rhabarberextrakt
324	**Extractum Strychni**	, Brechnußextrakt
325	**Extractum Thymi fluidum**	, Thymianfluidextrakt
326	**Faex medicinalis siccata**	, Trockenhefe (hieraus Trockenhefe zur Pillenbereitung = A 883)
327	**Fel Bovis depuratum**	, gereinigte Rindergalle
328	**Ferrum chloratum**	, Eisen-III-chlorid
329	**Ferrum gluconicum**	, Eisen-II-glukonat
330	**Ferrum oxydatum saccharatum**	, Eisenzucker
331	**Ferrum pulveratum hydrogenio paratum**	, Durch Reduktion gewonnenes Eisenpulver
332	**Ferrum sulfuricum**	, Eisen-II-sulfat
333	**Ferrum sulfuricum siccatum**	, Getrocknetes Eisen-II-sulfat
334	**Fibrinogen (human)**	
335	**Flos Arnicae**	, Arnikablüte
336	**Flos Aurantii**	, Orangenblüte
337	**Flos Caryophylli**	, Gewürznelke
338	**Flos Chamomillae romanae**	, Blüte der Großen Kamille
339	**Flos Chamomillae vulgaris**	, Blüte der Kleinen Kamille
340	**Flos Cinae**	, Zitwerblüte
341	**Flos Croci**	, Safran
342	**Flos Malvae**	, Malvenblüte
343	**Flos Pyrethri**	, Pyrethrumblüte
344	**Flos Sambuci**	, Holunderblüte
345	**Flos Tiliae**	, Lindenblüte
346	**Flos Verbasci**	, Königskerzenblüte
347	**Fluoresceini Natrium**	, Fluoreszein-Natrium
348	**Folium Althaeae**	, Eibischblatt
349	**Folium Belladonnae**	, Tollkirschenblatt
350	**Folium Betulae**	, Birkenblatt
351	**Folium Digitalis lanatae**	, Blatt des Wolligen Fingerhutes
352	**Folium Digitalis lanatae titratum**	, Eingestelltes Blatt des Wolligen Fingerhutes
353	**Folium Digitalis purpureae**	, Blatt des Roten Fingerhutes
354	**Folium Digitalis purpureae titratum**	, Eingestelltes Blatt des Roten Fingerhutes
355	**Folium Malvae**	, Malvenblatt
356	**Folium Melissae**	, Melissenblatt
357	**Folium Menthae piperitae**	, Pfefferminzblatt
358	**Folium Menyanthis**	, Bitterkleeblatt
359	**Folium Plantaginis**	, Spitzwegerichblatt
360	**Folium Salviae**	, Salbeiblatt
361	**Folium Sennae**	, Sennesblatt
362	**Folium Stramonii**	, Stechapfelblatt
363	**Folium Thymi**	, Thymianblatt
364	**Folium Tussilaginis**	, Huflattichblatt
365	**Folium Uvae-ursi**	, Bärentraubenblatt
366	**Folium Vitis-idaeae**	, Preiselbeerblatt
367	**Fructosum**	, Fruktose
368	**Fructosum ad injectionem**	, Fruktose zur Injektion

369	**Fructus Anisi**	, Anis
370	**Fructus Anisi stellati**	, Sternanis
371	**Fructus Capsici**	, Paprika
372	**Fructus Carvi**	, Kümmel
373	**Fructus Coriandri**	, Koriander
374	**Fructus Foeniculi**	, Fenchel
375	**Fructus Juniperi**	, Wacholderbeere
376	**Fructus Myrtilli**	, Heidelbeere
377	**Fructus Piperis nigri**	, Schwarzer Pfeffer
378	**Fructus Sennae**	, Sennesfrucht
379	**Galla**	, Gallapfel
380	**Gallerta saponata camphorata**	, Opodeldok
381	**Geflügelpest-Adsorbatimpfstoff (ad usum vet.)**	
382	**Geflügelpocken-Impfstoff (ad usum vet.)**	
383	**Geflügel-Tuberkulin (ad usum vet.)**	
384	**Gelatina alba**	, Gebleichte Gelatine
385	**Gelatina Zinci**	, Zinkleim
386	**Glandula Lupuli**	, Hopfendrüse
387	**Globuli vaginales**	, Vaginalkugeln
388	**Glucosum**	, Glukose
389	**Glucosum ad injectionem**	, Glukose zur Injektion
390	**Glycerolum**	, Glyzerin
391	**Glycerolum anhydricum**	, Wasserfreies Glyzerin
392	**Glycerolum monooleicum**	, Glyzerinmonooleat
393	**Glycerolum monostearicum**	, Glyzerinmonostearat
394	**Gonadotropinum chorionicum**	, Choriongonadotropin
395	**Gonadotropinum sericum**	, Serumgonadotropin
396	**Gossypium depuratum**	, Verbandwatte aus Baumwolle
397	**Gossypium depuratum et Cellulosum depuratum**	, Verbandwatte aus Baumwolle und Zellwolle
398	**Granulata**	, Granulate
399	**Granulatum Carbonis**	, Kohlegranulat
400	**Guajacolum glycerolatum**	, Guajakolglyzerinäther
401	**Gummi arabicum**	, Arabisches Gummi
402	**Gummi arabicum desenzymatum**	, Enzymfreies Arabisches Gummi
403	**Hämoderivate u. Impfstoffe**	
404	**Heparinum**	, Heparin
405	**Herba Absinthii**	, Wermutkraut
406	**Herba Adonidis**	, Adoniskraut
407	**Herba Agrimoniae**	, Odermennigkraut
408	**Herba Cardui benedicti**	, Kardobenediktenkraut
409	**Herba Centaurii**	, Tausendguldenkraut
410	**Herba Convallariae**	, Maiglöckchenkraut
411	**Herba Equiseti**	, Schachtelhalmkraut
412	**Herba Herniariae**	, Bruchkraut
413	**Herba Lobeliae**	, Lobelienkraut
414	**Herba Marrubii**	, Andornkraut
415	**Herba Millefolii**	, Schafgarbenkraut
416	**Herba Polygoni**	, Vogelknöterichkraut
417	**Herba Teucrii**	, Gamanderkraut
418	**Herba Violae tricoloris**	, Stiefmütterchenkraut
419	**Hexachloraethanum**	, Hexachloräthan
420	***gamma*-Hexachlorcyclohexanum**	, γ-Hexachlorzyklohexan

421 **Hexachlorophenum**, Hexachlorophen
422 **Hexamethylentetraminum**, Hexamethylentetramin
423 **Hexoestrolum**, Hexöstrol
424 **Hexylresorcinolum**, Hexylresorzin
425 **Histaminum diphosphoricum**, Histamindiphosphat
426 **Histidinum hydrochloricum**, Histidinhydrochlorid
427 **Homatropinum hydrobromicum**, Homatropinhydrobromid
428 **Hydrargyrum**, Quecksilber
429 **Hydrargyrum bichloratum**, Quecksilber-II-chlorid
430 **Hydrargyrum chloratum**, Quecksilber-I-chlorid
431 **Hydrargyrum chloratum amidatum**, Quecksilberamidochlorid
432 **Hydrargyrum oxycyanatum**, Quecksilberoxyzyanid
433 **Hydrargyrum oxydatum flavum**, Gelbes Quecksilberoxyd
434 **Hydrocortisonum**, Hydrokortison
435 **Hydrocortisonum acetylatum**, Azetylhydrokortison
436 **Hydrogenium peroxydatum concentratum**, Konzentrierte Wasserstoffperoxydlösung
437 **Hydrogenium peroxydatum dilutum**, Verdünnte Wasserstoffperoxydlösung
438 **Hydroxyaethyltheophyllinum**, Hydroxyäthyltheophyllin
439 **Hydroxychinolinum Kalium sulfuricum**, Hydroxychinolin-Kaliumsulfat
440 **Hydroxydihydrocodeinonum hydrochloricum**, Hydroxydihydrokodeinonhydrochlorid
441 ***para*-Hydroxyphenylmethylaminoaethanolum tartaricum**, p-Hydroxyphenylmethylaminoäthanoltartrat
442 **Hydroxytetracyclinum hydrochloricum**, Hydroxytetrazyklinhydrochlorid
443 **Hypophysis cerebri pars posterior**, Hypophysenhinterlappen
444 **Infusa**, Aufgüsse
445 **Injectabilia**, Injektionspräparate
446 **Injectio Corticotropini**, Kortikotropin-Injektionspräparat
447 **Injectio Heparini**, Heparin-Injektionslösung; (Depot-Heparin-Injektionslösung)
448 **Injectio Hypophysis cerebri partis posterioris**, Hypophysenhinterlappen-Injektionslösung
449 **Injectio Insulini**, Insulin-Injektionslösung
450 **Injectio Insulini Zinci**, Zink-Insulin-Injektionspräparat
451 **Injectio Insulini Zinci amorphi**, Injektionspräparat von amorphem Zink-Insulin
452 **Injectio Insulini Zinci cristallisati**, Injektionspräparat von kristallisiertem Zink-Insulin
453 **Injectio Insulini Zinci protaminati**, Zink-Protamin-Insulin-Injektionspräparat
454 **Injectio Natrii dehydrochlolici**, Injektionslösung von dehydrocholsaurem Natrium
455 **Inositolum**, Inosit
456 **Isoamylum nitrosum**, *iso*-Amylinitrit
457 **Isoniazidum**, Isonikotinsäurehydrazid
458 **Isopropanolum**, *iso*-Propylalkohol
459 **Isopropylum chloratum**, *iso*-Propylchlorid
460 **Isopropylum myristicum**, *iso*-Propylmyristat
461 **Jalapa**, Jalapenharz
462 **Jodoformium**, Jodoform
463 **Jodum**, Jod
464 **Kalium bromatum**, Kaliumbromid
465 **Kalium carbonicum**, Kaliumkarbonat
466 **Kalium chloratum**, Kaliumchlorid
467 **Kalium guajacolsulfonicum**, Kaliumguajakolsulfonat
468 **Kalium hydrogentartaricum**, Kaliumhydrogentartrat

469	**Kalium hydroxydatum**	, Kaliumhydroxyd
470	**Kalium jodatum**	, Kaliumjodid
471	**Kalium Natrium tartaricum**	, Kalium-Natriumtartrat
472	**Kalium nitricum**	, Kaliumnitrat
473	**Kalium permanganicum**	, Kaliumpermanganat
474	**Kalium rhodanatum**	, Kaliumrhodanid
475	**Kalium stibyltartaricum**	, Kaliumantimonyltartrat
476	**Kalium sulfuricum**	, Kaliumsulfat
477	**Kamala**	
478	**Khellinum**	, Khellin
479	**Lactosum**	, Milchzucker
480	**Lanalcolum**	, Wollwachsalkohole
481	**Lanatosidum C**	, Lanatosid C
482	**Laurylum gallicum**	, Gallussäurelaurylester
483	**Lecithinum vegetabile**	, Pflanzenlezithin
484	**Lichen islandicus**	, Isländische Flechte
485	**Lidocainum hydrochloricum**	, Lidokainhydrochlorid
486	**Lobelinum hydrochloricum**	, Lobelinhydrochlorid
487	**Lycopodium**	, Bärlappspore
488	**Macerata**	, Mazerate
489	**Magnesium carbonicum praecipitatum**	, Gefälltes Magnesiumkarbonat
490	**Magnesium oxydatum**	, Magnesiumoxyd
491	**Magnesium peroxydatum**	, Magnesiumperoxyd
492	**Magnesium stearicum**	, Magnesiumstearat
493	**Magnesium sulfuricum**	, Magnesiumsulfat
494	**Magnesium sulfuricum siccatum**	, Getrocknetes Magnesiumsulfat
495	**Magnesium trisilicicum**	, Magnesiumtrisilikat
496	**Mallein (ad usum vet.)**	
497	**Manna**	
498	**Mannitolum**	, Mannit
499	**Mastix**	
500	**Maul- u. Klauenseuche-Adsorbatimpfstoff (ad usum vet.)**	
501	**Mentholum**	, Menthol
502	**Mentholum racemicum**	, Razemisches Menthol
503	**Mercamphoramidum**	, Merkamphoramid
504	**Mersalylum**	, Mersalyl
505	**Mesulphenum**	, Mesulphen
506	**Methadonum hydrochloricum**	, Methadonhydrochlorid
507	**Methioninum**	, Methionin
508	**Methylatropinium bromatum**	, Methylatropinbromid
509	**Methylatropinium nitricum**	, Methylatropinnitrat
510	**Methylcellulosum**	, Methylzellulose
511	**Methylhomatropinium bromatum**	, Methylhomatropinbromid
512	**Methylnaphthochinonum**	, Methylnaphthochinon
513	**Methyl-phenylaethylhydantoinum**	, Methyl-phenyläthylhydantoin
514	**Methylrosanilinium chloratum**	, Gentianaviolett
515	**Methyltestosteronum**	, Methyltestosteron
516	**Methylthiouracilum**	, Methylthiourazil
517	**Methylum *para*-hydroxybenzoicum**	, p-Hydroxybenzoesäuremethylester
518	**Methylum phenylchinolincarbonicum**	, Phenylchinolinkarbonsäuremethylester
519	**Methylum salicylicum**	, Salizylsäuremethylester
520	**Milzbrand-Impfstoff z. Schutzimpfg. n. Sobernheim (ad usum vet.)**	

521	**Milzbrand-Serum (auch ad usum vet.)**	
522	**Mixtura solvens**	, Schleimlösende Mixtur
523	**Morphinum hydrochloricum**	, Morphinhydrochlorid
524	**Mucilago Gummi arabici**	, Gummischleim
525	**Myrrha**	, Myrrhe
526	***beta*-Naphtholum**	, β-Naphthol
527	**Naphthylmethylimidazolinum hydrochloricum**	, Naphthylmethylimidazolinhydrochlorid
528	**Naphthylmethylimidazolinum nitricum**	, Naphthylmethylimidazolinnitrat
529	**Natrium alginicum**	, Natriumalginat
530	**Natrium *para*-aminosalicylicum**	, p-Aminosalizylsaures Natrium
531	**Natrium benzoicum**	, Natriumbenzoat
532	**Natrium bromatum**	, Natriumbromid
533	**Natrium carbonicum**	, Natriumkarbonat
534	**Natrium carbonicum siccatum**	, Getrocknetes Natriumkarbonat
535	**Natrium cetylosulfuricum**	, Natriumzetylsulfat
536	**Natrium chloratum**	, Natriumchlorid
537	**Natrium citricum**	, Tertiäres Natriumzitrat
538	**Natrium cyclohexenylallylthiobarbituricum**	, Zyklohexenylallylthiobarbitursaures Natrium
539	**Natrium diaethylbarbituricum**	, Diäthylbarbitursaures Natrium
540	**Natrium dihydrogenphosphoricum**	, Natriumdihydrogenphosphat
541	**Natrium dimethylaminophenazonsulfonicum**	, Dimethylaminophenazonsulfonsaures Natrium
542	**Natrium glycerophosphoricum**	, Natriumglyzerophosphat
543	**Natrium hydrogencarbonicum**	, Natriumhydrogenkarbonat
544	**Natrium hydroxydatum**	, Natriumhydroxyd
545	**Natrium isopentylaethylthiobarbituricum (cum Natrio carbonico)**	, *iso*-Pentyläthylthiobarbitursaures Natrium (mit Natriumkarbonat)
546	**Natrium jodatum**	, Natriumjodid
547	**Natrium kakodylicum**	, Natriumkakodylat
548	**Natrium laurylsulfuricum**	, Natrium laurylsulfat
549	**Natrium methyl-cyclohexenylmethylbarbituricum**	, Methyl-zyklohexenylmethylbarbitursaures Natrium
550	**Natrium monohydrogenphosphoricum**	, Natriummonohydrogenphosphat
551	**Natrium nitrosum**	, Natriumnitrit
552	**Natrium phenylaethylbarbituricum**	, Phenyläthylbarbitursaures Natrium
553	**Natrium pyrosulfurosum**	, Natriumpyrosulfit
554	**Natrium salicylicum**	, Natriumsalizylat
555	**Natrium sulfuricum**	, Natriumsulfat
556	**Natrium sulfuricum siccatum**	, Getrocknetes Natriumsulfat
557	**Natrium tetraboricum**	, Natriumtetraborat
558	**Natrium thiosulfuricum**	, Natriumthiosulfat
559	**Nicotinylamidum**	, Nikotinsäureamid
560	**Nicotinyldiaethylamidum**	, Nikotinsäurediäthylamid
561	**Nitroerythrolum trituratum**	, Erythrittetranitrat-Verreibung
562	**Nitrofurazonum**	, Nitrofurazon
563	**Nitrogenium**	, Stickstoff
564	**Nitrogenium oxydulatum**	, Stickoxydul
565	**Nitropentaerythrolum trituratum**	, Pentaerythrittetranitrat-Verreibung
566	**Noradrenalinum bitartaricum**	, Noradrenalinbitartrat
567	**Normalserum von Tieren**	
568	**Oestradiolum**	, Östradiol
569	**Oestradiolum benzoylatum**	, Benzoylöstradiol

570	**Oestradiolum dipropionylatum**	, Dipropionylöstradiol
571	**Oestronum**	, Östron
572	**Olea pinguia**	, Fette Öle
573	**Oleum Amygdalae**	, Mandelöl
574	**Oleum Arachidis**	, Erdnußöl
575	**Oleum Arachidis hydrogenatum**	, Gehärtetes Erdnußöl
576	**Oleum Cacao**	, Kakaobutter
577	**Oleum ad injectionem**	, Öl zur Injektion
578	**Oleum Jecoris Aselli**	, Lebertran
579	**Oleum Jecoris Hippoglossi**	, Heilbuttleberöl
580	**Oleum Lauri**	, Lorbeeröl
581	**Oleum Lini**	, Leinöl
582	**Oleum Olivae**	, Olivenöl
583	**Oleum Ricini**	, Rizinusöl
584	**Oleum Sesami**	, Sesamöl
585	**Opium**	, Rohopium
586	**Opium titratum**	, Eingestelltes Opium
587	**Oxygenium**	, Sauerstoff
588	**Pancreatinum**	, Pankreatin
589	**Pantothenolum**	, Pantothenylalkohol
590	**Papaverinum hydrochloricum**	, Papaverinhydrochlorid
591	**Paraffinum liquidum**	, Flüssiges Paraffin
592	**Paraffinum solidum**	, Hartparaffin
593	**Paraformaldehydus**	, Paraformaldehyd
594	**Paraldehydus**	, Paraldehyd
595	**Pasta Boli glycerolata**	, Bolus-Glyzerinpaste
596	**Pasta Zinci**	, Zinkpaste
597	**Pasta Zinci cum Oleo Jecoris Aselli**	, Lebertran-Zinkpaste
598	**Pasta Zinci salicylata**	, Salizyl-Zinkpaste
599	**Pastae**	, Pasten
600	**Pasteurella-(Geflügelcholera- bzw. Schweineseuche-)Serum (ad usum vet.)**	
601	**Pastilli**	, Pastillen
602	**Pectinasum**	, Pektinase
603	**Pectinum**	, Pektin
604	**Pentamethylentetrazolum**	, Pentamethylentetrazol
605	**Pepsinum**	, Pepsin
606	**Pericarpium Aurantii amari**	, Bitterorangenschale
607	**Pertussis-Hyperimmunglobulin (human)**	
608	**Pertussis-Hyperimmunglobulin (human), lyophilisiert**	
609	**Pertussis-Impfstoff**	
610	**Pethidinum hydrochloricum**	, Pethidinhydrochlorid
611	**Phenacetinum**	, Phenazetin
612	**Phenazonum**	, Phenazon
613	**Phenazonum Coffeinum citricum**	, Phenazon-Koffeinzitrat
614	**Phenazonum salicylicum**	, Phenazonsalizylat
615	**Phenolphthaleinum**	, Phenolphthalein
616	**Phenolum**	, Phenol
617	**Phenolum liquefactum**	, Verflüssigtes Phenol
618	**Phenothiazinum**	, Phenothiazin
619	**Phenoxymethylpenicillini Dibenzylaethylendiaminum**	, Phenoxymethylpenizillin-Dibenzyläthylendiamin
620	**Phenoxymethylpenicillinum**	, Phenoxymethylpenizillin

621 **Phenylaminopropanum racemicum sulfuricum**, Razemisches Phenylaminopropansulfat
622 **Phenylhydrargyrum aceticum**, Phenylquecksilberazetat
623 **Phenylhydrargyrum boricum**, Phenylquecksilberborat
624 **Phenylmethanolum**, Benzylalkohol
625 **Phenylmethylaminopropanum hydrochloricum**, Phenylmethylaminopropanhydrochlorid
626 **Phenylum salicylicum**, Salizylsäurephenylester
627 **Physostigminum salicylicum**, Physostigminsalizylat
628 **Pilocarpinum hydrochloricum**, Pilokarpinhydrochlorid
629 **Pilulae**, Pillen
630 **Pilulae et Boli at usum veterinarium**, Pillen und Bissen für Tiere
631 **Pilulae ferrosae**, Blaudsche Pillen
632 **Pilulae laxantes**, Abführpillen
633 **Piperazinum adipicum**, Piperazinadipat
634 **Pix Fagi**, Buchenteer
635 **Pix Lithanthracis**, Steinkohlenteer
636 **Pix Pinaceae**, Nadelholzteer
637 **Plasmakonserve**
638 **Plasmaprotein-Lösung (human)**
639 **Plumbum aceticum**, Bleiazetat
640 **Plumbum carbonicum**, Basisches Bleikarbonat
641 **Plumbum oxydatum**, Bleioxyd
642 **Pocken-Schutzimpfstoff**
643 **Podophyllinum**, Podophyllin
644 **Poliomyelitis-Diphtherie-Pertussis-Tetanus-Impfstoff**
645 **Poliomyelitis-Diphtherie-Tetanus-Impfstoff**
646 **Poliomyelitis-Immunglobulin (human)**
647 **Poliomyelitis-Immunglobulin (human), lyophilisiert**
648 **Poliomyelitis-Impfstoff (trivalent, formol-inaktiviert)**
649 **Poliomyelitis-Tetanus-Impfstoff**
650 **Polyaethylenglycola**, Polyäthylenglykole
651 **Polyaethylenglycolum 400 stearicum**, Polyäthylenglykol-400-stearat
652 **Polysorbitanum 80 oleinatum**, Polyoxyäthylen-80-sorbitan-monooleat
653 **Procainamidum hydrochloricum**, Prokainamidhydrochlorid
654 **Procainum hydrochloricum**, Prokainhydrochlorid
655 **Progesteronum**, Progesteron
656 **Promethazinum hydrochloricum**, Promethazinhydrochlorid
657 **Propylenglycolum**, Propylenglykol
658 **Propylthiouracilum**, Propylthiourazil
659 **Propylum gallicum**, Gallussäurepropylester
660 **Propylum *para*-hydroxybenzoicum**, p-Hydroxybenzoesäurepropylester
661 **Pulveres**, Pulver
662 **Pulvis Ipecacuanhae opiatus**, Doversches Pulver
663 **Pulvis Liquiritiae compositus**, Kurellapulver
664 **Pyridoxolum hydrochloricum**, Pyridoxolhydrochlorid
665 **Pyrogallolum**, Pyrogallol
666 **Radix Althaeae**, Eibischwurzel
667 **Radix Angelicae**, Angelikawurzel
668 **Radix Arnicae**, Arnikawurzel

669	**Radix Belladonnae**	, Tollkirschenwurzel
670	**Radix Calami**	, Kalmuswurzel
671	**Radix Derridis**	, Derriswurzel
671 a	**Radix Filicis maris**	, Wurmfarnwurzel
672	**Radix Gentianae**	, Enzianwurzel
673	**Radix Ipecacuanhae**	, Brechwurzel
674	**Radix Ipecacuanhae titrata**	, Eingestellte Brechwurzel
675	**Radix Jalapae**	, Jalapenwurzel
676	**Radix Levistici**	, Liebstöckelwurzel
677	**Radix Liquiritiae**	, Süßholzwurzel
678	**Radix Ononidis**	, Hauhechelwurzel
679	**Radix Primulae**	, Primelwurzel
680	**Radix Ratanhiae**	, Ratanhiawurzel
681	**Radix Rhei**	, Rhabarberwurzel
682	**Radix Salep**	, Salepknolle
683	**Radix Senegae**	, Senegawurzel
684	**Radix Taraxaci**	, Löwenzahnwurzel
685	**Radix Tormentillae**	, Tormentillwurzel
686	**Radix Valerianae**	, Baldrianwurzel
687	**Radix Zingiberis**	, Ingwerwurzel
688	**Rauschbrand-Pararauschbrand-Formol-Impfstoff (ad usum vet.)**	
689	**Rauschbrand-Pararauschbrand-Serum (ad usum vet.)**	
690	**Reserpinum**	, Reserpin
691	**Resorcinolum**	, Resorzin
692	**Riboflavinum**	, Riboflavin
693	**Rinder-Alt-Tuberkulin (Koch)**	
694	**Rinder-Alt-Tuberkulin (Koch) (ad usum vet.)**	
695	**Rutinum**	, Rutin
696	**Saccharini Natrium**	, Saccharin-Natrium
697	**Saccharosum**	, Rohrzucker
698	**Salicylamidum**	, Salizylsäureamid
699	**Santoninum**	, Santonin
700	**Sapo Cresoli**	, Kresolseife
701	**Sapo durus**	, Natronseife
702	**Sapo kalinus**	, Kaliseife
703	**Scharlach-Adsorbatimpfstoff**	
704	**Schlangenbiß-Serum**	
705	**Schweinelähmung-Adsorbatimpfstoff (ad usum vet.)**	
706	**Schweinepest-Serum (ad usum vet.)**	
707	**Schweinerotlauf-Adsorbatimpfstoff (ad usum vet.)**	
708	**Schweinerotlaufkultur zur Schutzimpfung nach Lorenz (ad usum vet.)**	
709	**Schweinerotlauf-Serum**	
710	**Schweinerotlauf-Serum (ad usum vet.)**	
711	**Scopolaminum hydrobromicum**	, Skopolaminhydrobromid
712	**Secale cornutum**	, Mutterkorn
713	**Secale cornutum desoleatum titratum**	, Entfettetes eingestelltes Mutterkorn
714	**Semen Arecae**	, Arekasame
715	**Semen Colae**	, Kolasame

716 **Semen Foenugraeci**, Bockshornsame
717 **Semen Lini**, Leinsame
718 **Semen Sinapis**, Senfsame
719 **Semen Strychni**, Brechnußsame
720 **Serum-Immunglobulin (human)**
721 **Serum-Immunglobulin (human), lyophilisiert**
722 **Silicium dioxydatum dispersum**, Hochdisperses Siliziumdioxyd
723 **Sirupi**, Sirupe
724 **Sirupus Althaeae**, Eibischsirup
725 **Sirupus Aurantii amari**, Bitterorangensirup
726 **Sirupus Kalii guajacolsulfonici**, Sulfoguajakolsirup
727 **Sirupus Plantaginis**, Spitzwegerichsirup
728 **Sirupus Primulae**, Primelsirup
729 **Sirupus Rubi idaei**, Himbeersirup
730 **Sirupus Senegae**, Senegasirup
731 **Sirupus simplex**, Einfacher Sirup
732 **Sirupus Thymi**, Thymiansirup
733 **Sirupus Thymi compositus**, Zusammengesetzter Thymiansirup
734 **Solutio Acidi formici spirituosa**, Alkoholische Ameisensäurelösung
735 **Solutio Adrenalini bitartarici**, Adrenalinbitartratlösung
736 **Solutio Aetheris spirituosa**, Ätheralkohol
737 **Solutio Allyli isorhodanati spirituosa**, Alkoholische Allylsenföllösung
738 **Solutio Aluminii acetico-tartarici**, Essigsaure-weinsaure Tonerdelösung
739 **Solutio Benzaldehydcyanhydrini**, Benzaldehydzyanhydrinlösung
740 **Solutio Calcii hydroxydati**, Kalziumhydroxydlösung
741 **Solutio Calcii sulfurati**, Schwefelkalklösung
742 **Solutio Camphorae oleosa**, Ölige Kampferlösung
743 **Solutio Camphorae spirituosa**, Alkoholische Kampferlösung
744 **Solutio Chloroformii**, Chloroformwasser
745 **Solutio Ferri aromatica**, Aromatische Eisenlösung
746 **Solutio Ferri chlorati**, Eisen-III-chloridlösung
747 **Solutio Formaldehydi**, Formaldehydlösung
748 **Solutio Formaldehydi saponata**, Formaldehyd-Seifenlösung
749 **Solutio Jodi aquosa**, Wässerige Jodlösung
750 **Solutio Jodi jodica**, Jod-Jodatlösung
751 **Solutio Jodi spirituosa**, Alkoholische Jodlösung
752 **Solutio Kalii acetici**, Kaliumazetatlösung
753 **Solutio Kalii arsenicosi**, Kaliumarsenitlösung
754 **Solutio Kalii hydroxydati diluta**, Verdünnte Kaliumhydroxydlösung
755 **Solutio Masticis composita**, Zusammengesetzte Mastixlösung
756 **Solutio Natrii chlorati composita „Ringer“**, Ringerlösung
757 **Solutio Natrii chlorati isotonica**, Blutisotonische Natriumchloridlösung
758 **Solutio Natrii citrici composita**, Zusammengesetzte Natriumzitratlösung
759 **Solutio Natrii hydroxydati concentrata**, Konzentrierte Natriumhydroxydlösung
760 **Solutio Natrii hydroxydati diluta**, Verdünnte Natriumhydroxydlösung
761 **Solutio Natrii lactici composita**, Zusammengesetzte Natriumlaktatlösung
762 **Solutio Natrii lactici concentrata**, Konzentrierte Natriumlaktatlösung
763 **Solutio Natrii lactici isotonica**, Blutisotonische Natriumlaktatlösung
764 **Solutio Nitroglyceroli spirituosa**, Alkoholische Nitroglyzerinlösung
765 **Solutio Picis Lithanthracis**, Steinkohlenteerlösung
766 **Solutio Saponis kalini spirituosa**, Alkoholische Kaliseifenlösung
767 **Solutio Saponis spirituosa**, Alkoholische Seifenlösung

768	**Solutiones medicinales**	, Arzneilösungen
769	**Sorbitolum**	, Sorbit
770	**Species**	, Teegemische
771	**Species Althaeae**	, Eibischtee
772	**Species amaricantes**	, Bittertee
773	**Species carminativae**	, Windtreibender Tee
774	**Species cholagogae**	, Gallentee
775	**Species diureticae**	, Harntreibender Tee
776	**Species laxantes**	, Abführender Tee
777	**Species majales**	, Maikurtee
778	**Species pectorales**	, Brusttee
779	**Species sedativae**	, Nerventee
780	**Species urologicae**	, Blasentee
781	**Spiritus Anisi compositus**	, Zusammengesetzter Anisspiritus
782	**Spiritus aromatici**	, Aromatische Spiritusse
783	**Spiritus aromaticus compositus**	, Zusammengesetzter aromatischer Spiritus
784	**Spiritus Menthae**	, Pfefferminzspiritus
785	**Spiritus e Vino**	, Weinbrand
786	**Stabilisator, flüssiger**	, (zur Herstellung von Blutkonserven)
787	**Stearolum**	, Stearylalkohol
788	**Stearolum emulsificans**	, Emulgierender Stearylalkohol
789	**Stilboestrolum**	, Stilböstrol
790	**Stilboestrolum dimethylatum**	, Stilböstroldimethyläther
791	**Stilboestrolum dipropionylatum**	, Dipropionylstilböstrol
792	**Streptomycinum sulfuricum**	, Streptomyzinsulfat
793	**g-Strophanthinum**	, g-Strophanthin
794	**k-Strophanthinum**	, k-Strophanthin
795	**Strychninum nitricum**	, Strychninnitrat
796	**Styli caustici**	, Ätzstifte
797	**Stylus Argenti nitrici**	, Silbernitrat-Ätzstift
798	**Stylus Argenti nitrici cum Kalio nitrico**	, Silbernitrat-Kaliumnitrat-Ätzstift
799	**Succinyldicholinium chloratum**	, Sukzinyldicholinchlorid
800	**Sulfadiazini Natrium**	, Sulfadiazin-Natrium
801	**Sulfadiazinum**	, Sulfadiazin
802	**Sulfadimidini Natrium**	, Sulfadimidin-Natrium
803	**Sulfadimidinum**	, Sulfadimidin
804	**Sulfaguanidinum**	, Sulfaguanidin
805	**Sulfamerazini Natrium**	, Sulfamerazin-Natrium
806	**Sulfamerazinum**	, Sulfamerazin
807	**Sulfanilacetamidum**	, Sulfanilazetamid
808	**Sulfanilacetamidum phthalylatum**	, Phthalylsulfanilazetamid
809	**Sulfanilamidum**	, Sulfanilamid
810	**Sulfathiazoli Natrium**	, Sulfathiazol-Natrium
811	**Sulfathiazolum**	, Sulfathiazol
812	**Sulfiramum**	, Tetraäthylthiurammonosulfid
813	**Sulfur depuratum**	, Gereinigter Schwefel
814	**Sulfur praecipitatum**	, Gefällter Schwefel
815	**Suppositoria**	, Zäpfchen
816	**Suppositorium Glyceroli**	, Glyzerinzäpfchen
817	**Suturamenta medicinalia**	, Medizinisches Nahtmaterial (resorbierbares und nichtresorbierbares)
818	**Synstigminium bromatum**	, Synstigminbromid
819	**Synstigminium methylsulfuricum**	, Synstigminmethylsulfat
820	**Tabulettae**	, Tabletten

821	**Tabulettae obductae**	, Überzogene Tabletten
822	**Talcum**	, Talk
823	**Tanninum**	, Tannin
824	**Tanninum albuminatum**	, Tannin-Eiweiß
825	**Tela Cellulosi**	, Verbandmull aus Zellwolle
826	**Tela cum Bismutylo gallico**	, Wismutgallatmull
827	**Tela cum Jodoformio**	, Jodoformmull
828	**Tela Gossypii**	, Verbandmull aus Baumwolle
829	**Testosteronum**	, Testosteron
830	**Testosteronum propionylatum**	, Propionyltestosteron
831	**Tetanus-Adsorbatimpfstoff**	
832	**Tetanus-Impfstoff**	
833	**Tetanus-Serum**	
834	**Tetracainum hydrochloricum**	, Tetrakainhydrochlorid
835	**Tetrachloraethylenum**	, Tetrachloräthylen
836	**Tetracyclinum hydrochloricum**	, Tetrazyklinhydrochlorid
837	**Tetramethylthioninium chloratum**	, Methylenblau
838	**Theobromini Calcium-Calcium salicylicum**	, Theobrominkalzium-Kalziumsalizylat
839	**Theobromini Natrium-Natrium salicylicum**	, Theobrominnatrium-Natriumsalizylat
840	**Theobrominum**	, Theobromin
841	**Theophyllini Natrium-Natrium aceticum**	, Theophyllinnatrium-Natriumazetat
842	**Theophyllinum**	, Theophyllin
843	**Theophyllinum Aethylendiaminum**	, Theophyllin-Äthylendiamin
844	**Thymolum**	, Thymol
845	**Thyreoidea siccata**	, Getrocknete Schilddrüse
846	**Thyroxinum**	, Thyroxin
847	**Tinctura Absinthii composita**	, Zusammengesetzte Wermuttinktur
848	**Tinctura amara**	, Bittere Tinktur
849	**Tinctura Arnicae**	, Arnikatinktur
850	**Tinctura aromatica**	, Aromatische Tinktur
851	**Tinctura Aurantii amari**	, Bitterorangentinktur
852	**Tinctura Belladonnae**	, Tollkirschentinktur
853	**Tinctura Benzoes**	, Benzoetinktur
854	**Tinctura Calami**	, Kalmustinktur
855	**Tinctura Cantharidis**	, Kantharidentinktur
856	**Tinctura Capsici**	, Paprikatinktur
857	**Tinctura Chamomillae**	, Kamillentinktur
858	**Tinctura Chinae composita**	, Zusammengesetzte Chinatinktur
859	**Tinctura Cinnamomi**	, Zimttinktur
860	**Tinctura Convallariae**	, Maiglöckchentinktur
861	**Tinctura Digitalis lanatae**	, Tinktur aus Wolligem Fingerhut
862	**Tinctura Digitalis purpureae**	, Tinktur aus Rotem Fingerhut
863	**Tinctura Gallae**	, Gallapfeltinktur
864	**Tinctura Gentianae**	, Enziantinktur
865	**Tinctura Ipecacuanhae**	, Brechwurzeltinktur
866	**Tinctura Lobeliae**	, Lobelientinktur
867	**Tinctura Myrrhae**	, Myrrhentinktur
868	**Tinctura Opii**	, Opiumtinktur
869	**Tinctura Primulae**	, Primeltinktur
870	**Tinctura Ratanhiae**	, Ratanhiatinktur
871	**Tinctura Salviae**	, Salbeitinktur
872	**Tinctura Strychni**	, Brechnußtinktur

873 **Tinctura Tormentillae** , Tormentilltinktur
874 **Tinctura Valerianae** , Baldriantinktur
875 **Tinctura Valerianae aetherea** , Ätherische Baldriantinktur
876 **Tincturae** , Tinkturen
877 **Titanium dioxydatum** , Titandioxyd
878 ***alpha*-Tocopherolum acetylatum** , Azetyl-α-tokopherol
879 **Tragacantha** , Traganth
880 **Triaethanolaminum** , Triäthanolamin
881 **Trichloraethylenum** , Trichloräthylen
882 **Trichlorbutanolum** , Trichlor-tertiär-butylalkohol
883 **Trockenhefe zur Pillenbereitung (vgl. A 326)**
884 **Typhus-Impfstoff**
885 **Typhus-Paratyphus A – Paratyphus B – Cholera-Impfstoff** , TAB-Chol-Impfstoff
886 **Typhus-Paratyphus A – Paratyphus B – Impfstoff** , TAB-Impfstoff
887 **Unguenta** , Salben
888 **Unguentum Acidi borici** , Borsalbe
889 **Unguentum aromaticum** , Aromatische Salbe
890 **Unguentum emulsificans** , Emulgierende Salbe
891 **Unguentum emulsificans aquosum** , Wasserhaltige emulgierende Salbe
892 **Unguentum Hydrargyri chlorati amidati** , Quecksilberamidochloridsalbe
893 **Unguentum Hydrargyri cinereum** , Graue Quecksilbersalbe
894 **Unguentum Hydrargyri oxydati flavi** , Gelbe Quecksilberoxydsalbe
895 **Unguentum Lanalcoli** , Wollwachsalkoholsalbe
896 **Unguentum Lanalcoli aquosum** , Wasserhaltige Wollwachsalkoholsalbe
897 **Unguentum leniens** , Kühlsalbe
898 **Unguentum Plumbi carbonici** , Bleikarbonatsalbe
899 **Unguentum Plumbi oxydati** , Bleipflastersalbe
900 **Unguentum Polyaethylenglycoli** , Polyäthylenglykolsalbe
901 **Unguentum simplex** , Einfache Salbe
902 **Unguentum sulfuratum compositum** , Zusammengesetzte Schwefelsalbe
903 **Unguentum Zinci oxydati** , Zinkoxydsalbe
904 **Urethanum** , Äthylurethan
905 **Vanillinum** , Vanillin
906 **Vaselinum album** , Weißes Vaselin
907 **Vaselinum flavum** , Gelbes Vaselin
908 **Veratrinum** , Veratrin
909 **Vina medicinalia** , Arzneiweine
910 **Vinum Chinae** , Chinawein
911 **Vinum Chinae Ferratum** , China-Eisenwein
912 **Vinum Condurango** , Kondurangowein
913 **Vinum dulce** , Süßwein
914 **Vinum meridianum dulce** , Südlicher Süßwein
915 **Vinum stomachicum** , Bitterorangenwein
916 **Yohimbinum hydrochloricum** , Yohimbinhydrochlorid
917 **Zincum chloratum** , Zinkchlorid
918 **Zincum oxydatum** , Zinkoxyd
919 **Zincum stearicum** , Zinkstearat
920 **Zincum sulfuricum** , Zinksulfat
921 **Zincum undecylenicum** , Zinkundezylenat

Pharmacopoea Helvetica Ed. VI (1977) mit Nachträgen bis 1979

Die nachstehende, mit den Kennbuchstaben **CH** von 1–1036 durchgehend numerierte Liste enthält die nach ihren **lateinischen Haupttiteln** (halbfetter Satz) alphabetisch geordneten Monographien der Ph. Helvet., samt deren – durch ein Komma abgetrennten – **deutschen Synonymen** sowie den durch „*f:*" bzw. „*i:*" gekennzeichneten **französischen** bzw. **italienischen Synonymen.** Inzwischen aufgehobene Monographien wurden, in eckige Klammern [] gesetzt, belassen.
Bei einer Reihe von Arzneimitteln (wie v.a. Compressi, Guttae, Infundibile, Iniectabile, Suppositoria, Unguenta etc.) wurde häufig nur der latein. Monographiename und ggfs. besonders geläufige Synonyme berücksichtigt (z.B. Compressi pectorales bei Compressi codeini compositi oder Infusionslösung nach Ringer [CH 482]).
Die in Vorbereitung stehende Integrierung der Ph. Helvet. mit dem Europ. Arzneibuch ist unberücksichtigt geblieben.
Sämtliche lateinischen und deutschen Monographiebezeichnungen wurden – mit Kennbuchstaben CH und lfd. Kennziffer – in das Hauptregister I dieses Buches aufgenommen. Die französischen und italienischen Synonyme wurden – analog gekennzeichnet – in eigensprachige Register aufgenommen.

1	**Acetazolamidum** *f:* Acétazolamide	, Acetazolamid *i:* Acetazolammide
2	**Acetonum medicinale** *f:* Acétone médicinale	, Medizinal-Aceton *i:* Acetone medicinale
3	**Acetylcholinium chloratum** *f:* Chlorure d'acétylcholinium	, Acetylcholiniumchlorid *i:* Cloruro di acetilcolinio
4	**Acidum aceticum 98%** *f:* Acide acétique 98%	, Essigsäure 98%, Eisessig *i:* Acido acetico 98%
5	**Acidum aceticum 30%** *f:* Acide acétique 30%	, Essigsäure 30% *i:* Acido acetico 30%
6	**Acidum acetylosalicylicum** *f:* Acide acétylsalicylique	, Acetylsalicylsäure *i:* Acido acetilsalicilico
7	**Acidum ascorbicum** *f:* Acide ascorbique	, Ascorbinsäure *i:* Acido ascorbico
8	**Acidum benzoicum** *f:* Acide benzoïque	, Benzoesäure *i:* Acido benzoico
9	**Acidum boricum** *f:* Acide borique	, Borsäure *i:* Acido borico
10	**[Acidum camphoricum** *f:* Acide camphorique	, Kampfersäure *i:* Acido canforico]
11	**Acidum chloratum 37%** *f:* Acide chlorhydrique 37%	, Salzsäure 37% *i:* Acido cloridrico 37%
12	**Acidum chloratum 25%** *f:* Acide chlorhydrique 25%	, Salzsäure 25% *i:* Acido cloridrico 25%
13	**Acidum chloratum 10%** *f:* Acide chlorhydrique 10%	, Salzsäure 10% *i:* Acido cloridrico 10%
14	**Acidum citricum** *f:* Acide citrique	, Zitronensäure *i:* Acido citrico
15	**Acidum folicum** *f:* Acide folique	, Folsäure *i:* Acido folico
16	**Acidum gallicum** *f:* Acide gallique	, Gallussäure *i:* Acido gallico
17	**Acidum glutamicum** *f:* Acide glutamique	, Glutaminsäure *i:* Acido glutammico
18	**Acidum lacticum** *f:* Acide lactique	, Milchsäure *i:* Acido lattico
19	**Acidum nicotinicum** *f:* Acide nicotinique	, Nicotinsäure *i:* Acido nicotinico
20	**[Acidum nitricum 65%** *f:* Acide nitrique 65%	, Salpetersäure 65% *i:* Acido nitrico 65%]
21	**Acidum oleinicum** *f:* Acide oléique	, Ölsäure *i:* Acido oleico
22	**Acidum paraaminobenzoicum** *f:* Acide p-aminobenzoïque	, p-Aminobenzoesäure *i:* Acido p-amminobenzoico
23	**Acidum phosphoricum 85%** *f:* Acide phosphorique 85%	, Phosphorsäure 85% *i:* Acido fosforico 85%
24	**Acidum phosphoricum 10%** *f:* Acide phosphorique 10%	, Phosphorsäure 10% *i:* Acido fosforico 10%

25 [**Acidum picrinicum**, Pikrinsäure
f: Acide picrique *i:* Acido picrico]

26 **Acidum salicylicum**, Salicylsäure
f: Acide salicylique *i:* Acido salicilico

27 **Acidum stearinicum**, Stearinsäure
f: Acide stéarique *i:* Acido stearico

28 [**Acidum sulfuricum 95%**, Schwefelsäure 95%
f: Acide sulfurique 95% *i:* Acido solforico 95%]

29 **Acidum sulfuricum 10%**, Schwefelsäure 10%
f: Acide sulfurique 10% *i:* Acido solforico 10%

30 **Acidum tartaricum**, Weinsäure
f: Acide tartrique *i:* Acido tartarico

31 **Acidum trichloraceticum**, Trichloressigsäure
f: Acide trichloracétique *i:* Acido tricloracetico

32 **Acidum undecylenicum**, Undecylensäure
f: Acide undécylénique *i:* Acido undecilenico

33 [**Aconitinum**, Aconitin
f: Aconitine *i:* Aconitina]

34 **Acriflavinium chloratum**, Acriflaviniumchlorid
f: Chlorure d'acriflavinium *i:* Cloruro d'acriflavinio

35 **Adeps lanae**, Wollfett
f: Graisse de laine anhydre *i:* Grasso di lana

36 **Adipheninium chloratum**, Adipheniniumchlorid
f: Chlorure d'adiphéninium *i:* Cloruro di adifeninio

37 **Adrenalinium tartaricum**, Adrenaliniumtartrat
f: Tartrate d'adrénalinium *i:* Tartrato di adrenalinio

38 **Adrenalonium chloratum**, Adrenaloniumchlorid
f: Chlorure d'adrénalonium *i:* Cloruro di adrenalonio

39 **Aethacridinium lacticum**, Äthacridiniumlactat
f: Lactate d'éthacridinium *i:* Lattato di etacridinio

40 **Aethanolum absolutum**, absolutes Äthanol
f: Ethanol absolu *i:* Etanolo assoluto

41 **Aethanolum 94%**, Äthanol 94%
f: Ethanol 94% *i:* Etanolo 94%

42 **Aethanolum 63%**, Äthanol 63%
f: Ethanol 63% *i:* Etanolo 63%

43 **Aethanolum cum camphora 0,1%**, Äthanol mit 0,1% Kampfer
f: Ethanol avec 0,1% de camphre *i:* Etanolo con 0,1% di canfora

44 **Aethanolum ketonatum**, Industriesprit mit 2% Keton
f: Alcool industriel avec 2% de cétone *i:* Alcool industriale con 2% di chetone

45 **Aether**, Äther
f: Ether *i:* Etere

46 **Aether ad narcosin**, Narkose-Äther
f: Ether pour narcose *i:* Etere per narcosi

47 **Aether petrolei**, Petroläther
f: Ether de pétrole *i:* Etere di petrolio

48 **Aethinyloestradiolum**, Äthinylöstradiol
f: Ethinylœstradiol *i:* Etinil estradiolo

49 **Aethisteronum** , Äthisteron
f: Ethistérone *i:* Etisterone

50 **Aethylendiaminum hydratum** , Äthylendiaminhydrat
f: Hydrate d'éthylènediamine *i:* Idrato di etilendiammina

51 **Aethylium bromatum** , Äthylbromid
f: Bromure d'éthyle *i:* Bromuro di etile

52 **Aethylium chloratum** , Äthylchlorid, Chloräthyl
f: Chlorure d'éthyle *i:* Cloruro di etile

53 **Aethylium oleinicum** , Äthyloleat
f: Oléate d'éthyle *i:* Oleato di etile

54 **Aethylium paraaminobenzoicum** , Äthyl-p-aminobenzoat
f: p-Aminobenzoate d'éthyle *i:* p-Amminobenzoato di etile

55 **Aethylmorphinium chloratum** , Äthylmorphiniumchlorid
f: Chlorure d'éthylmorphinium *i:* Cloruro di etilmorfinio

56 **Agar**
f: Agar *i:* Agar

57 **Alcohol benzylicus** , Benzylalkohol
f: Alcool benzylique *i:* Alcool benzilico

58 **Alcoholes lanae** , Wollwachsalkohole
f: Alcools de cire de laine *i:* Alcooli di cera di lana

59 **Allobarbitalum** , Allobarbital
f: Allobarbital *i:* Allobarbital

60 **Aloe**
f: Aloès *i:* Aloe

61 **Aloinum** , Aloin
f: Aloïne *i:* Aloina

62 **Alumen** , Kalialaun
f: Alun potassique *i:* Allume di potassa

63 **Alumen ad usum veterinarium** , Kalialaun für tierarzneiliche Zwecke
f: Alun potassique pour usage vétérinaire *i:* Allume di potass per uso veterinario

64 **Aluminium acetico-tartaricum** , Essig-Weinsaure Tonerde
f: Acéto-tartrate d'aluminium *i:* Acetotartrato di alluminio

65 **Aluminium chloratum** , Aluminiumchlorid
f: Chlorure d'aluminium *i:* Cloruro di alluminio

66 **Aluminium hydroxydatum colloidale** , kolloidales Aluminiumhydroxyd
f: Hydroxyde d'aluminium colloïdal *i:* Idrossido di alluminio colloidale

67 **Aluminium sulfuricum** , Aluminiumsulfat
f: Sulfate d'aluminium *i:* Solfato di alluminio

68 **Aminophenazonum** , Aminophenazon
f: Aminophénazone *i:* Amminofenazone

69 **Aminophyllinum** , Aminophyllin
f: Aminophylline *i:* Amminofillina

70 **Ammonium bromatum** , Ammoniumbromid
f: Bromure d'ammonium *i:* Bromuro di ammonio

71 **Ammonium chloratum** , Ammoniumchlorid
f: Chlorure d'ammonium *i:* Cloruro di ammonio

72 **Ammonium chloratum ad usum veterinarium** , Ammoniumchlorid für tierarzneiliche Zwecke

	f: Chlorure d'ammonium pour usage vétérinaire	*i:* Cloruro di ammonio per uso veterinario
73	**Ammonium sulfobituminosum** *f:* Sulfobituminate d'ammonium	, Ammoniumsulfobituminat *i:* Solfobituminato di ammoni
74	**Amobarbitalum natricum** *f:* Amobarbital sodique	, Amobarbital-Natrium *i:* Amobarbital sodico
75	**Amphetaminium sulfuricum** *f:* Sulfate d'amphétaminium	, Amphetaminiumsulfat *i:* Solfato di amfetaminio
76	**Amylium nitrosum** *f:* Nitrate d'amyle	, Amylnitrit *i:* Nitrito di amile
77	**Amylum maydis** *f:* Amidon de mais	, Maisstärke *i:* Amido di mais
78	**Amylum oryzae** *f:* Amidon de riz	, Reisstärke *i:* Amido di riso
79	**Amylum solani** *f:* Amidon de pomme de terre	, Kartoffelstärke *i:* Amido di patata
80	**Amylum tritici** *f:* Amidon de blé	, Weizenstärke *i:* Amido di frumento
81	**Antazolinium chloratum** *f:* Chlorure d'antazolinium	, Antazoliniumchlorid *i:* Cloruro di antazolinio
82	**Apomorphinium chloratum** *f:* Chlorure d'apomorphinium	, Apomorphiniumchlorid *i:* Cloruro di apomorfinio
83/1	**Aqua ad infundibilia** *f:* Eau pour liquides pour perfusion	, Wasser für Infusionsflüssigkeiten *i:* Acqua per liquidi infondibili
83/2	**Aqua ad iniectibilia** *f:* Eau pour liquides injectables	, Wasser für Injektionsflüssigkeiten *i:* Acqua per liquidi injettabili
84	**Aqua aurantii floris** *f:* Eau de fleurs d'oranger	, Pomeranzenblütenwasser *i:* Acqua di fiori di arancio
85	**[Aqua cinnamomi** *f:* Eau de cannelle	, Zimtwasser *i:* Acqua di cannella]
86	**Aqua demineralisata** *f:* Eau déminéralisée	, entsalztes Wasser *i:* Acqua deminaralizzata
87	**Aqua destillata** *f:* Eau distillée	, destilliertes Wasser *i:* Acqua distillata
88	**[Aqua foeniculi** *f:* Eau de fenouil	, Fenchelwasser *i:* Acqua di finocchio]
89	**Aqua fontana** *f:* Eau potable	, Trinkwasser *i:* Acqua potabile
90	**Aqua laurocerasi** *f:* Eau de laurier-cerise	, Kirschlorbeerwasser *i:* Acqua di lauro-ceraso
91	**[Aqua menthae** *f:* Eau de menthe	, Pfefferminzwasser *i:* Acqua di menta]
92	**Aqua rosae** *f:* Eau de rose	, Rosenwasser *i:* Acqua di rosa
93	**Aquae aromaticae** *f:* Eaux aromatiques	, aromatische Wässer *i:* Acque aromatiche
94	**Arecolinium bromatum** *f:* Bromure d'arécolinium	, Arecoliniumbromid *i:* Bromuro di arecolinio

95	[**Argentum acetylotanninoalbuminatum** *f:* Acétyltannino-albuminate d'argent	, Acetyltannin-Silberalbuminat *i:* Acetiltannino-albuminato di argento]
96	**Argentum colloidale** *f:* Argent colloïdal	, kolloidales Silber *i:* Argento colloidale
97	**Argentum foliatum** *f:* Argent en feuilles	, Blattsilber *i:* Argento in fogli
98	**Argentum nitricum** *f:* Nitrat d'argent	, Silbernitrat *i:* Nitrato d'argento
99	[**Argentum vitellinicum** *f:* Vitellinate d'argent	, Silbervitellinat *i:* Argento vitellinato]
100	[**Arsenum trioxydatum** *f:* Anhydride arsénieux	, Arsentrioxid *i:* Anidride arseniosa]
101	**Atropinium sulfuricum** *f:* Sulfate d'atropinium	, Atropiniumsulfat *i:* Solfato di atropinio
102	**Atropinum** *f:* Atropine	, Atropin *i:* Atropina
103	**Bacitracinum** *f:* Bacitracine	, Bacitracin *i:* Bacitracina
104	**Balsamum peruvianum** *f:* Baume de Pérou	, Perubalsam *i:* Balsamo del Perù
105	**Balsamum tolutanum** *f:* Baume de Tolu	, Tolubalsam *i:* Balsamo del Tolù
106	**Barbitalum** *f:* Barbital	, Barbital *i:* Barbital
107	**Barbitalum natricum** *f:* Barbital sodique	, Barbital-Natrium *i:* Barbital sodico
108	**Barium sulfuricum** *f:* Sulfate de baryum	, Bariumsulfat *i:* Solfato di bario
109	**Bentonitum** *f:* Bentonite	, Bentonit *i:* Bentonite
110	**Benzalkonium chloratum** *f:* Chlorure de benzalkonium	, Benzalkoniumchlorid *i:* Cloruro di benzalconio
111	**Benzinum medicinale** *f:* Benzine médicinale	, Medizinal-Benzin *i:* Benzina medicinale
112	**Benzoe** *f:* Benjoin	 *i:* Benzoino
113	**Benzylium benzoicum** *f:* Benzoate de benzyle	, Benzylbenzoat *i:* Benzoato di benzile
114	**Benzylpenicillinum kalicum** *f:* Benzylpénicilline potassique	, Benzylpenicillin-Kalium *i:* Benzilpenicillina potassica
115	**Benzylpenicillinum natricum** *f:* Benzylpénicilline sodique	, Benzylpenicillin-Natrium *i:* Benzilpenicillina sodica
116	**Benzylpenicillinum procainicum** *f:* Benzylpénicilline procaïnique	, Benzylpenicillin-Procain *i:* Benzilpenicillina procainica
117	**Betamethasonum** *f:* Bétaméthasone	, Betamethason *i:* Betametasone
118	**Biotinum** *f:* Biotine	, Biotin *i:* Biotina

119	[**Bismutum nitricum** *f:* Nitrate de bismuth	, Wismutnitrat *i:* Nitrato di bismuto]
120	[**Bismutum oxyiodogallicum** *f:* Oxyiodogallate de bismuth	, Wismutoxyjodidgallat *i:* Ossiiodogallato di bismuto]
121	**Bismutum subcarbonicum** *f:* Carbonate basique de bismuth	, basisches Wismutcarbonat *i:* Carbonato basico di bismuto
122	**Bismutum subgallicum** *f:* Gallate basique de bismuth	, basisches Wismutgallat *i:* Gallato basico di bismuto
123	**Bismutum subnitricum** *f:* Nitrate basique de bismuth	, basisches Wismutnitrat *i:* Nitrato basico di bismuto
124	[**Bismutum subsalicylicum** *f:* Salicylate basique de bismuth	, basisches Wismutsalicylat *i:* Salicilato basico di bismuto]
125	[**Bismutum tribromophenylicum** *f:* Tribromophénate de bismuth	, Tribromphenolwismut *i:* Tribromofenato di bismuto]
126	**Bolus alba** *f:* Bol blanc	, weißer Bolus, weißer Ton *i:* Argilla bianca
127	**Bromisovalum** *f:* Bromisoval	, Bromisoval *i:* Bromisovalio
128	**Bromoformium** *f:* Bromoforme	, Bromoform *i:* Bromoformio
129	[**Bulbus allii sativi recens** *f:* Bulbe d'ail frais	, frische Knoblauchknolle *i:* Bulbo di aglio fresco]
130	**Bulbus scillae** *f:* Scille	, Meerzwiebel *i:* Bulbo di scilla
131	**Butobarbitalum** *f:* Butobarbital	, Butobarbital *i:* Butobarbital
132	**Butylhydroxyanisolum** *f:* Butylhydroxyanisol	, Butylhydroxyanisol *i:* Butilidrossianisolo
133	**Calcaria absorbens** *f:* Chaux sodée absorbante	, Atemkalk *i:* Calce sodata assorbente
134	**Calcaria chlorata** *f:* Chlorure de chaux	, Chlorkalk *i:* Cloruro di calce
135	**Calciferolum** *f:* Calciférol	, Calciferol *i:* Calciferolo
136	**Calcium amygdalicum** *f:* Mandélate de calcium	, Calciummandelat *i:* Mandelato di calcio
137	**Calcium bromatum** *f:* Bromure de calcium	, Calciumbromid *i:* Bromuro di calcio
138	**Calcium carbonicum praecipitatum** *f:* Carbonate de calcium précipité	, gefälltes Calciumcarbonat *i:* Carbonato di calcio precipitato
139	**Calcium chloratum dihydricum** *f:* Chlorure de calcium dihydraté	, Calciumchlorid-Dihydrat *i:* Cloruro di calcio diidrato
140	**Calcium dihydrogenphosphoricum** *f:* Dihydrogénophosphate de calcium	, Calciumdihydrogenphosphat *i:* Diidrogenfosfato di calcio
141	**Calcium gluconicum** *f:* Gluconate de calcium	, Calciumgluconat *i:* Gluconato di calcio
142	**Calcium gluconicum ad iniectabile** *f:* Gluconate de calcium pour injections	, Calciumgluconat zur Injektion *i:* Gluconato di calcio per iniezioni

143 **Calcium glycerophosphoricum**, Calciumglycerophosphat
f: Glycérophosphate de calcium *i:* Glicerofosfato di calcio

144 **Calcium lacticum**, Calciumlactat
f: Lactate de calcium *i:* Lattato di calcio

145 **Calcium laevulinicum**, Calciumlävulinat
f: Lévulinate de calcium *i:* Levulinato di calcio

146 **Calcium monohydrogenphosphoricum**, Calciummonohydrogenphosphat
f: Monohydrogénophosphate de calcium *i:* Monoidrogenfosfato di calcio

147 **Calcium oxydatum**, Calciumoxid
f: Oxyde de calcium *i:* Ossido di calcio

148 **Calcium pantothenicum**, Calciumpantothenat
f: Pantothénate de calcium *i:* Pantotenato di calcio

149 **Calcium paraaminosalicylicum**, Calcium-p-aminosalicylat
f: p-Aminosalicylate de calcium *i:* p-Amminosalicilato di calcio

150 **Calcium phosphoricum**, Tricalciumphosphat
f: Phosphate tricalcique *i:* Fosfato tricalcico

151 **Calcium sulfuricum ad usum chirurgicum**, gebrannter Gips für chirurgische Zwecke
f: Plâtre cuit pour usage chirurgical *i:* Gesso cotto per uso chirurgico

152 **Camphora**, Kampfer
f: Camphre *i:* Canfora

153 [**Cantharis ad usum veterinarium**, Spanische Fliege für tierarzneiliche Zwecke]

154 **Capsulae**, Kapseln
f: Capsules *i:* Capsule

155 **Capsulae amylaceae**, Stärkekapseln
f: Cachets *i:* Capsule amilacee

156 **Capsulae chloramphenicoli 250 mg**, Chloramphenicol-Kapseln 250 mg
f: Capsules de chloramphénicol 250 mg *i:* Capsule di cloramfenicolo 250 mg

157 **Capsulae chlortetracyclinii chlorati 250 mg**, Chlortetracycliniumchlorid-Kapseln 250 mg
f: Capsules de chlorure de chlortétracyclinium 250 mg *i:* Capsule di cloruro di clortetraciclinio 250 mg

158 **Capsulae gelatinosae**, Gelatinekapseln
f: Gélules; Capsules gélatineuses *i:* Capsule gelatinose

159 **Capsulae natrii radio-iodati [^{131}I]**, Natrium-radio-jodid-Kapseln
f: Capsules de radio-iodure de sodium *i:* Capsule di radio-ioduro di sodio

160 **Capsulae radio-cyanocobalamini [^{58}Co]**, Radio-Cyanocobalamin-Kapseln

161 **Capsulae tetracyclinii chlorati 250 mg**, Tetracycliniumchlorid-Kapseln 250 mg
f: Capsules de chlorure de tétracyclinium 250 mg *i:* Capsule di cloruro di tetraciclinio 250 mg

162 **Carbacholinium chloratum**, Carbacholiniumchlorid
f: Chlorure de carbacholinium *i:* Cloruro di carbacolinio

163 **Carbamidum**, Harnstoff
f: Urée *i:* Urea

164 **Carbo adsorbens**, adsorbierende Kohle
f: Charbon adsorbant *i:* Carbone adsorbente

165 **Carbo adsorbens granulatus**, granulierte adsorbierende Kohle
f: Charbon adsorbant granulé *i:* Carbone adsorbente granulato

166 **Carboneum dioxydatum medicinale** , Medizinal-Kohlendioxid
f: Dioxyde de carbone médicinal *i:* Biossido di carbonio medicinale

167 **Carboxymethylcellulosum natricum** , Natriumcarboxymethylcellulose
f: Carboxyméthylcellulose sodique *i:* Carbossimetilcellulosa sodica

168 **Carbromalum** , Carbromal
f: Carbromal *i:* Carbromal

169 **Carbutamidum** , Carbutamid
f: Carbutamide *i:* Carbutamide

170 **Carminum** , Carmin
f: Carmin *i:* Carminio

171 **Carrageen**
f: Carragaheen *i:* Carrageen

172 **Cellulosum acetylatum-phthalylatum** , Cellulose-acetyl-phthalat
f: Acétyl-phtalyl-cellulose *i:* Acetil-ftalil-cellulosa

173 **Cellulosum foliatum** , Zellstoffverbandwatte
f: Ouate de cellulose *i:* Ovatta di cellulosa

174 **Cellulosum regeneratum** , Zellstoffwatte
f: Ouate de viscose *i:* Ovatta di viscosa; Fiocco di viscosa

175 **Cera alba** , weißes Wachs
f: Cire blanche *i:* Cera bianca

176 **Cera flava** , gelbes Wachs
f: Cire jaune *i:* Cera gialla

177 [**Cetaceum** , Walrat
f: Blanc de baleine *i:* Cetina]

178 **Cetanolum** , Cetylalkohol
f: Alcool cétylique *i:* Alcool cetilico

179 **Cetrimidum** , Cetrimid
f: Cétrimide *i:* Cetrimide

180 **Cetylanum** , Cetylan
f: Cétylane *i:* Cetilana

181 **Chinidinium sulfuricum** , Chinidiniumsulfat
f: Sulfate de quinidinium *i:* Solfato di chinidinio

182 **Chininium chloratum** , Chininiumchlorid
f: Chlorure de quininium *i:* Cloruro di chininio

183 **Chininium sulfuricum** , Chininiumsulfat
f: Sulfate de quininium *i:* Solfato di chininio

184 **Chiniofonum** , Chiniofon
f: Chiniofon *i:* Chiniofone

185 **Chloralum hydratum** , Chloralhydrat
f: Hydrate de chloral *i:* Cloralio idrato

186 **Chloramphenicolum** , Chloramphenicol
f: Chloramphénicol *i:* Cloramfenicolo

187 **Chloramphenicolum palmitylatum** , Palmitylchloramphenicol
f: Palmitylchloramphénicol *i:* Palmitilcloramfenicolo

188 **Chlorobutanolum** , Chlorbutanol
f: Chlorobutanol *i:* Clorobutanolo

189 **Chlorocresolum** , Chlorcresol
f: Chlorocrésol *i:* Clorocresolo

190 **Chloroformium**, Chloroform
f: Chloroforme *i:* Cloroformio

191 **Chloroformium ad narcosin**, Narkose-Chloroform
f: Chloroforme pour narcose *i:* Cloroformio per narcosi

192 [**Chlorophenothanum**, Chlorphenothan
f: Chlorophénothane *i:* Clorofenotano]

193 **Chlorpropamidum**, Chlorpropamid
f: Chlorpropamide *i:* Clorpropamide

194 **Chlortetracyclinium chloratum**, Chlortetracycliniumchlorid
f: Chlorure de chlortétracyclinium *i:* Cloruro di clortetraciclinio

195 **Cholecalciferolum**, Cholecalciferol, Vitamin D_3
f: Cholécalciférol; Vitamine D_3 *i:* Colecalciferolo; Vitamina D_3

196 **Chorda resorbilis aseptica**, steriles Catgut
f: Catgut stérile *i:* Catgut; Filo riassorbibile sterile per uso chirurgico

197 **Chromium trioxydatum**, Chrom(VI)-oxid
f: Oxyde de chrome(VI) *i:* Ossido di cromo(VI)

198 **Cinchocainium chloratum**, Cinchocainiumchlorid
f: Chlorure de cinchocaïnium *i:* Cloruro di cincocainio

199 [**Cinchophenum**, Cinchophen
f: Cinchophène *i:* Cincofene]

200 **Cocainium chloratum**, Cocainiumchlorid
f: Chlorure de cocaïnium *i:* Cloruro di cocainio

201 [**Cocainum**, Cocain
f: Cocaïne *i:* Cocaina]

202 **Codeinium chloratum**, Codeiniumchlorid
f: Chlorure de codéinium *i:* Cloruro di codeinio

203 **Codeinium phosphoricum**, Codeiniumphosphat
f: Phosphate de codéinium *i:* Fosfato di codeinio

204 **Codeinum**, Codein
f: Codéine *i:* Codeina

205 **Coffeinum**, Coffein
f: Caféine *i:* Caffeina

206 **Coffeinum monohydricum**, Coffein-Monohydrat
f: Caféine monohydratée *i:* Caffeina monoidrata

207 **Coffeinum-natrium benzoicum**, Coffein-Natriumbenzoat
f: Benzoate de caféine et de sodium *i:* Benzoato di caffeina e di sodio

208 **Coffeinum-natrium salicylicum**, Coffein-Natriumsalicylat
f: Salicylate de caféine et de sodium *i:* Salicilato di caffeina e di sodio

209 **Colchicinum**, Colchicin
f: Colchicine *i:* Colchicina

210 **Collemplastra**, Heftpflaster
f: Sparadraps *i:* Cerotti adesivi

211 **Collodium**
f: Collodion *i:* Collodio

212 **Collodium flexile**, elastisches Collodium
f: Collodion élastique *i:* Collodio elastico

213 **Collyria**, Augentropfen, Augenwässer

	f: Bains oculaires; Collyres	*i:* Acque per uso oftalmico; Gocce oftalmiche
214	**Colophonium** *f:* Colophane	, Kolophonium *i:* Colofonia
215	**Compressi** *f:* Comprimés	, Tabletten; Tabulettae *i:* Compresse
216	**Compressi buccales** *f:* Comprimés à sucer; Pastilles; Comprimés sublingaux	, Lutschtabletten, Sublingualtabletten, Pastillen *i:* Compresse da succhiare; Pastiglie; Compresse sublinguali
217	**Compressi obducti** *f:* Dragées	, überzogene Tabletten, Dragées *i:* Confetti medicinali
218	**Compressi acetazolamidi 250 mg**	
219	**Compressi acidi acetylosalicylici 500 mg**	
220	**Compressi acidi acetylosalicylici compositi**	
221	**Compressi acidi nicotinici 50 mg**	
222	**Compressi aluminii acetico-tartarici 1 aut 2,5 g**	
223	**Compressi aminophenazoni 220 mg cum allobarbitalo 30 mg**	, Compressi allobarbitali compositi
224	**Compressi barbitali natrici compositi**	
225	**Compressi calcii paraaminosalicylici obducti 500 mg**	
226	**Compressi carbutamidi 500 mg**	
227	**Compressi codeini compositi**	, Compressi pectorales
228	**Compressi cortisoni acetylati 5 mg aut 25 mg**	
229	**Compressi cyclobarbitalici calcici 200 mg**	
230	**Compressi dexamphetaminii sulfurici 5 mg**	
231	**Compressi diaethylstilboestroli dipropionylati 0,1 mg, 0,25 mg, 0,5 mg, 1 mg aut 5 mg**	, Dipropionyldiäthylstilböstrol-Tabletten
232	**Compressi digitoxosidi 0,1 mg**	, Compressi digitoxini 0,1 mg
233	**Compressi digoxini 0,25 mg**	, Compressi digoxosidi 0,25 mg
234	**[Compressi diphesatini 5 mg]**	
235	**Compressi diprophyllini 150 mg**	
236	**Compressi hexobarbitali 250 mg**	
237	**Compressi ipecacuanhae opiati**	, lösliche Dover-Tabletten
238	**Compressi mannitylii hexanitrici 20 mg**	
239	**Compressi methadonii chlorati 5 mg**	
240	**Compressi methylphenobarbitali 30 mg aut 200 mg**	
241	**Compressi methyltestosteroni buccales 5 mg, 10 mg aut 25 mg**	
242	**Compressi methylthiouracili 25 mg**	
243	**Compressi natrii novaminsulfonici 500 mg**	
244	**Compressi neostigminii bromati 15 mg**	

245 **Compressi oestradioli benzoylati buccales 0,1 mg aut 1 mg**

246 **Compressi pentaerythritylii tetranitrici 10 mg**

247 **Compressi pentobarbitalici natrici 100 mg**

248 **Compressi pethidinii chlorati 50 mg**

249 **Compressi phenobarbitali 15 mg aut 100 mg**

250 **Compressi phenoxymethylpenicillini 300 mg**

251 **Compressi phthalylsulfathiazoli 500 mg**

252 **Compressi prednisoloni 1 mg aut 5 mg**

253 **Compressi prednisoni 1 mg aut 5 mg**

254 **Compressi probenecidi 500 mg**

255 **Compressi pyridoxinii chlorati 40 mg**

255 a **Compressi solvendi parenterales**, Injektionslösungstabletten
f: Comprimés pour solutions injectables
i: Compresse per soluzioni iniettabili

256 **Compressi sulfadiazini 500 mg**

257 **Compressi sulfadimidini 500 mg**

258 **Compressi sulfaguanidini 500 mg**

259 **Compressi sulfamerazini 500 mg**

260 **Compressi sulfamethizoli 500 mg**

261 **Compressi sulfathiazoli 500 mg**

262 **Compressi tolbutamidi 500 mg**

263 **Compressi trisulfonamidi 500 mg**, Trisulfonamid-Tabletten 500 mg

264 **Compressi tyrothricini buccales 1 mg**

265 **Compressi yohimbinii chlorati 100 mg ad usum veterinarium**

266 **Cortex cinchonae**, Chinarinde
f: Ecorce de quinquina
i: Corteccia di china

267 **Cortex cinnamomi**, Zimt
f: Cannelle
i: Cannella

268 **Cortex condurango**, Condurangorinde
f: Ecorce de condurango
i: Corteccia di condurango

269 **Cortex frangulae**, Faulbaumrinde
f: Ecorce de bourdaine
i: Corteccia di frangola

270 **Cortex quercus**, Eichenrinde
f: Ecorce de chêne
i: Corteccia di quercia

271 **Cortex quercus ad usum veterinarium**, Eichenrinde für tierarzneiliche Zwecke
f: Ecorce de chêne pour usage vétérinaire
i: Corteccia di quercia per uso veterinario

272 **Cortex quillaiae**, Seifenrinde, Panamaholz
f: Ecorce de quillaya
i: Corteccia di quillaia saponaria

273 **Cortex rhamni purshianae**, Sagradarinde
f: Cascara sagrada
i: Cascara sagrada

274 **Corticotrophinum**, Corticotropin

	f: Corticotrophine	*i:* Corticotropina
275	**Cortisonum acetylatum**	, Acetylcortison
	f: Acétylcortisone	*i:* Acetilcortisone
276	[**Creosotum**	, Kreosot
	f: Créosote	*i:* Creosoto]
277	**Cresolum crudum**	, Rohkresol
	f: Crésol brut	*i:* Cresolo greggio
278	**Crocus**	, Safran
	f: Safran	*i:* Zafferano
279	**Cuprum sulfuricum**	, Kupfersulfat
	f: Sulfate de cuivre	*i:* Solfato di rame
280	**Cuprum sulfuricum ad usum veterinarium**	, Kupfersulfat für tierarzneiliche Zwecke
	f: Sulfate de cuivre pour usage vétérinaire	*i:* Solfato di rame per uso veterinario
281	**Cyanocobalaminum**	, Cyanocobalamin
	f: Cyanocobalamine	*i:* Cianocobalamina
282	**Cyclobarbitalum calcicum**	, Cyclobarbital-Calcium
	f: Cyclobarbital calcique	*i:* Ciclobarbital calcico
283	**Cyclopropanum**	, Cyclopropan
	f: Cyclopropane	*i:* Ciclopropane
284	**Demeclocyclinium chloratum**	, Demeclocycliniumchlorid
	f: Chlorure de déméclocyclinium	*i:* Cloruro di demeclociclinio
285	**Desoxycortonum acetylatum**	, Acetyldesoxycorton
	f: Acétyldésoxycortone	*i:* Acetildesossicortone
286	**Dexamethasonum**	, Dexamethason
	f: Dexaméthasone	*i:* Desametasone
287	**Dexamphetaminium sulfuricum**	, Dexamphetaminiumsulfat
	f: Sulfate de dexamphétaminium	*i:* Solfato di destramfetaminio
288	**Diacetazotolum**	, Diacetazotol
	f: Diacétazotol	*i:* Diacetazotolo
289	**Diaethanolaminum**	, Diäthanolamin
	f: Diéthanolamine	*i:* Dietanolammina
290	**Diaethylaminum**	, Diäthylamin
	f: Diéthylamine	*i:* Dietilammina
291	**Diaethylstilboestrolum**	, Diäthylstilböstrol
	f: Diéthylstilbœstrol	*i:* Dietilstilbestrolo
292	**Diaethylstilboestrolum dipropionylatum**	, Dipropionyldiäthylstilböstrol
	f: Dipropionyldiéthylstilbœstrol	*i:* Dipropionildietilstilbestrolo
293	[**Dicumarolum**	, Dicumarol
	f: Dicoumarol	*i:* Dicumarolo]
294	**Digitoxosidum**	, Digitoxosid, (Digitoxinum)
	f: Digitoxoside	*i:* Digitossoside
295	**Digoxinum**	, Digoxin, (Digoxosidum)
	f: Digoxine	*i:* Digossina
296	**Dihydroergotaminium methansulfonicum**	, Dihydroergotaminiummethansulfonat
	f: Méthansulfonate de dihydroergotaminium	*i:* Metansolfonato di diidroergotaminio
297	**Dihydrostreptomycinium sulfuricum**	, Dihydrostreptomyciniumsulfat
	f: Sulfate de dihydrostreptomycinium	*i:* Solfato di diidrostreptomicinio

298	**Dimercaprolum** *f:* Dimercaprol	, Dimercaprol *i:* Dimercaprolo
299	**Diodonum** *f:* Diodone	, Diodon *i:* Diiodone
300	**Diphenhydraminium chloratum** *f:* Chlorure de diphénaminium	, Diphenhydraminiumchlorid *i:* Cloruro di difenidraminio
301	[**Diphesatinum** *f:* Diphésatine	, Diphesatin *i:* Difesatina]
302	**Diprophyllinum** *f:* Diprophylline	, Diprophyllin *i:* Diprofillina
303	**Disulfiramum** *f:* Disulfirame	, Disulfiram *i:* Disolfiramo
304	**Dithranolum** *f:* Dithranol	, Dithranol *i:* Ditranolo
305	**Elaeosacchara** *f:* Oléosaccharures	, Ätherisch-Öl-Zucker *i:* Oleosaccari
306	**Elixir aromaticum** *f:* Elixir de Garus	, aromatisches Elixir *i:* Elisir aromatico
307	**Elixir cinchonae** *f:* Elixir de quinquina	, Chinaelixir *i:* Elisir di china
308	**Elixir ferri aromaticum** *f:* Elixir aromatique de fer	, aromatisches Eisenelixir *i:* Elisir aromatico di ferro
309	**Elixir pectorale** *f:* Elixir pectoral	, Brust-Elixir *i:* Elisir pettorale
310	**Emetinium chloratum** *f:* Chlorure d'éméinium	, Emetiniumchlorid *i:* Cloruro di emetinio
311	**Emulsio olei iecoris** *f:* Emulsion d'huile de foie de morue	, Lebertranemulsion *i:* Emulsione di olio di fegato di merluzzo
312	**Emulsio oleoso-saccharata** *f:* Emulsion d'huile d'amande sucrée	, gezuckerte Mandelöl-Emulsion *i:* Emulsione di olio di mandorle zuccherata
313	**Emulsio paraffini liquidi** *f:* Emulsion de paraffin liquide	, Emulsion mit flüssigem Paraffin *i:* Emulsione di paraffina liquida
314	**Emulsiones** *f:* Emulsions	, Emulsionen *i:* Emulsioni
315	**Ephedrinium chloratum** *f:* Chlorure d'éphédrinium	, Ephedriniumchlorid *i:* Cloruro di efedrinio
316	**Ephedrinum** *f:* Ephédrine	, Ephedrin *i:* Efedrina
317	**Ergometrinium maleinicum** *f:* Maléate d'ergométrinium	, Ergometriniummaleat *i:* Maleato di ergometrinio
318	**Ergotaminium tartaricum** *f:* Tartrate d'ergotaminium	, Ergotaminiumtartrat *i:* Tartrato di ergotaminio
319	**Erythromycinum** *f:* Erythromycine	, Erythromycin *i:* Eritromicina
320	**Eucalyptolum** *f:* Eucalyptole	, Eucalyptol, (Cineolum) *i:* Eucaliptolo
321	**Eugenolum** *f:* Eugénol	, Eugenol *i:* Eugenolo

322 **[Euphorbium ad usum veterinarium**, Euphorbium für tierarzneiliche Zwecke
f: Résine d'euphorbe pour usage vétérinaire
i: Resina di euforbio per uso veterinario]

323 **Extracta**, Extrakte
f: Extraits
i: Estratti

324 **Extracta fluida**, Fluidextrakte
f: Extraits fluids
i: Estratti fluidi

325 **Extracta sicca**, Trockenextrakte
f: Extraits secs
i: Estratti secchi

326 **Extractum aloes siccum**, Aloetrockenextrakt
f: Extrait sec d'aloès
i: Estratto secco di aloe

327 **Extractum aurantii amari fluidum**, Pomeranzenfluidextrakt
f: Extrait fluide d'orange amère
i: Estratto fluido di arancio amaro

328 **Extractum belladonnae siccum**, Belladonnatrockenextrakt
f: Extrait sec de belladone
i: Estratto secco di belladonna

329 **Extractum capsici fluidum**, Cayennepfefferfluidextrakt
f: Extrait fluide de poivre de Cayenne
i: Estratto fluido di pepe di Cajenna

330 **Extractum chamomillae fluidum**, Kamillenfluidextrakt
f: Extrait fluide de camomille allemande
i: Estratto fluido di camomilla

331 **Extractum cinchonae fluidum**, Chinafluidextrakt
f: Extrait fluide de quinquina
i: Estratto fluido di china

332 **Extractum cinchonae siccum**, Chinatrockenextrakt
f: Extrait sec de quinquina
i: Estratto secco di china

333 **Extractum condurango fluidum**, Condurangofluidextrakt
f: Extrait fluide de condurango
i: Estratto fluido di condurango

334 **Extractum crataegi siccum**, Weißdorntrockenextrakt
f: Extrait sec d'aubépine
i: Estratto secco di biancospino

335 **Extractum filicis siccum**, Rohfilicin
f: Filicine brute
i: Filicina greggia

336 **Extractum frangulae fluidum**, Faulbaumrindenfluidextrakt
f: Extrait fluide d'écorce de bourdaine
i: Estratto fluido di corteccia di frangola

337 **Extractum frangulae siccum**, Faulbaumrindentrockenextrakt
f: Extrait sec d'écorce de bourdaine
i: Estratto secco di corteccia di frangola

338 **Extractum gentianae siccum**, Enziantrockenextrakt
f: Extrait sec de gentiane
i: Estratto secco di genziana

339 **Extractum hamamelidis fluidum**, Hamamelisfluidextrakt
f: Extrait fluide d'hamamélis
i: Estratto fluido di amamelida

340 **Extractum ipecacuanhae siccum**, Brechwurzeltrockenextrakt
f: Extrait sec d'ipéca
i: Estratto secco di ipecacuana

341 **Extractum liquiritiae fluidum**, Süßholzfluidextrakt
f: Extrait fluide de réglisse
i: Estratto fluido di liquirizia

342 **Extractum opii siccum**, Opiumtrockenextrakt
f: Extrait sec d'opium
i: Estratto secco di oppio

343 **Extractum ratanhiae siccum**, Ratanhiatrockenextrakt
f: Extrait sec de ratanhia
i: Estratto secco di ratania

344 **Extractum rhei siccum**, Rhabarbertrockenextrakt
f: Extrait sec de rhubarbe
i: Estratto secco di rabarbaro

345 **Extractum senegae siccum**, Senegatrockenextrakt
f: Extrait sec de sénéga *i:* Estratto secco di senega

346 **Extractum strychni siccum**, Brechnußtrockenextrakt
f: Extrait sec de noix vomique *i:* Estratto secco di noce vomica

347 **Extractum thymi fluidum**, Thymianfluidextrakt
f: Extrait fluide de thym *i:* Estratto fluido di timo

348 [**Extractum valerianae siccum**, Baldriantrockenextrakt
f: Extrait sec de valériane *i:* Estratto secco di valeriana]

349 **Faex desenzymata siccata**, enzymfreie Trockenhefe
f: Levure désenzymée desséchée *i:* Lievito desenzimato seccato

350 **Faex medicinalis siccata**, medizinische Trockenhefe
f: Levure médicinale desséchée *i:* Lievito medicinale seccato

351 **Ferrosum gluconicum**, Eisen(II)-gluconat
f: Gluconate de fer(II) *i:* Gluconato di ferro(II)

352 **Ferrosum sulfuricum heptahydricum**, Eisen(II)-sulfat-Heptahydrat
f: Sulfate de fer(II) heptahydraté *i:* Solfato di ferro(II) eptaidrato

353 **Ferrosum sulfuricum sesquihydricum**, Eisen(II)-sulfat-Sesquihydrat
f: Sulfate de fer(II) sesquihydraté *i:* Solfato di ferro(II) sesquiidrato

354 **Ferrum chloratum**, Eisen(III)-chlorid
f: Chlorure de fer(III) *i:* Cloruro di ferro(III)

355 **Ferrum oxydatum saccharatum**, Eisenzucker
f: Oxyde de fer sucré *i:* Ossido di ferro saccarato

356 **Fila collagenis resorbilia aseptica**, resorbierbare sterile Kollagenfäden
f: Fils stériles de collagène reconstitué *i:* Filo di collageno ricostituito per uso chirurgico

357 **Filum bombycis tortum asepticum**, steriler geflochtener Seidenfaden
f: Soies tressées et stériles *i:* Filo di seta sterile per uso chirurgico

358 **Filum lini asepticum**, steriler Leinenfaden
f: Fil de lin stérile *i:* Filo di lino sterile per uso chirurgico

359 **Filum polyamidicum-6 asepticum**, steriler Polyamid-6-Faden
f: Fil en polyamide-6 stérile *i:* Filo di poliammide 6 sterile per uso chirurgico

360 **Filum polyamidicum 6/6 asepticum**, steriler Polyamid-6/6-Faden
f: Fil en polyamide 6/6 stérile *i:* Filo di poliammide 6/6 sterile per uso chirurgico

361 **Filum polyestericum asepticum**, steriler Polyesterfaden
f: Fil en polyester stérile *i:* Filo di poliestere sterile per uso chirurgico

362 **Flavedo aurantii amari**, Pomeranzenschale
f: Ecorce d'orange amère *i:* Scorza di arancio amaro

363 **Flavedo aurantii dulcis recens**, frische Orangenschale
f: Ecorce fraîche d'orange douce *i:* Scorza fresca di arancio dolce

364 **Flavedo citris recens**, frische Zitronenschale
f: Ecorce fraîche de citron *i:* Scorza fresca di limone

365 **Flos arnicae**, Arnikablüte
f: Fleur d'arnica *i:* Fiore di arnica

366 **Flos aurantii**, Orangenblüte
f: Fleur d'oranger *i:* Fiore di arancio

367 **Flos caryophylli**, Gewürznelke
f: Girofle *i:* Garofano

368	**Flos chamomillae** *f:* Camomille allemande; Matricaire	, Kamille *i:* Camomilla
369	**Flos cyani** *f:* Fleur de bluet	, Kornblumenblüte *i:* Fiore di battisegala
370	**Flos farfarae** *f:* Fleur de tussilago	, Huflattichblüte *i:* Fiore di farfara
371	**Flos helichrysi** *f:* Fleur d'immortelle jaune	, gelbe Katzenpfötchenblüte *i:* Fiore di tignamica
372	**Flos malvae** *f:* Fleur de mauve	, Malvenblüte *i:* Fiore di malva
373	**Flos millefolii** *f:* Millefeuille	, Schafgarbe *i:* Millefoglie
374	**Flos sambuci** *f:* Fleur de sureau	, Holunderblüte *i:* Fiore di sambuco
375	**Flos tiliae** *f:* Fleur de tilleul	, Lindenblüte *i:* Fiore di tiglio
376	**Flos verbasci** *f:* Bouillon blanc	, Wollblume *i:* Fiore di verbasco
377	**Fludrocortisonum acetylatum** *f:* Acétylfludrocortisone	, Acetylfludrocortison *i:* Acetilfludrocortisone
378	**Fluoresceinum natricum** *f:* Fluorescéine soluble	, lösliches Fluorescein *i:* Fluoresceina solubile
379	**Folium belladonnae** *f:* Feuille de belladone	, Tollkirschenblatt *i:* Foglia di belladonna
380	**Folium betulae** *f:* Feuille de bouleau	, Birkenblatt *i:* Foglia di betulla
381	**Folium boldo** *f:* Feuille de boldo	, Boldoblatt *i:* Foglia di boldo
382	**Folium crataegi** *f:* Feuille d'aubépine	, Weißdornblatt *i:* Foglia di biancospino
383	**Folium digitalis** *f:* Feuille de digitale	, Fingerhutblatt *i:* Foglia di digitale
384	**Folium hamamelidis** *f:* Feuille d'hamamélis	, Hamamelisblatt *i:* Foglia di amamelide
385	**Folium hyoscyami** *f:* Feuille de jusquiame	, Bilsenkrautblatt *i:* Foglia di giusquiamo
386	**Folium iaborandi** *f:* Feuille de jaborandi	, Jaborandiblatt *i:* Foglia di iaborandi
387	**Folium laurocerasi recens** *f:* Feuille fraîche de laurier-cerise	, frisches Kirschlorbeerblatt *i:* Foglia fresca di lauroceraso
388	**Folium malvae** *f:* Feuille de mauve	, Malvenblatt *i:* Foglia di malva
389	**Folium melissae** *f:* Feuille de mélisse	, Melissenblatt *i:* Foglia di melissa
390	**Folium menthae** *f:* Feuille de menthe poivrée	, Pfefferminzblatt *i:* Foglia di menta piperita
391	**Folium menyanthidis** *f:* Feuille de trèfle des marais	, Bitterkleeblatt, Fieberkleeblatt *i:* Foglia di trifoglio fibrino

392	**Folium orthosiphonis** *f:* Thé de Java	, Indischer Nierentee *i:* Tè di Giava
393	**Folium plantaginis** *f:* Plantain lancéolé	, Spitzwegerichblatt *i:* Lanciuola; Mestolaccio
394	**Folium salviae** *f:* Feuille de sauge	, Salbeiblatt *i:* Foglia di salvia
395	**Folium sennae** *f:* Feuille de séné	, Sennesblatt *i:* Foglia di sena
396	**Folium stramonii** *f:* Feuille de stramoine	, Stechapfelblatt *i:* Foglia di stramonio
397	**Folium thymi** *f:* Thym	, Thymianblatt *i:* Timo
398	**Folium uvae-ursi** *f:* Feuille de busserole; Feuille de raisin d'ours	, Bärentraubenblatt *i:* Uva orsina
399	**Fructosum** *f:* Fructose; Lévulose	, Fructose, Lävulose *i:* Fruttosio; Levulosio
400	**Fructus anisi** *f:* Anis vert	, Anis *i:* Anice
401	**Fructus capsici** *f:* Poivre de Cayenne	, Cayennepfeffer *i:* Pepe di Cajenna
402	**Fructus carvi** *f:* Cumin des prés	, Kümmel *i:* Cumino
403	**Fructus foeniculi** *f:* Fenouil	, Fenchel *i:* Finocchio
404	[**Fructus lauri** *f:* Baie de laurier	, Lorbeerfrucht *i:* Frutto di alloro]
405	**Fructus myrtilli** *f:* Myrtille	, Heidelbeere *i:* Bacca di mirtillo
406	**Fructus sennae** *f:* Fruit de séné	, Sennesbälglein, Sennesfrucht, (Tinnevelly-Sennesfrüchte) *i:* Frutto di sena
407	**Galactosum** *f:* Galactose	, Galactose *i:* Galattosio
408	**Gallaminium triaethiodatum** *f:* Triéthiodure de gallaminium	, Gallaminiumtriäthjodid *i:* Trietoioduro di gallaminio
409	**Gelatina** *f:* Gélatine	, Gelatine *i:* Gelatina
410	**Gelatini zinci dura** *f:* Gélatine de zinc dure	, harter Zinkleim *i:* Gelatina di zinco dura
411	**Gelatina zinci mollis** *f:* Gélatine de zinc molle	, weicher Zinkleim *i:* Gelatina di zinco molle
412	**Globuli** *f:* Ovules	, Vaginalkugeln *i:* Ovuli
413	**Glucosum ad iniectabile** *f:* Glucose pour injections; Dextrose pour injections	, Glukose zur Injektion, Dextrose zur Injektion *i:* Glucosio per iniezioni; Destrosio per iniezioni
414a	**Glucosum hydratum** *f:* Glucose; Dextrose	, Traubenzucker, Glucose, Dextrose *i:* Glucosio; Destrosio

414b	**Glucosum hydratum ad iniectabile**	, Glucose-Monohydrat zur Injektion, Dextrose-Monohydrat zur Injektion, (Dextrosum monohydricum ad usum parenterale)
	f: Glucose monohydrate pour injections; Dextrose monohydrate pour injections	*i:* Glucosio monoidrato per iniezione; Destrosio monoidrato per iniezione
415	**Glycerolum 98%**	, Glycerol 98%
	f: Glycérol 98%	*i:* Glicerolo 98%
416	**Glycerolum 85%**	, Glycerol 85%
	f: Glycérol 85%	*i:* Glicerolo 85%
417	**Gonadotrophinum chorionicum**	, Choriongonadotropin
	f: Gonadotrophine chorionique	*i:* Gonadotropina corionica
418	**Gossypium depuratum**	, Verbandwatte
	f: Coton hydrophile	*i:* Cotone idrofilo
419	**Gossypium depuratum mixtum**	, Misch-Verbandwatte
	f: Coton hydrophile mixte	*i:* Cotone idrofilo misto; Cotone idrofilo e fiocco di viscosa
420	**Granulata**	, Granulate
	f: Granulés	*i:* Granulati
421	**Granulata obducta**	, überzogene Granulate
	f: Granulés enrobés	*i:* Granulati confettati
422	**Griseofulvinum**	, Griseofulvin
	f: Griséofulvine	*i:* Griseofulvina
423	**Guiacolum**	, Guajacol
	f: Gaïacol	*i:* Guaiacolo
424	**Gummi arabicum**	, arabisches Gummi
	f: Gomme arabique	*i:* Gomma arabica
425	**Gummi arabicum desenzymatum**	, enzymfreies arabisches Gummi
	f: Gomme arabique désenzymée	*i:* Gomma arabica desenzimata
426	**Guttae**	, Tropfflüssigkeiten
	f: Gouttes	*i:* Gocce
427	**Guttae adrenalini 1 mg/ml**	
428	**Guttae calciferoli 15 mg/ml**	, Solutio Calciferoli concentrata
429	**Guttae cholecalciferoli 15 mg/ml**	
430	**Guttae digitoxosidi 0,1 mg/ml**	, Guttae digitoxini 0,1 mg/ml
431	**Guttae nicaethamidi 250 mg/ml**	
432	**Guttae pentetrazoli 100 mg/ml**	
433	**Guttae synephrinii tartarici 100 mg/ml**	
434	**Halothanum**	, Halothan
	f: Halothane	*i:* Alotano
435	**Herba absinthii**	, Wermutkraut
	f: Absinthe	*i:* Assenzio
436	**Herba cardui benedicti**	, Kardobenediktenkraut
	f: Chardon bénit	*i:* Cardo santo
437	**Herba centaurii**	, Tausendgüldenkraut
	f: Petite centaurée	*i:* Centaurea minore
438	**Herba equiseti**	, Schachtelhalm

	f: Prêle	*i:* Equiseto
439	**Herba passiflorae**	, Passionsblumenkraut
	f: Passiflore	*i:* Passiflora
440	**Herba sabinae ad usum veterinarium**	, Sevikraut für tierarzneiliche Zwecke
	f: Sabine pour usage vétérinaire	*i:* Sabina per uso veterinario
441	**Herba serpylli**	, Quendel
	f: Serpolet	*i:* Serpillo
442	**Hexacamphaminum**	, Hexacamphamin
	f: Hexacamphamine	*i:* Esacanfamina
443	**Hexachlorophenum**	, Hexachlorophen
	f: Hexachlorophène	*i:* Esaclorofene
444	**Hexamethylentetraminum**	, Hexamethylentetramin
	f: Hexaméthylène-tétramine	*i:* Esametilentetrammina
445	**Hexobarbitalum**	, Hexobarbital
	f: Hexobarbital	*i:* Esobarbital
446	**Hexobarbitalum natricum**	, Hexobarbital-Natrium
	f: Hexobarbital sodique	*i:* Esobarbital sodico
447	**Hexoestrolum**	, Hexöstrol
	f: Hexœstrol	*i:* Esestrolo
448	**Hexylresorcinolum**	, Hexylresorcinol
	f: Hexylrésorcinol	*i:* Esilresorcinolo
449	[**Hirudo**	, Blutegel
	f: Sangsue	*i:* Sanguisuga]
450	**Histaminium chloratum**	, Histaminiumchlorid
	f: Chlorure d'histaminium	*i:* Cloruro di istaminio
451	**Histidinium chloratum**	, Histidiniumchlorid
	f: Chlorure d'histidinium	*i:* Cloruro di istidinio
452	**Homatropinium bromatum**	, Homatropiniumbromid
	f: Bromure d'homatropinium	*i:* Bromuro di omatropinio
453	**Hydrargyrosum nitricum**	, Quecksilber(I)-nitrat
	f: Nitrate de mercure(I)	*i:* Nitrato di mercurio(I)
453 a	**Hydrargyrum**	, Quecksilber
	f: Mercure	*i:* Mercurio
454	**Hydrargyrum dichloratum**	, Quecksilber(II)-chlorid
	f: Chlorure de mercure(II); Sublimé corrosif	*i:* Cloruro di mercurio(II); Sublimato corrosivo
455	**Hydrargyrum diiodatum**	, Quecksilber(II)-jodid
	f: Iodure de mercure(II)	*i:* Ioduro di mercurio(II)
456	**Hydrargyrum oxycyanatum**	, Quecksilber(II)-oxycyanid
	f: Oxycyanure de mercure(II)	*i:* Ossicianuro di mercurio(II)
457	**Hydrargyrum sulfuratum**	, Quecksilber(II)-sulfid, Zinnober
	f: Sulfure de mercure(II); Cinabre	*i:* Solfuro di mercurio(II); Cinabro
458	**Hydrocodonium tartaricum**	, Hydrocodoniumtartrat
	f: Tartrate d'hydrocodonium	*i:* Tartrato di idrocodonio
459	**Hydrocortisonum**	, Hydrocortison
	f: Hydrocortisone	*i:* Idrocortisone
460	**Hydrocortisonum acetylatum**	, Acetylhydrocortison
	f: Acétylhydrocortisone	*i:* Acetilidrocortisone

461	**Hydrogenium peroxydatum 30%** *f:* Peroxyde d'hydrogène 30%	, Wasserstoffperoxid 30% *i:* Acqua ossigenata 30%
462	**Hydrogenium peroxydatum 3%** *f:* Peroxyde d'hydrogène 3%	, Wasserstoffperoxid 3% *i:* Acqua ossigenata 3%
463	**Hydromorphonium chloratum** *f:* Chlorure d'hydromorphonium	, Hydromorphoniumchlorid *i:* Cloruro di idromorfonio
464	**Hyoscyaminium sulfuricum** *f:* Sulfate d'hyoscyaminium	, Hyoscyaminiumsulfat *i:* Solfato di iosciaminio
465	**Imipraminium chloratum** *f:* Chlorure d'imipraminium	, Imipraminiumchlorid *i:* Cloruro di imipraminio
466	**Immunoglobulinum humanum antimorbillicum** *f:* Immunoglobuline humaine antirougeoleuse	, Masern-Immunglobulin vom Menschen *i:* Immunoglobulina umana antimorbillosa
467	**Immunoglobulinum humanum antitetanicum** *f:* Immunoglobuline humaine antitétanique	, Tetanus-Immunglobulin vom Menschen *i:* Immunoglobulina umana antitetanica
468	**Immunoglobulinum humanum antivaccinicum** *f:* Immunoglobuline humaine antivaccine	, Vaccinia-Immunglobulin vom Menschen *i:* Immunoglobulina umana antivaccino
469	**Immunoglobulinum humanum normale** *f:* Immunoglobuline humaine normale	, Immunglobulin vom Menschen *i:* Immunoglobulina umana normale
470	**Immunosera** *f:* Immunosérums	, Immunsera *i:* Immunsieri
471	**Immunoserum antibotulinicum** *f:* Immunosérum antibotulique	, Botulismus-Antitoxin *i:* Immunsiero antibotulinico
472	**Immunoserum anticlostridium mixtum** *f:* Immunosérum antigangréneux polyvalent	, Gasbrand-Antitoxin(polyvalent) *i:* Immunsiero antigangrenoso polivalente
473	**Immunoserum anticlostridium oedematiens** *f:* Immunosérum anticlostridium oedematiens	, Gasbrand-Antitoxin(oedematiens) *i:* Immunsiero anti-Clostridium oedematiens
474	**Immunoserum anticlostridium perfringens** *f:* Immunosérum anticlostridium perfringens	, Gasbrand-Antitoxin(perfringens) *i:* Immunsiero anti-Clostridium perfringens
475	**Immunoserum anticlostridium septicum** *f:* Immunosérum anticlostridium septicum	, Gasbrand-Antitoxin(septicum) *i:* Immunsiero anti-Clostridium septicum
476	**Immunoserum antidiphthericum** *f:* Immunosérum antidiphtérique	, Diphtherie-Antitoxin *i:* Immunsiero antidifterico
477	**Immunoserum antirabicum** *f:* Immunosérum antirabique	, Tollwut-Immunserum *i:* Immunsiero antirabbico
478	**Immunoserum antitetanicum** *f:* Immunosérum antitétanique	, Tetanus-Antitoxin *i:* Immunsiero antitetanico
479	**Infundibile fructosi 50 g/l**	

480	**Infundibile glucosi 50 g/l**	
481	**Infundibile natrii chlorati 9 g/l**	
482	**[Infundibile natrii chlorati compositum**	, Infusionslösung nach Ringer]
483	**Infundibili natrii hydrogencarbonici 14 g/l**	
484	**Infundibile natrii lactici 11 g/l cum kalio chlorato 3,8 g/l**	
485	**Infundibile natrii paraaminosalicylici 30 g/l**	
486	**Infundibilia** *f:* Liquides pour perfusion	, Infusionsflüssigkeiten *i:* Liquidi infondibili
487	**Infusa** *f:* Infusions	, Aufgüsse *i:* Infusi
488	**Iniectabile acidi ascorbici 100 mg/ml**	
489	**Iniectabile adrenalini 1 mg/ml**	
490	**Iniectabile aminophyllini 240 mg/ml**	, Iniectabile aminophyllini forte
491	**Iniectabile aminophyllini 24 mg/ml**	, Iniectabile aminophyllini mite
492	**Iniectabile benzylpenicillini procainici 300 mg/ml**	
493	**Iniectabile cyanocobalamini 0,1 mg/ml**	
494	**Iniectabile diaethylstilboestroli**	, Iniectabile stilboestroli
495	**Iniectabile digitoxosidi 0,25 mg/ml**	, Iniectabile digitoxini 0,25 mg/ml
496	**Iniectabile dimercaproli 100 mg/ml**	
497	**Iniectabile diodoni diaethanolaminici 500 mg/ml**	
498	**Iniectabile diodoni diaethanolaminici 350 mg/ml**	
499	**Iniectabile diprophyllini 100 mg/ml**	
500	**Iniectabile hydromorphonii chlorati 2 mg/ml cum atropinio sulfurico 0,3 mg/ml**	
501	**Iniectabile insulini 20, 40 aut 80 U.I./ml**	
502	**Iniectabile insulini isophani 40 aut 80 U.I./ml**	, Isophan-Insulin-Injektionssuspension 40 oder 80 I.E./ml
503	**Iniectabile insulini zinci amorphi 40 aut 80 U.I./ml**	
504	**Iniectabile insulini zinci compositum 40 aut 80 U.I./ml**	, Misch-Zink-Insulin-Injektionssuspension 40 oder 80 I.E./ml
505	**Iniectabile insulini zinci cristallisati 40 aut 80 U.I./ml**	
506	**Iniectabile insulini zinci globinati 40 aut 80 U.I./ml**	, Globin-Zink-Insulin-Injektionslösung 40 oder 80 I.E./ml
507	**Iniectabile insulini zinci protaminati 40 aut 80 U.I./ml**	, Zink-Protamin-Insulin-Injektionssuspension 40 oder 80 I.E./ml
508	**[Iniectabile mersalyli 100 mg/ml cum theophyllino 50 mg/ml]**	
509	**Iniectabile morphinii chlorati 20 mg/ml cum atropinio sulfurico 0,3 mg/ml**	

510 **Iniectabile morphinii chlorati 20 mg/ml cum scopolaminio bromato 0,3 mg/ml**
511 **Iniectabile natrii dehydrocholici 200 mg/ml**
512 **Iniectabile natrii menadionsulfonici 10 mg/ml**
513 **Iniectabile natrii novaminsulfonici 500 mg/ml**
514 **Iniectabile natrii radio-chromici [^{51}Cr]** , Natrium-radio-chromat-Injektionslösung
515 **Iniectabile natrii radio-iodati [^{131}I]** , Natrium-radio-jodid-Injektionslösung
516 **Iniectabile natrii radio-phosphorici [^{32}P]** , Natrium-radio-phosphat-Injektionslösung
517 **Iniectabile neostigminii bromati 0,5 mg/ml**
518 **Iniectabile nicaethamidi 250 mg/ml**
519 **Iniectabile noradrenalini 1 mg/ml**
520 **Iniectabile ocytocini 1 aut 5 aut 10 U.I./ml**
521 **Iniectabile oestradioli benzoylati 1 aut 5 mg/ml**
522 **Iniectabile pentetrazoli 100 mg/ml**
523 **Iniectabile pethidinii chlorati 50 mg/ml**
524 **Iniectabile progesteroni 5 mg/ml**
525 **Iniectabile pyridoxinii chlorati 50 mg/ml**
526 **Iniectabile radio-auri colloidale [^{198}Au]** , kolloidale Radio-Gold-Injektionslösung
527 **Iniectabile g-strophantosidi 0,25 mg/ml** , Iniectabile ouabaini 0,25 mg/ml
528 **Iniectabile synephrinii tartarici 60 mg/ml**
529 **Iniectabile testosteroni propionylati 10 mg/ml**
530 **Iniectabile tubocurarinii chlorati 10 mg/ml**
531 **Iniectabile vasopressini 5 aut 10 aut 20 U.I./ml**

532 **Iniectabilia** , Injektionsflüssigkeiten
f: Liquides injectables *i:* Liquidi iniettabili

533 **Iodochloroxychinolinum** , Jodchloroxychinolin
f: Iodochloroxyquinoléine *i:* Iodoclorossichinolina

534 **Iodoformium** , Jodoform
f: Iodoforme *i:* Iodoformio

535 [**Iodophthaleinum natricum** , Iodophthalein-Natrium
f: Iodophtaléine soluble *i:* Iodoftaleina solubile]

536 **Iodum** , Jod
f: Iode *i:* Iodio

537 **Isoniazidum** , Isoniazid
f: Isoniazide *i:* Isoniazide

538 **Isoprenalinium sulfuricum** , Isoprenaliniumsulfat
f: Sulfate d'isoprénalinium *i:* Solfato di isoprenalinio

539 **Isopropanolum** , Isopropanol
f: Isopropanol *i:* Isopropanolo

540 **Kalium bromatum**, Kaliumbromid
f: Bromure de potassium *i:* Bromuro di potassio

541 **Kalium carbonicum**, Kaliumcarbonat
f: Carbonate de potassium *i:* Carbonato di potassio

542 **Kalium carbonicum ad usum veterinarium**, Kaliumcarbonat für tierarzneiliche Zwecke
f: Carbonate de potassium pour usage vétérinaire *i:* Carbonato di potassio per uso veterinario

543 **Kalium chloratum**, Kaliumchlorid
f: Chlorure de potassium *i:* Cloruro di potassio

544 **Kalium chloricum**, Kaliumchlorat
f: Chlorate de potassium *i:* Clorato di potassio

545 **Kalium dichromicum**, Kaliumdichromat
f: Dichromate de potassium *i:* Bicromato di potassio

546 **Kalium hydrogencarbonicum**, Kaliumhydrogencarbonat
f: Hydrogénocarbonate de potassium *i:* Idrogencarbonato di potassio

547 **Kalium hydroxydatum**, Kaliumhydroxid, Ätzkali
f: Hydroxyde de potassium; Potasse caustique *i:* Idrossido di potassio; Potassa caustica

548 **Kalium iodatum**, Kaliumjodid
f: Iodure de potassium *i:* Ioduro di potassio

549 **Kalium-natrium tartaricum**, Kalium-Natriumtartrat, Sal Seignetti
f: Tartrate de potassium et de sodium *i:* Tartrato di potassio e di sodio

550 **Kalium nitricum**, Kaliumnitrat
f: Nitrate de potassium *i:* Nitrato di potassio

551 **Kalium permanganicum**, Kaliumpermanganat
f: Permanganate de potassium *i:* Permanganato di potassio

552 [**Kalium sulfuratum crudum**, Schwefelleber
f: Foie de soufre; Polysulfure de potasse *i:* Fegato di solfo]

553 **Kalium sulfuricum**, Kaliumsulfat
f: Sulfate de potassium *i:* Solfato di potassio

554 **Lactosum**, Lactose
f: Lactose *i:* Lattosio

555 **Lanatosidum C**, Lanatosid C
f: Lanatoside C *i:* Lanatoside C

556 **Lanolinum**, Lanolin
f: Lanoline *i:* Lanolina

557 **Lecithinum**, Lecithin
f: Lécithine *i:* Lecitina

558 **Levallorphanium tartaricum**, Levallorphaniumtartrat
f: Tartrate de lévallorphanium *i:* Tartrato di levallorfanio

559 **Lichen islandicus**, Isländisch Moos
f: Lichen d'Islande *i:* Lichen islandico

560 **Lignocainium chloratum**, Lignocainiumchlorid
f: Chlorure de lignocaïnium *i:* Cloruro di lignocainio

561 **Limonata aerata laxans**, Magnesiumlimonade
f: Limonade au citrate de magnésie *i:* Limonata magnesiaca

562 **Linimenta**, Linimente

	f: Liniments	*i:* Linimenti
563	**Linimentum gaultheriae compositum**	, Wintergrünliniment
	f: Liniment de gaulthéria composé	*i:* Linimento di gaulteria composto
564	**Linimentum salicylatum compositum**	, zusammengesetztes Salicylliniment
	f: Liniment salicylé composé	*i:* Linimento salicilato composto
565	**Linimentum saponato-camphoratum liquidum**	, flüssiger Opodeldoc
	f: Opodeldoc liquide	*i:* Opodeldoch liquido
566	**Linimentum terebinthinae compositum**	, zusammengesetztes Terpentinliniment
	f: Liniment de térébenthine composé	*i:* Linimento di trementina composto
567	**Lithium carbonicum**	, Lithiumcarbonat
	f: Carbonate de lithium	*i:* Carbonato di litio
568	**Lobelinium chloratum**	, Lobeliniumchlorid
	f: Chlorure de lobélinium	*i:* Cloruro di lobelinio
569	**Magnesia citrica effervescens**	, brausendes Magnesiumcitrat
	f: Citrate de magnésie effervescent	*i:* Citrato di magnesia effervescente
570	**Magnesium oxydatum**	, Magnesiumoxid
	f: Oxyde de magnésium	*i:* Ossido magnesio
571	**Magnesium oxydatum ponderosum**	, schweres Magnesiumoxid
	f: Oxyde de magnésium lourd	*i:* Ossido di magnesio pesante
572	**Magnesium peroxydatum**	, Magnesiumperoxid
	f: Peroxyde de magnésium	*i:* Perossido di magnesio
573	**Magnesium silicicum**	, Magnesiumsilikat
	f: Silicate de magnésium	*i:* Silicato di magnesio
574	**Magnesium stearinicum**	, Magnesiumstearat
	f: Stéarate de magnésium	*i:* Stearato di magnesio
575	**Magnesium subcarbonicum**	, basisches Magnesiumcarbonat
	f: Carbonate basique de magnésium	*i:* Carbonato basico di magnesio
576	**Magnesium subcarbonicum ponderosum**	, schweres basisches Magnesiumcarbonat
	f: Carbonate basique de magnésium lourd	*i:* Carbonato basico di magnesio pesante
577	**Magnesium sulfuricum dihydricum**	, Magnesiumsulfat-Dihydrat
	f: Sulfate de magnésium dihydraté	*i:* Solfato di magnesio diidrato
578	**Magnesium sulfuricum heptahydricum**	, Bittersalz, Magnesiumsulfat-Heptahydrat
	f: Sulfato de magnésium heptahydraté; Sel d'Angleterre	*i:* Solfato di magnesio eptaidrato; Sale inglese
579	**Mannitolum**	, Mannitol
	f: Mannitol	*i:* Mannitolo
580	**Mannitylium hexanitricum trituratum 10%**	, Mannitylhexanitrat-Verreibung 10%
	f: Trituration d'hexanitrate de mannityle 10%	*i:* Triturazione di esanitrato di mannitile 10%
581	**Massa ad suppositoria**	, Suppositoriengrundmasse
	f: Excipient pour suppositoires	*i:* Eccipiente per supposte
582	**Mastix**	
	f: Mastic	*i:* Mastice
583	**Menadionum**	, Menadion
	f: Ménadione	*i:* Menadione
584	**Mentholum**	, Menthol

	f: Menthol	*i:* Mentolo
585	**Mepacrinium chloratum**	, Mepacriniumchlorid
	f: Chlorure de mépacrinium	*i:* Cloruro di mepacrinio
586	**Meprobamatum**	, Meprobamat
	f: Méprobamate	*i:* Meprobamato
587	**Mepyraminium maleinicum**	, Mepyraminiummaleat
	f: Maléate de mépyraminium	*i:* Maleato di mepiraminio
588	**Merbrominum**	, Merbromin
	f: Merbromine	*i:* Merbromina
589	**Mercurothiolatum**	, Mercurothiolat
	f: Mercurothiolate	*i:* Mercurotiolato
590	[**Mersalylum acidum**	, Mersalyl
	f: Mersalyle	*i:* Mersalile]
591	**Methacholinium chloratum**	, Methacholiniumchlorid
	f: Chlorure de méthacholinium	*i:* Cloruro di metacolonio
592	**Methadonium chloratum**	, Methadoniumchlorid
	f: Chlorure de méthadonium	*i:* Cloruro di metadonio
593	**Methamphetaminium chloratum**	, Methamphetaminiumchlorid
	f: Chlorure de méthamphétaminium	*i:* Cloruro di metamfetaminio
593 a	**Methaqualonum**	, Methaqualon
	f: Méthaqualone	*i:* Metaqualone
594	**Methylatropinium bromatum**	, Methylatropiniumbromid
	f: Bromométhylate d'atropinium	*i:* Bromometilato di atropinio
595	**Methylcellulosum**	, Methylcellulose
	f: Méthylcellulose	*i:* Metilcellulosa
596	**Methylium parahydroxybenzoicum**	, Methyl-p-hydroxybenzoat
	f: p-Hydroxybenzoate de méthyle	*i:* p-Idrossibenzoato di metile
597	[**Methylium phenylcinchoninicum**	, Phenylcinchoninsäuremethylester
	f: Phénylcinchonate de méthyle	*i:* Fenilcinconato di metile]
598	**Methylium salicylicum**	, Methylsalicylat
	f: Salicylate de méthyle	*i:* Salicilato di metile
598 a	**Methylphenidatium chloratum**	, Methylphenidatiumchlorid
	f: Chlorure de méthylphénidatium	*i:* Cloruro di metilfenidatio
599	**Methylphenobarbitalum**	, Methylphenobarbital
	f: Méthylphénobarbital	*i:* Metilfenobarbital
600	**Methylrosanilinium chloratum**	, Methylviolett
	f: Violet de méthyle	*i:* Violetto di genziana
601	**Methyltestosteronum**	, Methyltestosteron
	f: Méthyltestostérone	*i:* Metiltestosterone
602	**Methylthioninium chloratum**	, Methylenblau
	f: Bleu de méthylène	*i:* Azzurro di metilene
603	**Methylthiouracilum**	, Methylthiourazil
	f: Méthylthio-uracile	*i:* Metiltiouracile
604	**Mixtura solvens**	, lösende Mixtur
	f: Potion expectorante	*i:* Mistura solvente
605	**Mixturae**	, Mixturen
	f: Potions	*i:* Misture
606	**Monoleinum**	, Monolein

f: Monoléine
i: Monoleina

607 **Monostearinum**, Monostearin
f: Monostéarine
i: Monostearina

608 **Morphinium chloratum**, Morphiniumchlorid
f: Chlorure de morphinium
i: Cloruro di morfinio

609 **Mucilago gummi arabici**, Gummischleim
f: Mucilage de gomme
i: Mucillaggine di gomma

610 **Myrrha**, Myrrhe
f: Myrrhe
i: Mirra

611 **Naphazolinium nitricum**, Naphazoliniumnitrat
f: Nitrate de naphazolinium
i: Nitrato di nafazolinio

612 **Naphtholum-β**, β-Naphthol
f: β-Naphtol
i: β-Naftolo

613 **Naristillae**, Nasentropfen
f: Gouttes nasales
i: Gocce nasali

614 **Naristillae naphazolini nitrici 0,05%**, Naphazoliniumnitrat-Nasentropfen 0,05%
f: Gouttes nasales de nitrate de naphazolinium 0,05%
i: Gocce nasali di nitrato di nafazolinio 0,05%

615 [**Natrium arsenicicum**, Natriumarseniat
f: Arséniate de sodium
i: Arseniato di sodio]

616 **Natrium benzoicum**, Natriumbenzoat
f: Benzoate de sodium
i: Benzoato di sodio

617 **Natrium bromatum**, Natriumbromid
f: Bromure de sodium
i: Bromuro di sodio

618 **Natrium carbonicum decahydricum**, Natriumcarbonat-Dekahydrat
f: Carbonate de sodium décahydraté
i: Carbonato di sodio decaidrato

619 **Natrium carbonicum monohydricum**, Natriumcarbonat-Monohydrat
f: Carbonate de sodium monohydraté
i: Carbonato di sodio monoidrato

620 **Natrium chloratum**, Natriumchlorid
f: Chlorure de sodium
i: Chloruro di sodio

621 **Natrium citricum**, Natriumcitrat
f: Citrate de sodium
i: Citrato di sodio

622 **Natrium cyclamicum**, Natriumcyclamat
f: Cyclamate sodique
i: Ciclamato di sodio

623 **Natrium dehydrocholicum**, Natriumdehydrocholat
f: Déhydrocholate de sodium
i: Deidrocolato di sodio

624 **Natrium dihydrogenphosphoricum**, Natriumdihydrogenphosphat
f: Dihydrogénophosphate de sodium
i: Diidrogenfosfato di sodio

625 **Natrium fluoratum**, Natriumfluorid
f: Fluorure de sodium
i: Fluoruro di sodio

626 **Natrium hydrogencarbonicum**, Natriumhydrogencarbonat
f: Hydrogénocarbonate de sodium
i: Idrogencarbonato di sodio

627 **Natrium hydroxydatum**, Natriumhydroxid, Ätznatron
f: Hydroxyde de sodium; Soude caustique
i: Idrossido di sodio; Soda caustica

628 **Natrium iodatum**, Natriumjodid
f: Iodure de sodium
i: Ioduro di sodio

629 **Natrium laurylsulfuricum**, Natriumlaurylsulfat
f: Laurylsulfate de sodium
i: Laurilsolfato di sodio

630	**Natrium menadionsulfonicum** *f:* Ménadionesulfonate de sodium	, Natriummenadionsulfonat *i:* Menadionsolfonato di sodio
631	**Natrium monohydrogenphosphoricum anhydricum** *f:* Monohydrogénophosphate de sodium déshydraté	, wasserfreies Natriummonohydrogenphosphat *i:* Monoidrogenfosfato di sodio anidro
632	**Natrium monohydrogenphosphoricum dodecahydricum** *f:* Monohydrogénophosphate de sodium dodécahydraté	, Natriummonohydrogenphosphat-Dodekahydrat *i:* Monoidrogenfosfato di sodio dodecaidrato
633	**Natrium nitrosum** *f:* Nitrite de sodium	, Natriumnitrit *i:* Nitrito di sodio
634	**Natrium novaminsulfonicum** *f:* Novaminesulfonate de sodium	, Natriumnovaminsulfonat *i:* Novaminsolfonato di sodio
635	**Natrium paraaminosalicylicum** *f:* p-Aminosalicylate de sodium	, Natrium-p-aminosalicylat *i:* p-Amminosalicilato di sodio
636	**Natrium salicylicum** *f:* Salicylate de sodium	, Natriumsalicylat *i:* Salicilato di sodio
637	**Natrium stearinicum** *f:* Stéarate de sodium	, Natriumstearat *i:* Stearato di sodio
638	**Natrium sulfamidochloratum** *f:* Sulfamidochlorure de sodium	, Natriumsulfamidochlorid *i:* Solfammidocloruro di sodio
639	**Natrium sulfuricum anhydricum** *f:* Sulfate de sodium déshydraté	, wasserfreies Natriumsulfat *i:* Solfato di sodio anidro
640	**Natrium sulfuricum decahydricum** *f:* Sulfate de sodium décahydraté	, Natriumsulfat-Dekahydrat *i:* Solfato di sodio decaidrato
641	**Natrium tetraboricum** *f:* Tétraborate de sodium; Borax médicinal	, Natriumtetraborat, Medizinalborax *i:* Tetraborato di sodio; Borace medicinale
642	**Natrium thiosulfuricum** *f:* Thiosulfate de sodium	, Natriumthiosulfat *i:* Tiosolfato di sodio; Iposolfito di sodio
643	**Neomycinium sulfuricum** *f:* Sulfate de néomycinium	, Neomyciniumsulfat *i:* Solfato di neomicinio
644	**Neostigminium bromatum** *f:* Bromure de néostigminium	, Neostigminiumbromid *i:* Bromuro di neostigminio
645	**Nicaethamidum** *f:* Nicéthamide	, Nicäthamid *i:* Nicetamide
646	**Nicotylamidum** *f:* Nicotylamide	, Nicotylamid *i:* Nicotilammide
647	**Nitrofurantoinum** *f:* Nitrofurantoïne	, Nitrofurantoin *i:* Nitrofurantoina
648	**Nitrogenium medicinale** *f:* Azote médicinal	, Medizinal-Stickstoff *i:* Azoto medicinale
649	**Nitrogenium monoxydatum** *f:* Protoxyde d'azote	, Stickstoffmonoxid, Lachgas *i:* Protossido di azoto
650	**Noradrenalinium tartaricum** *f:* Tartrate de noradrénalinium	, Noradrenaliniumtartrat *i:* Tartrato di noradrenalinio
651	**Noscapinium chloratum** *f:* Chlorure de noscapinium	, Noscapiniumchlorid *i:* Clorure di noscapinio

652 **Noscapinum**, Noscapin
f: Noscapine *i:* Noscapina

653 **Novobiocinum natricum**, Novobiocin-Natrium
f: Novobiocine sodique *i:* Novobiocina sodica

654 **Nystatinum**, Nystatin
f: Nystatine *i:* Nistatina

655 **Oculenta**, Augensalben

656 **Oculostillae**, Augentropfen
f: Collyre *i:* Collirio

657 **Oculostillae argenti nitrici 2%**, Augentropfen mit Silbernitrat 2%, Collyrium argenti nitrici 2%
f: Collyre au nitrate d'argent 2% *i:* Collirio di nitrato d'argento 2%

658 **Oestradiolum**, Östradiol
f: Œstradiol *i:* Estradiolo

659 **Oestradiolum benzoylatum**, Benzoylöstradiol
f: Benzoylœstradiol *i:* Benzoilestradiolo

660 **Oestradiolum dipropionylatum**, Dipropionylöstradiol
f: Dipropionylœstradiol *i:* Dipropionilestradiolo

661 **Oestronum**, Östron
f: Œstrone *i:* Estrone

662 **Olea aetherea**, Ätherische Öle
f: Huiles essentielles; Essences *i:* Oli eterei; Essenze

663 **Olea pinguia**, Fette, fette Öle
f: Huiles grasses et graisses *i:* Oli grassi e grassi

664 **Olea pinguia neutralisata**, neutralisierte fette Öle
f: Huiles grasses neutralisées *i:* Oli grassi neutralizzati

665 **Oleum amygdalae**, Mandelöl
f: Huile d'amande *i:* Olio di mandorle

666 **Oleum anisi**, Anisöl
f: Essence d'anis *i:* Essenza di anice

667 **Oleum arachidis**, Erdnußöl
f: Huile d'arachide *i:* Olio di arachide

668 **Oleum arachidis hydrogenatum**, gehärtetes Erdnußöl
f: Huile d'arachide hydrogenée *i:* Olio di arachide idrogenato

669 **Oleum aurantii floris**, Pomeranzenblütenöl
f: Essence de fleur d'oranger *i:* Essenza di fiore di arancio

670 **Oleum cacao**, Kakaofett
f: Beurre de cacao *i:* Grasso di cacao

671 **Oleum caryophylli**, Nelkenöl
f: Essence de girofle *i:* Essenza di garofano

672 **Oleum chamomillae**, Kamillenöl
f: Essence de camomille *i:* Essenza di camomilla

673 **Oleum cinnamomi**, Zimtöl
f: Essence de cannelle *i:* Essenza di cannella

674 **Oleum citri**, Zitronenöl
f: Essence de citron *i:* Essenza di limone

674a **Oleum citronellae**, Citronellöl
f: Essence de citronelle *i:* Essenza di citronella

675	**Oleum eucalypti** *f:* Essence d'eucalyptus	, Eucalyptusöl *i:* Essenza di eucalipto
676	**Oleum foeniculi** *f:* Essence de fenouil	, Fenchelöl *i:* Essenza di finocchio
677	**Oleum hippoglossi** *f:* Huile de foie de flétan	, Heilbutt-Lebertran *i:* Olio di fegato di ippoglosso
678	**Oleum hyoscyami** *f:* Huile de jusquiame	, Bilsenkrautöl *i:* Olio di giusquiamo
679	**Oleum hyoscyami compositum** *f:* Huile de jusquiame composée	, zusammengesetztes Bilsenkrautöl *i:* Olio di giusquiamo composto
680	**Oleum iecoris** *f:* Huile de foie de morue	, Lebertran *i:* Olio di fegato di merluzzo
681	**Oleum iecoris ad usum veterinarium** *f:* Huile de foie de morue pour usage vétérinaire	, Lebertran für tierarzneiliche Zwecke *i:* Olio di fegato di merluzzo per uso veterinario
682	**Oleum iuniperi** *f:* Essence de genièvre	, Wacholderöl *i:* Essenza di ginepro
683	**Oleum lavandulae** *f:* Essence de lavande	, Lavendelöl *i:* Essenza di lavanda
684	**Oleum lini** *f:* Huile de lin	, Leinöl *i:* Olio di lino
685	**Oleum menthae** *f:* Essence de menthe	, Pfefferminzöl *i:* Essenza di menta
686	**Oleum myristicae aethereum** *f:* Essence de muscade	, Muskatöl *i:* Essenza di noce moscata
687	**Oleum niaouli** *f:* Essence de niaouli	, Niaouliöl *i:* Essenza di niaouli
688	**Oleum olivae** *f:* Huile d'olive	, Olivenöl *i:* Olio di oliva
689	**Oleum pini pumilionis** *f:* Essence de pin de montagne	, Latschenöl *i:* Essenza di pino
690	**Oleum ricini** *f:* Huile de ricin	, Ricinusöl *i:* Olio di ricino
691	**Oleum rosae** *f:* Essence de rose	, Rosenöl *i:* Essenza di rosa
692	**Oleum rosmarini** *f:* Essence de romarin	, Rosmarinöl *i:* Essenza di rosmarino
693	**Oleum salviae** *f:* Essence de sauge	, Salbeiöl *i:* Essenza di salvia
694	**Oleum sesami** *f:* Huile de sésame	, Sesamöl *i:* Olio di sesamo
695	**Oleum terebinthinae medicinale** *f:* Essence de térébenthine médicinale	, Medizinal-Terpentinöl *i:* Essenza di trementina medicinale
696	**Oleum thymi** *f:* Essence de thym	, Thymianöl *i:* Essenza di timo
697	**Opium crudum** *f:* Opium brut	, Rohopium *i:* Oppio greggio
698	**Opium pulveratum titratum**	, eingestelltes Opiumpulver

	f: Poudre titrée d'opium	*i:* Polvere titolata di oppio
699	**Oxychinolinium sulfuricum**	, Oxychinoliniumsulfat
	f: Sulfate d'oxyquinoléinium	*i:* Solfato di ossichinolinio
700	**Oxycodonium chloratum**	, Oxycodoniumchlorid
	f: Chlorure d'oxycodonium	*i:* Cloruro di ossicodonio
701	**Oxygenium medicinale**	, Medizinal-Sauerstoff
	f: Oxygène médicinal	*i:* Ossigeno medicinale
702	**Oxytetracyclinium chloratum**	, Oxytetracycliniumchlorid
	f: Chlorure d'oxytétracyclinium	*i:* Cloruro di ossitetraciclinio
703	**Oxytetracyclinium dihydricum**	, Oxytetracyclin-Dihydrat
	f: Dihydrate d'oxytétracycline	*i:* Ossitetraciclina biidrato
704	**Pancreatinum**	, Pankreatin
	f: Pancréatine	*i:* Pancreatina
705	**Papaverinium chloratum**	, Papaveriniumchlorid
	f: Chlorure de papavérinium	*i:* Cloruro di papaverinio
706	**Parachlorphenolum**	, Parachlorphenol
	f: Parachlorphénol	*i:* Paraclorofenolo
707	**Paraffinum liquidum**	, flüssiges Paraffin; Paraffinum subliquidum, Paraffinum perliquidum, dick- bzw. dünnflüssiges Paraffin
	f: Paraffine liquide	*i:* Paraffina liquida
708	**Paraffinum solidum**	, Erdwachs, Zeresin
	f: Paraffine solide; Cérésine	*i:* Paraffina solida; Ceresina
709	**Paraldehydum**	, Paraldehyd
	f: Paraldéhyde	*i:* Paraldeide
710	**Parenteralia**	, Arzneimittel für parenterale Verwendung (Iniectabilia = 532; Infundibilia = 486; Pulveres solvendi parenterales = 778 a; Compressi solvendi parenterales = 255 a)
	f: Médicaments pour usage parentéral	*i:* Medicamenti per uso parenterale
711	**Pasta boli glycerolata**	, Glycerol-Boluspaste
	f: Pâte de bol blanc glycérolée	*i:* Pasta d'argilla glicerolata
712	**Pasta zinci oxydati 25%**	, Zinkoxidpaste 25%, Zinkpaste
	f: Pâte d'oxyde de zinc 25%; P. de zinc	*i:* Pasta di ossido di zinco 25%; Pasta di zinco
713	**Pasta zinci oxydati cum acido salicylico 2%**	, Salicyl-Zinkoxidpaste
	f: Pâte d'oxyde de zinc salicylée	*i:* Pasta di ossido di zinco salicilata
714	**Pastae**	, Pasten
	f: Pâtes	*i:* Paste
715	**Pentaerythritylium tetranitricum trituratum 10%**	, Pentaerythrityltetranitrat-Verreibung 10%
	f: Trituration de tétranitrate de pentaérythrityle 10%	*i:* Triturazione di tetranitrato di pentaeritritile 10%
716	**Pentetrazolum**	, Pentetrazol
	f: Pentétrazol	*i:* Pentetrazolo
717	**Pentobarbitalum natricum**	, Pentobarbital-Natrium
	f: Pentobarbital sodique	*i:* Pentobarbital sodico
718	**Pepsinum**	, Pepsin
	f: Pepsine	*i:* Pepsina

719 **Pethidinium chloratum** , Pethidiniumchlorid
f: Chlorure de péthidinium *i:* Cloruro di petidinio

720 **Phenacetinum** , Phenacetin
f: Phénacétine *i:* Fenacetina

721 **Phenazonum** , Phenazon
f: Phénazone *i:* Fenazone

722 **Phenazonum-coffeinum citricum** , Phenazoncoffein-citrat
f: Citrate de phénazone et de caféine *i:* Citrato di fenazone e di caffeina

723 [**Pheniodolum** , Phenjodol
f: Phéniodol *i:* Feniodolo]

724 **Phenobarbitalum** , Phenobarbital
f: Phénobarbital *i:* Fenobarbital

725 **Phenobarbitalum natricum** , Phenobarbital-Natrium
f: Phénobarbital sodique *i:* Fenobarbital sodico

726 **Phenolphthaleinum** , Phenolphthalein
f: Phénolphthaléine *i:* Fenolftaleina

727 **Phenolsulfonphthaleinum** , Phenolsulfonphthalein, Phenolrot
f: Phénolsulfonephthaléine; Rouge de phénol *i:* Fenolsolfonftaleina; Rosso fenolo

728 **Phenolum** , Phenol
f: Phénol *i:* Fenolo

729 **Phenolum liquefactum** , verflüssigter Phenol
f: Phénol liquéfié *i:* Fenolo liquefatto

730 **Phenothiazinum ad usum veterinarium** , Phenothiazin für tierarzneiliche Zwecke
f: Phénothiazine pour usage vétérinaire *i:* Fenotiazina per uso veterinario

731 **Phenoxymethylpenicillinum** , Phenoxymethylpenicillin
f: Phénoxyméthylpénicilline *i:* Fenossimetilpenicillina

732 **Phenylbutazonum** , Phenylbutazon
f: Phénylbutazone *i:* Fenilbutazone

733 **Phenylephrinium chloratum** , Phenylephriniumchlorid
f: Chlorure de phényléphrinium *i:* Cloruro di fenilefrinio

734 **Phenylhydrargyrum boricum** , Phenylquecksilberborat
f: Borate de phénylmercure *i:* Borato fenilmercurio

735 **Phenylhydrargyrum nitricum** , Phenylquecksilbernitrat
f: Nitrate de phénylmercure *i:* Nitrato fenilmercurio

736 **Phenytoinum** , Phenytoin
f: Phénitoïne *i:* Fenitoina

737 **Phthalylsulfathiazolum** , Phthalylsulfathiazol
f: Phtalylsulfathiazole *i:* Ftalilsolfatiazolo

738 **Physostigminium salicylicum** , Physostigminiumsalicylat; (Physostigminii salicylas)
f: Salicylate de physostigminium *i:* Salicilato di fisostigminio

739 **Picrotoxinum** , Pikrotoxin
f: Picrotoxine *i:* Picrotossina

740 **Pilocarpinium chloratum** , Pilocarpiniumchlorid
f: Chlorure de pilocarpinium *i:* Cloruro di pilocarpinio

741 **Pilocarpinium nitricum** , Pilocarpiniumnitrat; (Pilocarpinii nitras)
f: Nitrate de pilocarpinium *i:* Nitrato di pilocarpinio

742 **Piperazinum** , Piperazin
f: Pipérazine *i:* Piperazina

743 **Pix abietinarum** , Nadelholzteer
f: Goudron végétal *i:* Catrame vegetale

744 **Pix betulae** , Birkenteer
f: Goudron de bouleau *i:* Olio di betulla

745 **Pix lithanthracis** , Steinkohlenteer
f: Goudron de houille *i:* Catrame di carbone fossile

746 **Pix oxycedri** , Wacholderteer, Kadeöl
f: Huile de cade *i:* Olio cadino

747 **Plumbum aceticum crudum** , Bleizucker
f: Acétate de plomb ordinaire *i:* Acetato di piombo ordinario

748 **Plumbum iodatum** , Bleijodid
f: Iodure de plomb *i:* Ioduro di piombo

749 **Plumbum nitricum** , Bleinitrat
f: Nitrate de plomb *i:* Nitrato di piombo

750 **Plumbum oxydatum** , Bleiglätte, Bleioxid
f: Oxyde de plomb *i:* Protossido di piombo

751 **Podophyllinum** , Podophyllin
f: Podophylline *i:* Podofillina

752 **Polyaethylenglycola** , Polyäthylenglykole
f: Polyéthylèneglycols *i:* Polietilenglicoli

753 **Polyaethylenglycolum-400-monostearylatum** , Monostearylpolyäthylenglykol-400
f: Monostéarylpolyéthylèneglycol-400 *i:* Monostearilpolietilenglicolo-400

754 **Polymyxinium-B sulfuricum** , Polymyxinium-B-sulfat
f: Sulfate de polymyxinium B *i:* Solfato di polimixinio B

755 **Polyoxymethylenum** , Polyoxymethylen
f: Polyoxyméthylène *i:* Poliossimetilene

756 **Polysorbitanum monolaurylatum** , Monolaurylpolysorbitan
f: Monolaurylpolysorbitanne *i:* Monolaurilpolisorbitano

757 **Polysorbitanum monoleylatum** , Monoleylpolysorbitan
f: Monoléylpolysorbitanne *i:* Monoleilpolisorbitano

758 **Polysorbitanum monostearylatum** , Monostearylpolysorbitan
f: Monostéarylpolysorbitanne *i:* Monostearilpolisorbitano

759 **Pralidoxinium methoiodatum** , Pralidoxiniummethojodid
f: Methoïodure de pralidoxinium *i:* Metoioduro di pralidossinio

760 **Prednisolonum** , Prednisolon
f: Prednisolone *i:* Prednisolone

761 **Prednisonum** , Prednison
f: Prednisone *i:* Prednisone

762 **Probenecidum** , Probenecid
f: Probénécide *i:* Probenecide

763 **Procainamidium chloratum** , Procainamidiumchlorid
f: Chlorure de procaïnamidium *i:* Cloruro di procainammidio

764 **Procainium chloratum** , Procainiumchlorid
f: Chlorure de procaïnium *i:* Cloruro di procainio

765 **[Procainium nitricum** , Procainiumnitrat

	f: Nitrate de procaïnium	*i:* Nitrato di procainio]
766	**[Procainum**	, Procain
	f: Procaïne	*i:* Procaina]
767	**Progesteronum**	, Progesteron
	f: Progestérone	*i:* Progesterone
768	**Promethazinium chloratum**	, Promethaziniumchlorid
	f: Chlorure de prométhazinium	*i:* Cloruro di prometazinio
769	**Propylenglycolum**	, Propylenglykol
	f: Propylèneglycol	*i:* Glicole propilenico
770	**Propylium parahydroxybenzoicum**	, Propyl-p-hydroxybenzoat
	f: p-Hydroxybenzoate de propyle	*i:* p-Idrossibenzoato di propile
771	**Propylthiouracilum**	, Propylthiouracil
	f: Propylthiouracile	*i:* Propiltiouracile
772	**Propyphenazonum**	, Propyphenazon
	f: Propyphénazone	*i:* Propifenazone
773	**Pseudofructus caricae**	, Feige
	f: Figue	*i:* Fico
774	**Pseudofructus iuniperi**	, Wacholderbeere
	f: Baie de genièvre	*i:* Bacca di ginepro
775	**Pseudofructus rosae**	, Hagebutte
	f: Cynorrhodon	*i:* Cinorrodo
776	**Pulveres**	, Pulver
	f: Poudres	*i:* Polveri
777	**Pulveres adspergendi**	, Streupuder
	f: Poudres à saupoudrer	*i:* Polveri aspersorie
778	**Pulveres perorales**	, Pulver für perorale Verwendung
	f: Poudres pour administration per os	*i:* Polveri per uso orale
778 a	**Pulveres solvendi parenterales**	, Injektionslösungspulver
	f: Poudres pour solutions injectables	*i:* Polveri per soluzioni iniettabili
778 b	**Pulvis alcalinus peroralis**	, Alkalisches Pulver
	f: Poudre alcaline	*i:* Polvere alcalina
779	**Pulvis ipecacuanhae opiatus peroralis**	, Dover'sches Pulver
	f: Poudre de Dover	*i:* Polvere del Dover
780	**Pulvis ipecacuanhae opiatus solubilis peroralis**	, lösliches Dover'sches Pulver
	f: Poudre de Dover soluble	*i:* Polvere del Dover solubile
781	**Pulvis liquiritiae compositus peroralis**	, Brustpulver
	f: Poudre de réglisse composée	*i:* Polvere di liquirizia composta
782	**Pulvis (alcalinus) peroralis** s. 778 b	
783	**Pulvis solvendus streptomycinii parenteralis 1 g**	, Streptomyciniumsulfat-Injektionslösungspulver 1 g
	f: Poudre pour solutions injectables de sulfate de streptomycinium 1 g	*i:* Polvere per soluzioni iniettabili di solfato di streptomicinio 1 g
784	**Pulvis solvendus tetracyclinii chlorati parenteralis 250 mg**	, Tetracycliniumchlorid-Injektionslösungspulver 250 mg
	f: Poudre pour solutions injectables de chlorure de tétracyclinium 250 mg	*i:* Polvere per soluzioni iniettabili di cloruro di tetraciclinio 250 mg
785	**Pyridoxinium chloratum**	, Pyridoxiniumchlorid
	f: Chlorure de pyridoxinium	*i:* Cloruro di piridossinio

786	**Pyrogallolum** *f:* Pyrogallol	, Pyrogallol *i:* Pirogallolo
787	**Pyroxylinum** *f:* Pyroxyline	, Collodiumwolle *i:* Cotone collodio
787 a	**Radio-Iod-131-Präparate** *f:* Préparations contenant du radio-iode-131	*i:* Preparazioni con radio-iodio-131
788	**Radix althaeae** *f:* Racine de guimauve	, Eibischwurzel *i:* Radice di altea
789	**Radix althaeae ad usum veterinarium** *f:* Racine de guimauve pour usage vétérinaire	, Eibischwurzel für tierarzneiliche Zwecke *i:* Radice di altea per uso veterinario
790	**Radix gentianae** *f:* Racine de gentiane	, Enzianwurzel *i:* Radice di genziana
791	**Radix ipecacuanhae** *f:* Racine d'ipéca	, Brechwurzel *i:* Radice di ipecacuana
792	**Radix levistici** *f:* Racine de livèche	, Liebstöckelwurzel *i:* Radice di levistico
793	**Radix liquiritiae** *f:* Racine de réglisse	, Süßholz *i:* Radice di liquirizia
794	**Radix pimpinellae** *f:* Racine de boucage	, Bibernellwurzel *i:* Radice di pimpinella
795	**Radix ratanhiae** *f:* Racine de ratanhia	, Ratanhiawurzel *i:* Radice di ratania
796	**Radix rhei** *f:* Racine de rhubarbe	, Rhabarberwurzel *i:* Radice di rabarbaro
797	**Radix senegae** *f:* Racine de sénéga	, Senegawurzel *i:* Radice di senega (poligala)
797 a	**Radix valerianae** *f:* Racine de valériane	, Baldrianwurzel (obsolet: Rhizoma valerianae = 805) *i:* Radice di valeriana
798	**Reserpinum** *f:* Réserpine	, Reserpin *i:* Reserpina
799	**Resorcinolum** *f:* Résorcinol	, Resorcin(um) *i:* Resorcinolo
800	[**Rhizoma asari** *f:* Asaret	, Haselwurz *i:* Asaro]
801	**Rhizoma calami** *f:* Acore vrai	, Kalmus *i:* Calamo aromatico
802	**Rhizoma filicis** *f:* Fougère mâle	, Wurmfarn *i:* Felce maschio
803	**Rhizoma galangae** *f:* Galanga	, Galgant *i:* Galanga
804	**Rhizoma graminis** *f:* Chiendent	, Schließgraswurzel *i:* Gramigna
805	**Rhizoma valerianae** (obsolet für Radix valerianae = 797 a)	
806	**Rhizoma veratri ad usum veterinarium** *f:* Vératre blanc pour usage vétérinaire	, Germerwurzel für tierarzneiliche Zwecke *i:* Veratro bianco per uso veterinario

807	**Rhizoma zingiberis** *f:* Gingembre	, Ingwer *i:* Zenzero
808	**Riboflavinum** *f:* Riboflavine	, Riboflavin *i:* Riboflavina
809	**Rutosidum** *f:* Rutoside	, Rutosid *i:* Rutoside
810	**Saccharinum** *f:* Saccharine	, Saccharin *i:* Saccarina
811	**Saccharinum natricum** *f:* Saccharine sodique	, Saccharin-Natrium *i:* Saccarina sodia
812	**Saccharosum** *f:* Sucre; Saccharose	, Zucker, Saccharose, Saccharum *i:* Zucchero; Saccarosio
813	**Sal alcalinum compositum** *f:* Sel alcalin composé	, alkalische Salzmischung *i:* Sale alcalino composto
814	**Sal anticatarrhale compositum** *f:* Sel anticatarrhal composé	, katarrhlösende Salzmischung *i:* Sale anticatarrale composto
815	**Sal purgans compositum** *f:* Sel purgatif composé	, abführende Salzmischung *i:* Sale purgativo composto
816	**Sal purgans compositum ad usum veterinarium** *f:* Sel purgatif composé pour usage vétérinaire	, abführende Salzmischung für tierarzneiliche Zwecke *i:* Sale purgativo composto per uso veterinario
817	**Salolum** *f:* Salol	, Salol *i:* Salolo
818	**[Santoninum** *f:* Santonine	, Santonin *i:* Santonina]
819	**Sapo kalinus** *f:* Savon potassique	, Kaliseife *i:* Sapone di potassa
820	**Scopolaminium bromatum** *f:* Bromure de scopolaminium	, Scopolaminiumbromid *i:* Bromuro di scopolaminio
821	**Secobarbitalum natricum** *f:* Sécobarbital sodique	, Secobarbital-Natrium *i:* Secobarbital sodico
822	**Semen colae** *f:* Semence de cola	, Colasame *i:* Seme di cola
823	**[Semen cydoniae** *f:* Pépin de coing	, Quittensame *i:* Seme di cotogna]
824	**Semen foenugraeci** *f:* Fenugrec	, Bockshornklee *i:* Fienogreco
825	**Semen lini** *f:* Graine de lin	, Leinsame *i:* Seme di lino
826	**Semen myristicae** *f:* Muscade	, Muskatnuß *i:* Noce moscata
827	**Semen psylli** *f:* Psyllium	, Flohsame *i:* Seme di psillio
828	**Semen sinapis nigrae** *f:* Graine de moutarde noire	, schwarzer Senfsame *i:* Seme di senape nera
829	**Semen strychni** *f:* Noix vomique	, Brechnuß *i:* Noce vomica

830	**Serum albuminum radio-iodatum [^{131}I]** *f:* Sérum-albumine radio-iodée	, Radio-jodiertes Serum-Albumin *i:* Siero-albumina radio-iodata
831	**Sirupi** *f:* Sirops	, Sirupe *i:* Sciroppi
832	**Sirupus aurantii flavedinis** *f:* Sirop d'écorce d'orange	, Pomeranzenschalensirup *i:* Sciroppo di scorze di arancio
833	**Sirupus balsami tolutani** *f:* Sirop de Tolu	, Tolubalsamsirup *i:* Sciroppo di balsamo del Tolù
834	**Sirupus caricae compositus** *f:* Sirop de figue composé	, zusammengesetzter Feigensirup *i:* Sciroppo di fichi composto
835	**Sirupus citri** *f:* Sirop de citron	, Zitronensirup *i:* Sciroppo di limone
836	**Sirupus codeinii phosphorici 0,25%** *f:* Sirop de phosphate de codéinium 0,25%	, Codeiniumphosphatsirup 0,25% *i:* Sciroppo di fosfato di codeinio 0,25%
836a	**Sirupus emeticus** *f:* Sirop émétique	, Brechsirup *i:* Sciroppo emetico
837	**Sirupus ipecacuanhae compositus** *f:* Sirop pectoral	, Brustsirup *i:* Sciroppo pettorale
838	**Sirupus piperazini 100 mg/ml** *f:* Sirop de pipérazine 100 mg/ml	, Piperazinsirup 100 mg/ml *i:* Sciroppo di piperazina 100 mg/ml
839	**Sirupus rubi idaei** *f:* Sirop de framboise	, Himbeersirup *i:* Sciroppo di lampone
840	**Sirupus senegae** *f:* Sirop de sénéga	, Senegasirup *i:* Sciroppo di poligala
841	**Sirupus simplex** *f:* Sirop simple	, Zuckersirup *i:* Sciroppo semplice
842	**Sirupus thymi compositus** *f:* Sirop de thym bromuré	, Thymiansirup mit Natriumbromid *i:* Sciroppo di timo bromurato
843	**Solutio acidi borici 3%** *f:* Eau borique 3%	, Borwasser 3% *i:* Acqua borica 3%
844	**Solutio aluminii acetico-tartarici** *f:* Solution d'acéto-tartrate d'aluminium	, Essig-weinsaure Tonerdelösung *i:* Soluzione di aceto-tartrato di alluminio
845	**Solutio ammonii hydroxydati 10% NH_3** *f:* Solution d'ammoniaque 10%	, Ammoniaklösung 10% *i:* Soluzione di ammoniaca 10%
846	**Solutio anticoagulans** *f:* Solution anticoagulante	, gerinnungshemmende Lösung *i:* Soluzione anticoagulante
847	**Solutio calcii sulfurati** *f:* Solution de Vlemingkx	, Vlemingkxlösung *i:* Soluzione del Vlemingkx
848	**Solutio camphorae aethanolica 10%** *f:* Alcool camphoré 10%	, Kampfergeist 10% *i:* Spirito canforato 10%
849	**Solutio camphorae aquosa 0,1%** *f:* Eau camphrée 0,1%	, Kampferwasser 0,1% *i:* Acqua canforata 0,1%
850	**Solutio camphorae oleosa 10%** *f:* Huile camphrée 10%	, Kampferöl 10% *i:* Olio canforato 10%
851	**Solutio chloroformii aquosa 0,5%** *f:* Eau chloroformée 0,5%	, Chloroformwasser 0,5% *i:* Acqua di cloroformio 0,5%

852	**Solutio chloroformii oleosa 25%** *f:* Huile chloroformée	, Chloroformöl 25% *i:* Olio di cloroformio 25%
853	**Solutio cresola saponata** *f:* Savon au crésol	, Kresolseife *i:* Cresolo saponato
854	**Solutio ferri chlorati 50%** *f:* Solution de chlorure de fer(III) 50%	, Eisen(III)-chloridlösung 50% *i:* Soluzione di cloruro di ferro(III) 50%
855	**Solutio formaldehydi aethanolica** *f:* Solution éthanolique de formaldéhyde	, äthanolische Formaldehydlösung *i:* Spirito formaldeidato
856	**Solutio formaldehydi aquosa 35%** *f:* Solution aqueuse de formaldéhyde 35%	, wäßrige Formaldehydlösung 35% *i:* Soluzione acquosa di formaldeide 35%
857	**Solutio formaldehydi saponata** *f:* Solution savonneuse de formaldéhyde	, Formaldehyd-Seifenlösung *i:* Soluzione de formaldeide al sapone
858	**Solutio glycerylii trinitrici 1%** *f:* Solution de trinitrate de glycéryle 1%	, Glyceryltrinitratlösung 1% *i:* Soluzione di trinitrato di glicerile 1%
859	**Solutio iodi aethanolica 6,5%** *f:* Solution éthanolique d'iode 6,5%	, äthanolische Jodlösung 6,5% *i:* Soluzione etanolica di iodio 6,5%
860	**Solutio iodi aquosa 5%** *f:* Solution de Lugol 5%	, Lugolsche Lösung 5% *i:* Soluzione del Lugol 5%
861	**Solutio iodi aquosa 2%** *f:* Solution de Lugol 2%	, Lugolsche Lösung 2% *i:* Soluzione del Lugol 2%
862	**Solutio iodi glycerolata 5%** *f:* Solution de Mandl 5%	, Mandlsche Lösung 5% *i:* Soluzione del Mandl 5%
863	**Solutio iodi glycerolata 2%** *f:* Solution de Mandl 2%	, Mandlsche Lösung 2% *i:* Soluzione del Mandl 2%
864	**[Solutio kalii arsenicosi** *f:* Solution de Fowler	, Fowlersche Lösung *i:* Soluzione del Fowler]
865	**Solutio kalii hydroxydati 40%** *f:* Solution d'hydroxyde de potassium 40%	, Kaliumhydroxidlösung 40%, Kalilauge *i:* Soluzione di potassa caustica 40%
866	**Solutio kalii silicici** *f:* Solution de silicate de potasse	, Kaliwasserglas *i:* Soluzione di silicato di potassio
867	**[Solutio masticis** *f:* Solution de mastice	, Mastixlösung *i:* Soluzione di mastice]
868	**Solutio natrii hydroxydati 30%** *f:* Solution d'hydroxyde de sodium 30%	, Natriumhydroxidlösung 30% *i:* Soluzione di soda caustica 30%
869	**Solutio natrii radio-iodati [^{131}I]** *f:* Solution de radio-iodure de sodium	, Natrium-radio-jodid-Lösung *i:* Soluzione di radio-ioduro di sodio
870	**Solutio plumbi subacetici 17%** *f:* Solution d'acétate basique de plomb	, Bleiessig *i:* Soluzione di acetato basico di piombo
871	**Solutio plumbi subacetici 0,34%** *f:* Eau de Goulard; Eau blanche	, Bleiwasser *i:* Acqua saturnina; Acqua vegeto-minerale
872	**Solutio vitamini A 130000 U.I./g** *f:* Solution de vitamine A 130000 U.I./g	, Vitamin-A-Lösung 130000 I.E./g *i:* Soluzione di vitamina A 130000 U.I./g
873	**Solutio zinco-cuprica composita** *f:* Solution zinco-cuprique	, Kupferzinklösung *i:* Soluzione cupro-zincata
874	**Sorbitanum sesquioleylatum**	, Sesquioleylsorbitan

	f: Sesquioléylsorbitane	*i:* Sesquioleilsorbitano
875	**Sorbitolum**	, Sorbit(ol)
	f: Sorbitol	*i:* Sorbitolo
876	**Sorbitolum 70%**	, Sorbitol 70%
	f: Sorbitol 70%	*i:* Sorbitolo 70%
877	**Species**	, Teemischungen
	f: Espèces; Thés	*i:* Specie
878	**Species amaro-aromaticae**	, Bitter-aromatischer Tee
	f: Espèces amères-aromatiques	*i:* Specie amaro-aromatiche
879	**Species anticystiticae**	, Blasentee
	f: Espèces anticystitiques	*i:* Specie anticistitiche
880	**Species anticystiticae cum spasmolytico**	, krampflösender Blasentee
	f: Espèces anticystitiques-spasmolytiques	*i:* Specie anticistitiche-spasmolitiche
881	**Species carminativae**	, blähungswidriger Tee
	f: Espèces carminatives	*i:* Specie carminative
882	**Species diaphoreticae**	, schweißtreibender Tee
	f: Espèces sudorifiques	*i:* Specie sudorifiche
883	**Species diureticae**	, harntreibender Tee
	f: Espèces diurétiques	*i:* Specie diuretiche
884	**Species gelosae**	, quellender Tee
	f: Espèces gélifiantes	*i:* Specie gelificanti
885	**Species laxantes**	, abführender Tee
	f: Espèces purgatives	*i:* Specie lassative
886	**Species laxantes cum spasmolytico**	, krampflösender Abführtee
	f: Espèces purgatives et spasmolytiques	*i:* Specie lassativo-spasmolitiche
887	**Species pectorales**	, Brusttee
	f: Espèces pectorales	*i:* Specie pettorali
888	**Species sedativae**	, beruhigender Tee
	f: Espèces sédatives	*i:* Specie sedative
889	**Spiritus aethereus**	, Hoffmannstropfen
	f: Gouttes d'Hoffmann	*i:* Liquore anodino dell'Hoffmann
890	**Spiritus ammonii anisatus**	, anisierter Ammoniakgeist
	f: Ammoniaque anisée	*i:* Liquore di ammonio anisato
891	**Spiritus citronellae compositus**	, zusammengesetzter Citronellgeist
	f: Esprit de citronelle composé	*i:* Spirito di citronella composto
892	**Spiritus iuniperi**	, Wacholdergeist
	f: Esprit de genièvre	*i:* Spirito di ginepro
893	**Spiritus lavandulae**	, Lavendelgeist
	f: Esprit de lavande	*i:* Spirito di lavanda
894	**Spiritus menthae**	, Pfefferminzgeist
	f: Esprit de menthe	*i:* Spirito di menta
895	**Spiritus e saccharo**	, Rum
	f: Rhum	*i:* Rum
896	**Spiritus e vino**	, Weinbrand
	f: Eau-de-vie de vin	*i:* Acquavite di vino
896 a	**Spironolactonum**	, Spironolacton
	f: Spironolactone	*i:* Spironolattone

897 **Stibio-kalium tartaricum ad usum veterinarium** , Brechweinstein für tierarzneiliche Zwecke
f: Tartre stibié pour usage vétérinaire *i:* Tartaro emetico per uso veterinario

898 **Stibium sulfuratum aurantiacum ad usum veterinarium** , Goldschwefel für tierarzneiliche Zwecke
f: Soufre doré d'antimoine pour usage vétérinaire *i:* Solfo dorato di antimonio per uso veterinario

898a **Stibium sulfuratum nigrum ad usum veterinarium** , Grauspießglanz für tierarzneiliche Zwecke
f: Sulfure noire d'antimoine pour usage vétérinaire *i:* Solfuro nero di antimonio per uso veterinario

899 **Streptomycinium sulfuricum** , Streptomyciniumsulfat
f: Sulfate de streptomycinium *i:* Solfato di streptomicinio

900 **g-Strophantosidum** , g-Strophantosid
f: g-Strophantoside *i:* g-Strofantoside

901 **Strychninium nitricum** , Strychniniumnitrat
f: Nitrate de strychninium *i:* Nitrato di stricninio

902 [**Styrax depuratus** , gereinigter Styrax
f: Styrax purifié *i:* Storace purificato]

903 **Succinylsulfathiazolum** , Succinylsulfathiazol
f: Succinylsulfathiazole *i:* Succinilsolfatiazolo

904 **Sulfadiazinum** , Sulfadiazin
f: Sulfadiazine *i:* Solfadiazina

905 **Sulfadimidinum** , Sulfadimidin
f: Sulfadimidine *i:* Solfadimidina

906 **Sulfaguanidinum** , Sulfaguanidin
f: Sulfaguanidine *i:* Solfaguanidina

907 **Sulfamerazinum** , Sulfamerazin
f: Sulfamérazine *i:* Solfamerazina

908 **Sulfamethizolum** , Sulfamethizol
f: Sulfaméthizole *i:* Solfametizolo

909 **Sulfathiazolum** , Sulfathiazol
f: Sulfathiazole *i:* Solfotiazolo

910 **Sulfondichloramidum** , Sulfondichloramid, Dichloramin T
f: Sulfamide dichloré *i:* Solfondiclorammide

911 **Sulfur lotum** , gewaschener Schwefel
f: Soufre lavé *i:* Solfo lavato

912 **Sulfur praecipitatum** , gefällter Schwefel
f: Soufre précipité *i:* Solfo precipitato

913 **Sulfur sublimatum crudum** , sublimierter Schwefel, Schwefelblüte
f: Fleur de soufre *i:* Solfo sublimato; Fiore di solfo

914 **Suppositoria** , Suppositorien
f: Suppositoires *i:* Supposte

915 **Suppositoria acidi acetylosalicylici composita**

916 **Suppositoria acidi acetylosalicylici composita pro infantibus**

917 **Suppositoria acidi acetylosalicylici composita pro lactentibus**

918 **Suppositoria aminophenazoni 440 mg cum allobarbitalo 60 mg**

919 **Suppositoria antihaemorrhoidalia** , Hämorrhoidal-Suppositorien

920 **Suppositoria chloramphenicoli 250 mg**

921 **Suppositoria glyceroli**

922 **Suppositoria methadonii chlorati 7,5 mg**

923 **Suppositoria pethidinii chlorati 100 mg**

923 a **Suspensiones** , Suspensionen
f: Suspensions *i:* Sospensioni

924 **Suturamenta chirurgica irresorbibilia** , nicht resorbierbares chirurgisches Nahtmaterial
f: Matériel non résorbable pour sutures chirurgicales *i:* Materiale non riassorbibile per suture chirurgiche

925 **Suturamenta chirurgica resorbibilia** , resorbierbares chirurgisches Nahtmaterial
f: Matériel résorbable pour sutures chirurgicales *i:* Materiale riassorbibile per suture chirurgiche

926 **Suxamethonium chloratum** , Suxamethoniumchlorid
f: Chlorure de suxaméthonium *i:* Cloruro di sussametonio

927 **Synephrinium tartaricum** , Synephriniumtartrat
f: Tartrate de synéphrinium *i:* Tartrato di sinefrinio

928 **Talcum** , Talk
f: Talc *i:* Talco

929 **Talcum purificatum** , gereinigter Talk
f: Talc purifié *i:* Talco purificato

930 **Tanninum** , Tannin
f: Tanin *i:* Tannino

931 **Tela cum iodochloroxychinolino** , Jodchloroxychinolingaze
f: Gaze à l'iodochloroxyquinoléine *i:* Garza con iodoclorossichinolina

932 **Tela depurata** , Verbandstoff, Verbandgaze
f: Gaze hydrophile *i:* Garza idrofila

933 **Telae impraegnatae** , imprägnierte Gaze
f: Gazes imprégnées *i:* Garze impregnate

934 **Terebinthina laricina** , Lärchenterpentin
f: Térébenthine de Venise *i:* Trementina di Venezia

935 **Terpinum hydratum** , Terpinhydrat
f: Hydrate de terpine *i:* Idrato di terpina

936 **Testosteronum** , Testosteron
f: Testostérone *i:* Testosterone

937 **Testosteronum propionylatum** , Propionyltestosteron
f: Propionyltestostérone *i:* Propioniltestosterone

938 **Tetracainium chloratum** , Tetracainiumchlorid
f: Chlorure de tétracaïnium *i:* Cloruro di tetracainio

939 **Tetracyclinium chloratum** , Tetracycliniumchlorid
f: Chlorure de tétracyclinium *i:* Cloruro di tetraciclinio

940 **Theobrominum** , Theobromin
f: Théobromine *i:* Teobromina

941 **Theobrominum-calcium salicylicum** , Theobromin-Calciumsalicylat
f: Salicylate de théobromine et de calcium *i:* Salicilato di teobromina e di calcio

942 **Theobrominum-natrium salicylicum** , Theobromin-Natriumsalicylat
f: Salicylate de théobromine et de sodium *i:* Salicilato di teobromina e di sodio

943 **Theophyllinum** , Theophyllin
f: Théophylline *i:* Teofillina

944 **Theophyllinum anhydricum** , wasserfreies Theophyllin
f: Théophylline déshydratée *i:* Teofillina anidra

945 **Thiaminium chloratum** , Thiaminiumchlorid
f: Chlorure de thiaminium *i:* Cloruro di tiaminio

946 **Thiopentalum natricum ad iniectabile** , Thiopental-Natrium zur Injektion
f: Thiopental sodique pour injection *i:* Tiopental sodico per iniezioni

947 **Thymolum** , Thymol
f: Thymol *i:* Timolo

948 **Thymolum iodatum** , Jodthymol
f: Iodothymol *i:* Iodotimolo

949 **Thyroxinum** , Thyroxin
f: Thyroxine *i:* Tiroxina

950 **Tinctura absinthii** , Wermuttinktur
f: Teinture d'absinthe *i:* Tintura di assenzio

951 **Tinctura absinthii composita** , Bittere Tinktur
f: Teinture amère *i:* Tintura amara

952 **Tinctura aconiti** , Eisenhuttinktur
f: Teinture d'aconit *i:* Tintura di aconito

953 [**Tinctura aloes** , Aloetinktur
f: Teinture d'aloès *i:* Tintura di aloe]

954 **Tinctura arnicae** , Arnikatinktur
f: Teinture d'arnica *i:* Tintura di arnica

955 **Tinctura aromatica** , Aromatische Tinktur
f: Teinture aromatique *i:* Tintura aromatica

956 **Tinctura aurantii dulcis** , Süße Orangentinktur
f: Teinture d'orange douce *i:* Tintura di arancio dolce

957 **Tinctura belladonnae** , Belladonnatinktur
f: Teinture de belladone *i:* Tintura di belladonna

958 **Tinctura benzoes** , Benzoetinktur
f: Teinture de benjoin *i:* Tintura di benzoino

959 [**Tinctura cantharidis ad usum veterinarium**
f: Teinture de cantharide pour usage vétérinaire *i:* Tintura cantaride per uso veterinario]

960 **Tinctura capsici** , Cayennepfeffertinktur
f: Teinture de poivre de Cayenne *i:* Tintura di pepe di Cajenna

961 **Tinctura carbonis detergens** , Saponinteer
f: Coaltar saponiné *i:* Coaltar saponato

962 **Tinctura cinchonae** , Chinatinktur
f: Teinture de quinquina *i:* Tintura di china

963 **Tinctura cinchonae composita** , zusammengesetzte Chinatinktur
f: Teinture de quinquina composée *i:* Tintura di china composta

964 **Tinctura cinnamomi** , Zimttinktur
f: Teinture de cannelle *i:* Tintura di cannella

965	**Tinctura citri** *f:* Teinture de citron	, Zitronentinktur *i:* Tintura di limone
966	**Tinctura gentianae** *f:* Teinture de gentiane	, Enziantinktur *i:* Tintura di genziana
967	**Tinctura ipecacuanhae** *f:* Teinture d'ipéca	, Brechwurzeltinktur *i:* Tintura di ipecacuana
968	**Tinctura myrrhae** *f:* Teinture de myrrhe	, Myrrhentinktur *i:* Tintura di mirra
969	**Tinctura opii** *f:* Teinture d'opium	, Opiumtinktur *i:* Tintura di oppio
970	**Tinctura opii crocata** *f:* Teinture d'opium safranée; Laudanum	, safranhaltige Opiumtinktur *i:* Tintura di oppio crocata
971	**Tinctura quillaiae** *f:* Teinture de quillaya	, Seifenrindentinktur *i:* Tintura di quillaia
972	**Tinctura ratanhiae** *f:* Teinture de ratanhia	, Ratanhiatinktur *i:* Tintura di ratania
973	**Tinctura rhei** *f:* Teinture de rhubarbe	, Rhabarbertinktur *i:* Tintura di rabarbaro
974	**Tinctura strychni** *f:* Teinture de noix vomique	, Brechnußtinktur *i:* Tintura di noce vomica
975	**Tinctura valerianae** *f:* Teinture de valériane	, Baldriantinktur *i:* Tintura di valeriana
976	**Tincturae** *f:* Teintures	, Tinkturen *i:* Tinture
977	**Titanium dioxydatum** *f:* Dioxyde de titane	, Titandioxid *i:* Biossido di titanio
978	**Tocopherolum acetylatum** *f:* Acétyltocophérol	, Acetyltocopherol *i:* Acetiltocoferolo
979	**Tolbutamidum** *f:* Tolbutamide	, Tolbutamid *i:* Tolbutamide
980	**Tragacantha** *f:* Gomme adragante	, Tragant *i:* Gomma adragante
981	**Tragacantha ad emulsionem** *f:* Gomme adragante pour émulsions	, Tragant für Emulsionen *i:* Gomma adragante per emulsioni
982	**Triaethanolaminum** *f:* Triéthanolamine	, Triäthanolamin *i:* Trietanolammina
983	**Triamcinolonum** *f:* Triamcinolone	, Triamcinolon *i:* Triamcinolone
984	**Tuber aconiti** *f:* Tubercule d'aconit	, Eisenhutknollen *i:* Tubero di aconito
985	**Tuberculini derivatum proteinosum purificatum** *f:* Tuberculine purifiée	, gereinigtes Tuberkulin *i:* Tubercolina purificata
986	**Tuberculinum crudum** *f:* Vieille tuberculine	, Alttuberkulin *i:* Tubercolina vecchia
987	**Tubocurarinium chloratum** *f:* Chlorure de tubocurarinium	, Tubocurariniumchlorid *i:* Cloruro di tubocurarinio

988 **Tyrothricinum**, Tyrothricin
f: Tyrothricine — *i:* Tirotricina

989 **Unguenta**, Salben
f: Onguents; Pommades — *i:* Unguenti; Pomate

990 **Unguenta ophthalmica**, Augensalben, Oculenta
f: Pommades ophtalmiques — *i:* Unguenti oftalmici

991 **Unguentum acidi borici 5%**

992 **Unguentum broncho-resorbens**

993 **Unguentum camphorae 10%**

994 **[Unguentum cantharidis ad usum veterinarium]**

995 **Unguentum capsici compositum**

996 **Unguentum cetylicum**

997 **Unguentum cetylicum cum aqua**

998 **Unguentum glyceroli**

999 **Unguentum hydrargyri chlorati amidati 10%**

1000 **Unguentum hydrargyri oxydati flavi 5%**

1001 **Unguentum hydrocortisoni acetylati 1%**

1002a **Unguentum hydrophilicum anionicum**, Anionaktive hydrophile Salbe

1002b **Unguentum hydrophilicum non ionogenicum**, Nichtionogene hydrophile Salbe

1003 **[Unguentum kalii iodati 10%]**

1003a **Unguentum leniens**, Lindernde Salbe

1004 **Unguentum ophthalmicum emulsificans**

1005 **Unguentum ophthalmicum simplex**

1006 **Unguentum plumbi stearinici**

1007 **Unguentum polyaethylenglycoli**

1008 **[Unguentum refrigerans**, Kühlsalbe]

1009 **Unguentum resinosum**, Harzsalbe

1010 **Unguentum salicylicum compositum**

1011 **Unguentum stearinicum**, Stearatsalbe

1012 **Unguentum undecylenicum 22%**

1013 **Unguentum zinci oxydati 10%**

1014 **Vaccina**, Impfstoffe
f: Vaccins — *i:* Vaccini

1015 **Vaccinum cholerae**, Cholera-Impfstoff

1016 **Vaccinum cholerae cryodesiccatum**, gefriergetrockneter Cholera-Impfstoff

1017 **Vaccinum influenzae adsorbatum**, Grippe-Adsorbat-Impfstoff

1018 **Vaccinum influenzae inactivatum**, Grippe-Impfstoff (inaktiviert)

1019 **Vaccinum morbillorum**, Masern-Impfstoff (lebend, attenuiert)

1020 **Vaccinum pertussis**, Keuchhusten-Impfstoff

1021 **Vaccinum pertussis adsorbatum**, Keuchhusten-Adsorbat-Impfstoff

1022 **Vaccinum poliomyelitidis inactivatum**, Poliomyelitis-Impfstoff (inaktiviert)

1023 **Vaccinum poliomyelitidis perorale**, Poliomyelitis-Impfstoff (lebend, oral)

1023 a	**Vaccinum tuberculosis (BCG) cryodesiccatum**	, BCG-Impfstoff (gefriergetrocknet)
1024	**Vaccinum typhoidi**	, Typhus-Impfstoff
1025	**Vaccinum typhoidi cryodesiccatum**	, Typhus-Impfstoff (gefriergetrocknet)
1026	**Vaccinum variolae cryodesiccatum dermicum**	, Pockenimpfstoff (gefriergetrocknet, Dermolymphe)
1027	**Vaccinum variolae fluidum dermicum**	, Pockenimpfstoff (flüssig, Dermolymphe)
1028	**Vanillinum** *f:* Vanilline	, Vanillin *i:* Vanillina
1029	**Vaselinum album** *f:* Vaseline blanche	, weißes Vaselin *i:* Vaselina bianca
1030	**Vaselinum flavum** *f:* Vaseline jaune	, gelbes Vaselin *i:* Vaselina gialla
1031	**Vinum** *f:* Vin	, Wein *i:* Vino
1032	**Vinum cinchonae** *f:* Vin de quinquina	, Chinawein *i:* Vino chinato
1033	**Vinum condurango** *f:* Vin de condurango	, Condurangowein *i:* Vino di condurango
1034	**Vinum meridianum dulce** *f:* Vin doux du Midi	, süßer südlicher Wein *i:* Vina meridionale dolce
1035	**Vitaminum A** *f:* Vitamine A	, Vitamin A *i:* Vitamina A
1036	**Xylolum** *f:* Xylène	, Xylol *i:* Xilolo

Deutsches Arzneibuch 8. Ausgabe (1979)

Die nachstehende, mit dem Kennwort **D8** von Nr. 1–203 durchgehend numerierte Liste enthält die nach ihren **deutschen Haupttiteln** (halbfetter Satz) alphabetisch geordneten Monographien des Deutschen Arzneibuches 8. Ausgabe, samt deren – durch ein Komma abgetrennten – **lateinischen Synonyma.** Bei einigen Sammelmonographien, z. B. Extrakte (Nr. 65), werden deren verschiedene Formen etc. in Klammern erwähnt. Sämtliche deutschen und lateinischen Monographiebezeichnungen wurden – mit Kennwort D8 und lfd. Kennziffer – in das Hauptregister I dieses Buches aufgenommen.

1	**Acetylsalicylsäure-Tabletten**	, Acidi acetylsalicylici compressi
2	**Adoniskraut**	, Adonidis herba
3	**Eingestelltes Adonispulver**	, Adonidis pulvis normatus
4	**Äthanol**	, Aethanolum
5	**Äthanol-Wasser-Gemische**	(Äthanol 90 Prozent v/v; -80-, -70-, -60-, -50-, -45 Prozent)
6	**Aloeextrakt**	, Aloes extractum
7	**Aluminiumacetat-tartrat-Lösung**	, Aluminii acetatis tartratis solutio
8	**Ammi-visnaga-Früchte**	, Ammeos visnagae fructus
9	**Ammoniumbituminosulfonat**	, Ammonii bituminosulfonas
10	**Anisöl**	, Anisi aetheroleum
11	**Arnikablüten**	, Arnicae flos
12	**Arnikatinktur**	, Arnicae tinctura
13	**Ascorbinsäure-Tabletten**	, Acidi ascorbici compressi
14	**Augensalben**	, Oculenta
15	**Augentropfen**	, Oculoguttae
16	**Bärentraubenblätter**	, Uvae ursi folium
17	**Baldriantinktur**	, Valerianae tinctura
18	**Belladonnaextrakt**	, Belladonnae extractum
19	**Bengalrosa [^{131}I]-Natrium-Injektionslösung**	
20	**Benzin**	, Benzinum
21	**Benzoesäure**	, Acidum benzoicum
22	**Birkenblätter**	, Betulae folium
23	**Borsäure-Lösung**	, Acidi borici solutio
24	**Borsalbe**	, Acidi borici unguentum
25	**Bromisoval**	, Bromisovalum
26	**Bromisoval-Tabletten**	, Bromisovali compressi
27	**Calciumsulfat-hemihydrat**	, Calcii sulfas hemihydricus
28	**Campher**	, Camphora
29	**Campherspiritus**	, Spiritus camphoratus
30	**Carbromal**	, Carbromalum
31	**Carbromal-Tabletten**	, Carbromali compressi
32	**Steriles Catgut im Fadenspender**	(Chorda resorbilis aseptica: EU 2–82)
33	**Cayennepfeffer**	, Capsici fructus acer
34	**Cellulosepulver**	, Cellulosi pulvis
35	**Cetylstearylalkohol**	, Alcohol cetylicus et stearylicus
36	**Emulgierender Cetylstearylalkohol**	, Alcohol cetylicus et stearylicus emulsificans
37	**Cetylstearylschwefelsaures Natrium**	, Natrii cetylo- et stearylosulfas
38	**Zusammengesetzte Chinatinktur**	, Chinae tinctura composita
39	**Chinidinsulfat**	, Chinidini sulfas
40	**Chininsulfat**	, Chinini sulfas
41	**Chloroform**	, Chloroformium
42	**Cholinchlorid**	, Cholinii chloridum
43	**Cholinhydrogentartrat**	, Cholinii tartras
44	**Citronenöl**	, Citri aetheroleum
45	**Coffein-Natriumbenzoat**	, Coffeini-natrii benzoas
46	**Coffein-Natriumsalicylat**	, Coffeini-natrii salicylas
47	**Coffein-Tabletten**	, Coffeini compressi
48	**Colchicin**	, Colchicinum
49	**Colecalciferol-Cholesterin**	, Colecalciferolum-Cholesterolum
50	**Cyclobarbital-Calcium-Tabletten**	, Cyclobarbitali calcici compressi
51	**Dantron**	, Dantronum
52	**Dextrin**	, Dextrinum

53	**Diethylstilbestroldipropionat**	, Diaethylstilboestroli dipropionas
54	**Digitalis-lanata-Blätter**	, Digitalis lanatae folium
55	**Eingestelltes Digitalis-lanata-Pulver**	, Digitalis lanatae pulvis normatus
56	**Eingestelltes Digitalis-purpurea-Pulver**	, Digitalis purpureae pulvis normatus
57	**Dihydrocodeinhydrogentartrat**	, Dihydrocodeini tartras
58	**Wässrige Drogenauszüge**	(Decocta, Infusa, Macerata; Abkochungen, Aufgüsse, Mazerate)
59	**Eibischwurzel**	, Althaeae radix
60	**Eisessig**	, Acidum aceticum glaciale
61	**Emetindihydrochlorid**	, Emetini dihydrochloridum
62	**Ephedrinhydrochlorid-Tabletten**	, Ephedrini hydrochloridi compressi
63	**Erdnußöl**	, Arachidis oleum
64	**Ethacridinlactat**	, Ethacridini lactas
65	**Extrakte**	, Extracta (Trockenextrakte, Extracta sicca; Fluidextrakte, Extracta fluida; Zähflüssige Extrakte, Dickextrakte, Extracta spissa)
66	**Fenchel**	, Foeniculi fructus
67	**Fenchelöl**	, Foeniculi aetheroleum
68	**Folsäure**	, Acidum folicum
69	**Formaldehyd-Lösung**	, Formaldehydi solutio
70	**Gelatine**	, Gelatina
71	**Javanische Gelbwurz**	, Curcumae xanthorrhizae rhizoma
72	**Hartparaffin**	, Paraffinum solidum
73	**Heilbuttleberöl**	, Hippoglossi jecoris oleum
74	**Hibiscusblüten**	, Hibisci flos
75	**Huflattichblätter**	, Farfarae folium
76	**Hydrocodonhydrogentartrat**	, Hydrocodoni tartras
77	**Hydromorphonhydrochlorid**	, Hydromorphoni hydrochloridum
78	**Ipecacuanhatinktur**	, Ipecacuanhae tinctura
79	**Alkoholische Jodlösung**	, Iodi solutio
80	**Kakaobutter**	, Cacao oleum
81	**Kaliumhydrogencarbonat**	, Kalii hydrogenocarbonas
82	**Kapseln**	, Capsulae (Gelatinekapseln; Stärkekapseln; Kapseln zur rektalen oder vaginalen Anwendung)
83	**Kühlsalbe**	, Unguentum leniens
84	**Kümmel**	, Carvi fructus
85	**Kümmelöl**	, Carvi aetheroleum
86	**Lanolin**	, Lanolinum
87	**Lavendelöl**	, Lavandulae aetheroleum
88	**Steriler Leinenfaden im Fadenspender**	(Filum Lini asepticum: EU 2–127)
89	**Leinsamen**	, Lini semen
90	**Lindenblüten**	, Tiliae flos
91	**Magnesiumperoxid**	, Magnesii peroxidum
92	**Maiglöckchenkraut**	, Convallariae herba
93	**Eingestelltes Maiglöckchenpulver**	, Convallariae pulvis normatus
94	**Mariendistelfrüchte**	, Cardui mariae fructus
95	**Meerzwiebel**	, Scillae bulbus
96	**Eingestelltes Meerzwiebelpulver**	, Scillae pulvis normatus
97	**Melissenblätter**	, Melissae folium
98	**Menthol**	, Mentholum
99	**Racemisches Menthol**	, Mentholum racemicum
100	**Metamizol-Natrium**	, Metamizolum natricum
101	**Methamphetaminhydrochlorid**	, Methamphetamini hydrochloridum

102	**Methenamin**	, Methenaminum
103	**Methionin**	, Methioninum
104	**Methylphenobarbital-Tabletten**	, Methylphenobarbitali compressi
105	**Methylthioniniumchlorid**	, Methylthioninii chloridum
106	**Minzöl**	, Menthae arvensis aetheroleum
107	**Myrrhe**	, Myrrha
108	**Myrrhentinktur**	, Myrrhae tinctura
109	**Natriumdihydrogenphosphat**	, Natrii dihydrogenophosphas
110	**Natriumlactat-Lösung**	, Natrii lactatis solutio
111	**Natriumnitrit**	, Natrii nitris
112	**Nelkenöl**	, Caryophylli aetheroleum
113	**Neostigminmethylsulfat**	, Neostigminii methylsulfas
114	**Noradrenalinhydrochlorid**	, Noradrenalini hydrochloridum
115	**Öl für Injektionszwecke**	, Oleum ad iniectabilia
116	**Ölsäureoleylester**	, Oleyli oleas
117	**Olivenöl**	, Olivae oleum
118	**Opium**	
119	**Eingestelltes Opium**	, Opium titratum
119a	**Opiumextrakt**	, Opii extractum
120	**Opiumtinktur**	, Opii tinctura
121	**Orthosiphonblätter**	, Orthosiphonis folium
122	**Oxycodonhydrochlorid**	, Oxycodoni hydrochloridum
123	**Dickflüssiges Paraffin**	, Paraffinum subliquidum
124	**Dünnflüssiges Paraffin**	, Paraffinum perliquidum
125	**Pepsin**	, Pepsinum
126	**Perubalsam**	, Balsamum peruvianum
127	**Phenobarbital-Natrium**	, Phenobarbitalum natricum
128	**Phenobarbital-Tabletten**	, Phenobarbitali compressi
129	**Phenol**	, Phenolum
130	**Phenytoin**	, Phenytoinum
131	**Pilocarpinhydrochlorid**	, Pilocarpini hydrochloridum
132	**Polyäthylenglykole** (200–600: 200, 300, 400, 600; 1000–6000: 1000, 1500, 2000, 3000, 4000, 6000)	, Polyaethylenglycola
133	**Polyäthylenglykolsalbe**	, Polyaethylenglycoli unguentum
134	**Polyäthylenglykol-400-stearat**	, Polyaethylenglycoli 400 stearas
134a	**Steriler Polyamid-6-Faden im Fadenspender**	, (Filum polyamidicum-6 asepticum: EU 2–128)
134b	**Steriler Polyamid-6/6-Faden im Fadenspender**	, (Filum polyamidicum 6/6 asepticum: EU 2–129)
134c	**Steriler Polyesterfaden im Fadenspender**	, (Filum polyestericum asepticum: EU 2–130)
135	**Pomeranzenschale**	, Aurantii pericarpium
136	**Primelwurzel**	, Primulae radix
137	**Procain-Benzylpenicillin**	, Benzylpenicillinum procainicum
138	**Propylthiouracil**	, Propylthiouracilum
139	**Pyridoxinhydrochlorid-Tabletten**	, Pyridoxinii chloridi compressi
140	**Gelbe Quecksilberoxidsalbe**	, Unguentum hydrargyri flavum
141	**Quecksilberpräzipitatsalbe**	, Unguentum hydrargyri album
142	**Ratanhiatinktur**	, Ratanhiae tinctura
143	**Rauwolfiawurzel**	, Rauwolfiae radix
144	**Resorcin**	, Resorcinum
145	**Rhabarber**	, Rhei radix
146	**Rhabarberextrakt**	, Rhei extractum
147	**Raffiniertes Rizinusöl**	, Ricini oleum raffinatum

148	**Rosmarinöl**	, Rosmarini aetheroleum
149	**Roßkastaniensamen**	, Hippocastani semen
150	**Rutosid**	, Rutosidum
151	**Saccharin-Natrium**	, Saccharinum natricum
152	**Hydrophile Salbe**	, Unguentum emulsificans
153	**Wasserhaltige hydrophile Salbe**	, Unguentum emulsificans aquosum
154	**Dreilappiger Salbei**	, Salviae trilobae folium
155	**Salbeiblätter**	, Salviae folium
156	**Salben**	, Unguenta (Cremes, Pasten)
157	**Schachtelhalmkraut**	, Equiseti herba
158	**Schöllkraut**	, Chelidonii herba
159	**Schwefel**	, Sulfur
160	**Feinverteilter Schwefel**	, Sulfur praecipitatum
161	**Schweineschmalz**	, Adeps suillus
162	**Steriler geflochtener Seidenfaden im Fadenspender**	, (Filum bombycis tortum asepticum: EU 2–126)
163	**Hochdisperses Siliciumdioxid**	, Silicii dioxidum colloidale
164	**Sirupe**	, Sirupi
165	**Sorbit**	, Sorbitolum
166	**Stärkesirup**	, Amyli hydrolysati sirupus
167	**g-Strophanthin**	, Ouabainum
168	**Geschälte Süßholzwurzel**	, Liquiritiae radix sine cortice
169	**Sulfaguanidin**	, Sulfaguanidinum
170	**Sulfisomidin**	, Sulfisomidinum
171	**Suppositorien**	, Suppositoria
172	**Tang**	, Fucus
173	**Tausendgüldenkraut**	, Centaurii herba
174	**Gereinigtes Terpentinöl**	, Terebinthinae aetheroleum rectificatum
175	**Thiaminnitrat**	, Thiaminii nitras
176	**Thiamin-Tabletten**	, Thiamini compressi
177	**Thymian**	, Thymi herba
178	**Thymianfluidextrakt**	, Thymi extractum fluidum
179	**Thymol**	, Thymolum
180	**Tinkturen**	, Tincturae
181	**Mittelkettige Triglyceride**	, Triglycerida mediocatenalia
182	**Vanillin**	, Vanillinum
183	**Weißes Vaselin**	, Vaselinum album
184	**Verbandwatte aus Baumwolle und Zellwolle**	, Lanugo gossypii et cellulosi absorbens
185	**Sterile Verbandwatte aus Baumwolle und Zellwolle**	, Lanugo gossypii et cellulosi absorbens aseptica
186	**Hochgebleichter Verbandzellstoff**	, Cellulosum ligni depuratum
187	**Steriler hochgebleichter Verbandzellstoff**	, Cellulosum ligni depuratum asepticum
188	**Wacholderbeeren**	, Juniperi fructus
189	**Gebleichtes Wachs**	, Cera alba
190	**Gelbes Wachs**	, Cera flava
191	**Walrat**	, Cetaceum
192	**Weißdornblätter mit Blüten**	, Crataegi folium cum flore
193	**Wermutkraut**	, Absinthii herba
194	**Basisches Wismutgallat**	, Bismuthi subgallas
195	**Basisches Wismutnitrat**	, Bismuthi subnitras
196	**Wollwachs**	, Lanae cera
197	**Wollwachsalkohole**	, Lanae alcoholes

198 **Wollwachsalkoholsalbe** , Lanae alcoholum unguentum
199 **Wasserhaltige Wollwachsalkoholsalbe** , Lanae alcoholum unguentum aquosum
200 **Zinkleim** , Zinci gelatina
201 **Zinkpaste** , Zinci pasta
202 **Zinksalbe** , Zinci unguentum
203 **Zuckersirup** , Sirupus simplex

Deutsches Arzneibuch 9. Ausgabe (Vorschläge der Arzneibuch-Kommission vom 15. 10. 1979 u. f.)

Die nachstehende Liste enthält von Nr. 1–159 die zur Übernahme in das im Entstehen begriffene DAB 9 vorgeschlagenen Monographien des DAB 8. Von Nr. 160–167 werden neuaufzunehmende Drogenmonographien genannt.
Die (deutschen) Monographiebezeichnungen wurden mit Kennwort **D9** und Kennziffer in das Hauptregister I dieses Buches aufgenommen.

Übernommene Monographien aus dem DAB 8

1 Adoniskraut
2 Eingestelltes Adonispulver
3 Äthanol
4 Äthanol-Wasser-Gemische
5 Aloeextrakt
6 Aluminiumacetat-tartrat-Lösung
7 Ammi-visnaga-Früchte
8 Ammoniumbituminosulfat
9 Anisöl
10 Arnikablüten
11 Arnikatinktur
12 Bärentraubenblätter
13 Baldriantinktur
14 Belladonnaextrakt
15 Benzin
16 Birkenblätter
17 Calciumsulfat-Hemihydrat
18 Campher
19 Campherspiritus
20 Carbromal
21 Steriles Catgut im Fadenspender
22 Cayennepfeffer
23 Cetylstearylalkohol
24 Emulgierender Cetylstearylalkohol
25 Cetylstearylschwefelsaures Natrium
26 Chloroform
27 Cholinchlorid
28 Cholinhydrogentartrat
29 Citronenöl
30 Coffein-Natriumbenzoat
31 Coffein-Natriumsalicylat
32 Dextrin
33 Diethylstilbestroldipropionat
34 Digitalis-lanata-Blätter
35 Eingestelltes Digitalis-lanata-Pulver
36 Eingestelltes Digitalis-purpurea-Pulver
37 Dihydrocodeinhydrogentartrat
38 Eibischwurzel
39 Eisessig
40 Ethacridinlactat
41 Extrakte
42 Fenchel
43 Fenchelöl
44 Formaldehyd-Lösung
45 Gelatine
46 Javanische Gelbwurz
47 Hartparaffin
48 Heilbuttleberöl
49 Hibiscusblüten
50 Huflattichblätter
51 Hydrocodonhydrogentartrat
52 Hydromorphonhydrochlorid
53 Ipecacuanhatinktur
54 Alkoholische Jodlösung
55 Kakaobutter
56 Kaliumhydrogencarbonat
57 Kühlsalbe
58 Kümmel
59 Kümmelöl
60 Lanolin
61 Lavendelöl
62 Steriler Leinenfaden im Fadenspender
63 Leinsamen
64 Lindenblüten
65 Magnesiumperoxid
66 Maiglöckchenkraut
67 Eingestelltes Maiglöckchenpulver
68 Mariendistelfrüchte
69 Meerzwiebel
70 Eingestelltes Meerzwiebelpulver
71 Melissenblätter
72 Menthol
73 Racemisches Menthol
74 Metamizol-Natrium
75 Methamphetaminhydrochlorid
76 Methenamin
77 Methionin
78 Methylthioniniumchlorid
79 Minzöl
80 Myrrhe
81 Myrrhentinktur
82 Natriumdihydrogenphosphat
83 Natriumlactat-Lösung
84 Nelkenöl
85 Neostigminmethylsulfat
86 Noradrenalinhydrochlorid
87 Öl für Injektionszwecke
88 Ölsäureoleylester
89 Olivenöl
90 Opium
91 Eingestelltes Opium
92 Opiumextrakt
93 Opiumtinktur
94 Orthosiphonblätter
95 Oxycodonhydrochlorid
96 Pepsin
97 Perubalsam
98 Phenobarbital-Natrium
99 Phenol
100 Phenytoin
101 Polyäthylenglykolsalbe
102 Polyäthylenglykol-400-stearat
103 Steriler Polyamid-6-Faden im Fadenspender

104 Steriler Polyamid-6/6-Faden im Fadenspender
105 Steriler Polyesterfaden im Fadensp.
106 Pomeranzenschale
107 Primelwurzel
108 Propylthiouracil
109 Gelbe Quecksilberoxidsalbe
110 Quecksilberpräzipitatsalbe
111 Raffiniertes Rizinusöl
112 Ratanhiatinktur
113 Rauwolfiawurzel
114 Rhabarberextrakt
115 Rosmarinöl
116 Roßkastaniensamen
117 Rutosid
118 Saccharin-Natrium
119 Hydrophile Salbe
120 Wasserhaltige hydrophile Salbe
121 Dreilappiger Salbei
122 Salbeiblätter
123 Salben
124 Schachtelhalmkraut
125 Schöllkraut
126 Feinverteilter Schwefel
127 Schweineschmalz
128 Steriler, geflochtener Seidenfaden im Fadenspender
129 Hochdisperses Siliciumdioxid
130 Sirupe
131 Stärkesirup
132 Sulfaguanidin
133 Sulfisomidin
134 Tang
135 Tausendgüldenkraut
136 Thiaminnitrat
137 Thymian
138 Thymianfluidextrakt
139 Thymol
140 Tinkturen
141 Mittelkettige Triglyceride
142 Vanillin
143 Weißes Vaselin
144 Verbandwatte aus Baumwolle und Zellwolle
145 Sterile Verbandwatte aus Baumwolle und Zellwolle
146 Hochgebleichter Verbandzellstoff
147 Steriler, hochgebleichter Verbandzellstoff
148 Wacholderbeeren
149 Walrat
150 Weißdornblätter mit Blüten
151 Wermutkraut
152 Basisches Wismutgallat
153 Wollwachsalkohole
154 Wollwachsalkoholsalbe
155 Wasserhaltige Wollwachsalkoholsalbe
156 Zinkleim
157 Zinkpaste
158 Zinksalbe
159 Zuckersirup

Neu aufgenommene Drogenmonographien

160 Fichtennadelöl
161 Flohsamen
162 Ginsengwurzel
163 Hagebutten, ohne Samen
164 Isländisches Moos
165 Kiefernnadelöl
166 Oleanderblätter
167 Schellack

Deutscher Arzneimittel-Codex 1979 (mit 1. Ergänzung 1981 und 2. Ergänzung 1982)

In den nachfolgenden 4 mit den Kennbuchstaben **DAC** versehenen Listen werden folgende DAC-Monographien erfaßt:

Liste 1 = Hauptliste
Sie enthält – von 1–213 numeriert – die nach ihren **deutschen Haupttiteln** (halbfetter Satz) alphabetisch geordneten Monographien des **DAC 1979,** samt den 28 eingeordneten Monographien der **1. Ergänzung 1981** (Nr. 240–267; vgl. Liste 3) sowie den 31 ebenso eingeordneten Monographien der **2. Ergänzung 1982** (Nr. 268–298; vgl. Liste 4).
Den **deutschen Haupttiteln** folgen, durch ein Komma abgetrennt, die vom DAC-Herausgeber und der DAC-Kommission als **gleichberechtigte Synonyme** gewerteten, in der Regel **lateinischen Bezeichnungen; nichtautorisierte Synonyme** folgen ggfs. erst nach einem Semikolon. In einer neuen Zeile schließen sich, die im DAC genannten **englischen** *(e),* **französischen** *(f)* und **italienischen** *(i)* **Synonyme** an.
Sind Monographien des DAC '79 durch die 1. Ergänzung 1981 geändert worden, so wird das durch **einen Stern** * vor der Kennziffer angezeigt; entsprechend weisen **zwei Sterne** ⁑ auf die 2. Ergänzung 1982 hin, was jedoch eine schon bei der 1. Ergänzung 1981 vollzogene Änderung nicht ausschließt.
Alle Haupttitel und nachfolgenden Synonyme wurden mit Angabe der Kennbuchstaben DAC und der Kennziffer in das **Hauptregister I** dieses Buches aufgenommen.
Alle englischen, französischen und italienischen Synonyme wurden analog in **eigensprachigen Registern** zusammengefaßt.

Liste 2
Sie enthält, abgetrennt von der Hauptliste, sämtliche mit **(214)–(239)** numerierten **Monographien des DAC 1972/78,** die **nicht mehr in den DAC 1979 aufgenommen** worden sind. Sie wurden nicht in das **Hauptregister I** dieses Buches aufgenommen.

Liste 3
Sie zeigt – für sich – die mit **240–267** numerierten, in der Hauptliste enthaltenen **28 neuen Monographien der 1. Ergänzung 1981.**

Liste 4
Sie nennt die mit **268–298** numerierten, in der Hauptliste (Nr. 1) enthaltenen **31 neuen Monographien** der **2. Ergänzung 1982.**

Nachtrag: 3. Ergänzung (Juli 1983)

Die nachstehenden 31 neuen DAC-Monographien konnten nicht mehr in die DAC-Hauptliste und das Hauptregister I aufgenommen werden.

Getrocknetes Aluminiumhydroxidgel - Aluminii hydroxidum siccatum; Alumina hydrata
Aprobarbital - Aminochinuridum
Brennesselkraut - Urticae herba; Herba Urticae
Copolyvidon - Copolyvidonum; Poly-Vinylpyrrolidon-Vinylacetat
Eibischblätter - Althaeae folium; Folia Althaeae
Eibischsirup - Althaeae sirupus; Sirupus Althaeae
Gänsefingerkraut - Anserinae herba; Herba Anserinae
Kaliumhydrogentartrat - Kalii hydrogenotartras; Kalium bitartaricum
Kaliumnatriumtartrat - Kalii-natrii tartras; Tartarus nartonatus
Kaliumnitrat - Kalii nitras; Kalium nitricum
Levamisolhydrochlorid - Levamisoli hydrochloridum; Levamisolum hydrochloricum
Metoclopramidhydrochlorid - Metoclopramidi hydrochloridum; Metoclopramidum hydrochloricum
Natriumbenzoat - Natrii benzoas; Natrium benzoicum
Pastillen - Pastilli
Polyoxyäthylenglycerolmonolaurat - Polyoxyaethylenglyceroli monolauras
Polyoxyäthylenglycerolmonooleat - Polyoxyaethylenglyceroli monooleas
Polysorbat 40 - Polysorbatum 40; Polyaethylenglycolum-Sorbitanum palmitinicum
Propranololhydrochlorid - Propranololi hydrochloridum; Propranololum hydrochloricum
Rautenkraut - Rutae herba; Herba Rutae
Rüböl - Rapae oleum; Oleum Rapae
Sonnenblumenöl - Helianthi oleum; Oleum Helianthi
Sorbitanmonooleat - Sorbitani monooleas; Sorbitanum monooleinicum
Sorbitanmonopalmitat - Sorbitani monopalmitas; Sorbitanum monopalmitinicum
Sorbitanmonostearat - Sorbitani monostearas; Sorbitanum monostearinicum
Sorbitantrioleat - Sorbitani trioleas; Sorbitanum trioleinicum
Sorbitantristearat - Sorbitani tristearas; Sorbitanum tristearinicum
Strychninnitrat - Strychnini nitras; Strychninum nitricum
Gelbes Vaselin - Vaselinum flavum
Künstlicher Walrat - Cetaceum artificiale
Wollblumen - Verbasci flos; Flores Verbasci
Zinkoxidöl - Zinci oxidi oleum; Oleum Zinci

Liste 1: Hauptliste

A

1 **Aceton,** Acetonum
e: Acetone *f:* Acétone *i:* Acetone

2 **β-Acetyldigoxin,** β-Acetyldigoxinum
e: Acetyldigoxin *f:* Acétyldigoxin *i:* Acetildigossina

‡3 **Acriflaviniumchlorid,** Acriflavinii chloridum, Acriflavinium chloratum
e: Acriflavine *f:* Chlorure d'ácriflavinium *i:* Acriflavinio cloruro

4 **Adipheninhydrochlorid,** Adiphenini hydrochloridum, Adipheninum hydrochloricum
e: Adiphenine hydrochloride *f:* Chlorhydrate d'adiphénine *i:* Adifenino cloridrato

5 **Adrenalin,** Epinephrinum, Adrenalinum
e: Epinephrine *f:* Epinephrine *i:* Epinefrina, Adrenalina

6 **Neutrale Adrenalin-Augentropfen,** Adrenalini oculoguttae neutrales, Oculoguttae Adrenalini neutrales, Oculoguttae Epinephrini neutrales

‡7 **Äthylacetat,** Aethylis acetas, Aethylium aceticum, Ethylacetat
e: Ethylacetate *f:* Acétate d'éthyle *i:* Etile acetato

8 **Äthylendiamin,** Aethylendiaminum; Ethylendiamin
e: Ethylenediamine *f:* Éthylènediamine *i:* Etilendiamina

‡9 **Äthylenglykolsalicylat,** Aethylenglycoli salicylas
e: Glycol salicylate *f:* Salicylate de glycole *i:* Glicole salicilato

10 **Äthylmorphinhydrochlorid-Augentropfen,** Aethylmorphini hydrochloridi oculoguttae, Oculoguttae Aethylmorphini hydrochlorici

11 **Agaricinsäure,** Acidum agaricinicum
e: Agaric acid *f:* Acide agarique *i:* Acido agarico

268 **Allopurinol,** Allopurinolum
e: Allopurinol *f:* Allopurinol *i:* Allopurinolo

240 **Aluminiumchlorid-hexahydrat,** Aluminii chloridum hexahydricum, Aluminium chloratum hexahydricum
e: Aluminium chloride *f:* Chlorure d'aluminium *i:* Cloruro di alluminio

12 **Amantadinhydrochlorid,** Amantadini hydrochloridum, Amantadinum hydrochloricum
e: Amantadine hydrochloride *f:* Chlorhydrate d'amantadine *i:* Amantadina cloridrato

241 **Verdünnte Ameisensäure,** Acidum formicicum dilutum
e: Dilute formic acid *f:* Acide formique dilué *i:* Acido formico diluito

13 **Aminocapronsäure,** Acidum aminocaproicum
e: Aminocaproic acid *f:* Acide aminocaproique *i:* Acido amminocapronico

14 **Aminochinurid,** Aminochinuridum
e: Aminoquinuride *f:* Aminoquinuride

15 **Aminomethylbenzoesäure,** Acidum aminomethylbenzoicum
e: Aminomethylbenzoic acid *f:* Acide aminométhylbenzoique *i:* Acido amminometilbenzoico

242 **Ammoniaklösung 10 Prozent,** Ammonii hydroxidi solutio 10 per centum, Liquor Ammonii caustici
e: Dilute Ammonia solution *f:* Ammoniaque diluée 10% *i:* Ammoniaca diluita 10%

16 **Ammoniumbituminosulfonat-Salbe,** Ammonii bituminosulfonatis unguentum, Unguentum Ammonii bituminosulfonici

243 **Ammoniumeisen(III)-citrat,** Ammonii ferri citras, Ferrum citricum ammoniatum
e: Ammonium ferric citrate, Ferric ammonium citrate *f:* Citrate de fer(III) et d'ammonium *i:* Ferro citrato ammoniacale

‡17 **Ammoniumsulfobitol,** Ammoniumsulfobitolum
e: Ammonium salts of sulfonated shale oils *f:* Sels d'ammonium d'huiles de schistes sulfonées

18 **Amobarbital,** Amobarbitalum, Acidum aethylisoamylbarbituricum
e: Am(yl)obarbitone *f:* Amobarbital *i:* Etilisoamilmalonilurea

269 **Angelikawurzel,** Angelicae radix, Radix Angelicae
e: Angelica root *f:* Racine d'àngélique *i:* Radice di angelica
‡19 **Anthrarobin,** Anthrarobinum
e: Anthrarobine *f:* Anthrarobin *i:* Anthrarobina
‡20 **Atropinsulfat-Augentropfen,** Atropini sulfatis oculoguttae, Oculoguttae Atropini sulfurici
21 **Atropinsulfat-Injektionslösung,** Atropini sulfatis solutio iniectabilis, Solutio Atropini sulfurici pro iniectione
22 **Viskoser Augenarzneiträger,** Oculoguttae viscosae; Künstliche Tränenflüssigkeit
23 **Einfache Augensalbe,** Oculentum simplex, Unguentum ophthalmicum simplex
270 **Avocadoöl,** Avocado oleum, Oleum Avocado
e: Avocado pear oil *f:* Huile d'avocade *i:* Olio di avocado

B

24 **Bamethansulfat,** Bamethani sulfas, Bamethanum sulfuricum
e: Bamethane sulfate, Butylnorsynephrine *f:* Sulfate de baméthane *i:* Bametana solfato
‡25 **Beinwellwurzel,** Symphyti radix, Radix Symphyti
e: Comfrey root *f:* Racine de grande Consoude *i:* Radice consolido maggiore
26 **Belladonnatinktur,** Belladonnae tinctura, Tinctura Belladonnae
27 **Benediktenkraut,** Cnici benedicti herba, Herba Cnici benedicti
e: Blessed thistle *f:* Chardon bénit *i:* Cardo santo
‡28 **Benzbromaron,** Benzbromaronum
e: Benzbromarone *f:* Benzbromarone *i:* Benzbromarono
‡29 **Benzylalkohol,** Alcohol benzylicus
e: Benzyl alcohol *f:* Alcool benzylique *i:* Alcool benzilico
30 **Benzylbenzoat,** Benzylis benzoas, Benzylium benzoicum
e: Benzyl benzoate *f:* Benzoate de benzyle *i:* Benzoato di benzile
31 **Benzylmandelat,** Benzylis mandelas, Benzylium amygdalicum
e: Benzyl mandelate *f:* Mandélate de benzyle *i:* Benzile mandorlato
32 **Benzylnicotinat,** Benzylis nicotinas, Benzylium nicotinicum
e: Benzyl nicotinate *f:* Nicotinate de benzyle *i:* Benzile nicotinato
‡33 **Besenginsterkraut,** Sarothamni scoparii herba, Herba Sarothamni scoparii
e: Broom tops *f:* Herbe de genêt
244 **Betainchlorid,** Betainii chloridum, Betainum hydrochloricum
e: Betaine hydrochloride *f:* Chlorhydrate de bétaine *i:* Betaina cloridrato
271 **Biotin,** Biotinum; Vitamin H, Vitamin B_7
e: Biotin *f:* Biotine *i:* Biotina
34 **Bisacodyl,** Bisacodylum
e: Bisacodyl *f:* Bisacodyl *i:* Bisacodile
245 **Bitterkleeblätter,** Trifolii fibrini folium, Folia Trifolii fibrini
e: Buckbean leaves *f:* Feuilles de ményanthe, Feuille de trèfle des marais *i:* Foglie di trifoglio fibrino
35 **Blei(II)-oxid,** Plumbi monoxidum, Plumbum oxydatum; Lithargyrum
e: Lead monoxide *f:* Monoxyde de plomb *i:* Piombo monossido
36 **Bleipflaster,** Plumbi emplastrum, Emplastrum Plumbi, Emplastrum Lithargyri
‡246 **Bleipflastersalbe,** Plumbi emplastri unguentum, Unguentum diachylon
37 **Bohnenhülsen,** Phaseoli pericarpium, Fructus Phaseoli sine Semine, Pericarpium Phaseoli
e: Pericarp of the bean *f:* Ecale de fève *i:* Pericarpio di fagiuolo
38 **Boldoblätter,** Boldo folium, Folia Boldo
e: Boldo leaves *f:* Feuilles de boldo *i:* Boldo foglie
‡39 **Brillantgrün,** Viride nitens; Äthylgrün, Diamantgrün G, Malachitgrün G, Smaragdgrün, Solidgrün
e: Brilliant green *f:* Vert brillant *i:* Verde brillante
272 **Bromhexinhydrochlorid,** Bromhexini hydrochloridum; Bromhexinum hydrochloricum
e: Bromhexine hydrochloride *f:* Clorhydrate de bromhexine *i:* Bromhexina cloridrato

247 **Bruchkraut,** Herniariae herba, Herba Herniariae
e: Flax weed herb *f:* Herbe de Turc
40 **Bupivacainhydrochlorid,** Bupivacaini hydrochloridum, Bupivacainum hydrochloricum
e: Bupivacaine hydrochloride *f:* Chlorure de bupivacaine *i:* Cloridrato de bupivacaina
41 **Butoxycaini hydrochlorid,** Butoxycaini hydrochloridum, Butoxycainum hydrochloricum
e: Butoxycain hydrochloride *f:* Chlorhydrate de butoxycaine *i:* Butoxycaina cloridrato

C

42 **Calciumarachinat,** Calcii arachinas, Calcium arachinicum
e: Calcium arachinate *f:* Arachinate de calcium *i:* Calcio arachinato
248 **Calciumcitrat-tetrahydrat,** Calcii citras tetrahydricus, Calcium citricum
e: Calcium citrate *f:* Citrate de calcium *i:* Calcio citrato
249 **Calciumdobesilat,** Calcii dobesilas
e: Calcium dobesilate *f:* Dobésilate de calcium *i:* Dobesilato di calcio
*43 **Calciumphosphinat,** Calcii phosphinas, Calcium phosphinicum; Calciumhypophosphit
e: Calcium phosphinate *f:* Phosphinate de calcium *i:* Calcio fosfinato
44 **Calciumstearat,** Calcii stearas, Calcium stearinicum
e: Calcium stearate *f:* Stéarate de calcium *i:* Calcio stearato
45 **Carbachol,** Carbacholum, Carbacholinium chloratum, Carbacholum chloratum
e: Carbachole *f:* Carbachole *i:* Carbacolo
46 **Carbachol-Augentropfen,** Carbacholi oculoguttae, Oculoguttae Carbacholi
47 **Carbenoxolon-Dinatrium,** Carbenoxolonum dinatricum
e: Carbenoxolone disodium *f:* Carbenoxolone bisodique *i:* Carbenoxolone bisodico
*48 **Cetylalkohol,** Alcohol cetylicus
e: Cetyl alcohol *f:* Alcool cétylique, Alcool hexadecylique *i:* Alcool cetilico
49 **Chloramphenicol-Augentropfen,** Chloramphenicoli oculoguttae, Oculoguttae Chloramphenicoli
50 **Chlorchinaldol,** Chlorquinaldolum
e: Chlorquinaldol *f:* Chlorquinaldol *i:* Clorchinaldolo
*51 **Chlorhexidinacetat,** Chlorhexidini acetas, Chlorhexidinum aceticum
e: Chlorhexidine acetate *f:* Acétate de chlorhexidine *i:* Clorhexidina acetato
52 **Chlorkresol,** Chlorocresolum
e: Chlorocresol *f:* Chlorocrésol *i:* Clorocresolo
53 **Chlorochindiphosphat,** Chloroquini diphosphas, Chlorochinum diphosphoricum
e: Chloroquine phosphate *f:* Phosphate de chloroquine *i:* Clorochina bifosfato
*54 **Chlorphenaminhydrogenmaleat,** Chlorphenamini hydrogenomaleas, Chlorphenaminum maleicum
e: Chlorphenamine maleate *f:* Maléate de chlorphénamine *i:* Clorfenamina maleato
55 **Chlorprothixen,** Chlorprothixenum
e: Chlorprothixene *f:* Chlorprothixène *i:* Clorprotissene
56 **Chlortheophyllin,** Chlortheophyllinum
e: Chlortheophylline *f:* Chlorthéophylline *i:* Clorteofillina
57 **Chlorthymol,** Chlorothymolum
e: Chlorothymol *f:* Chlorothymol *i:* Clorotimolo
58 **Chlorxylenol,** Chloroxylenolum
e: Chloroxylenol *f:* Chloroxylénol *i:* Cloroxilolo
59 **Chlorzoxazon,** Chlorzoxazonum
e: Chlorzoxazone *f:* Chlorzoxazone *i:* Clorzoxazone
60 **Chromtrioxid,** Chromii trioxidum, Acidum chromicum
e: Chromium trioxide *f:* Acide chromique *i:* Acido cromico
61 **Clioquinol,** Clioquinolum, Iodochloroxychinolinum
e: Clioquinol *f:* Iodochlorohydroxyquinoléine *i:* Iodocloroossichinolina
62 **Cloxiquin,** Cloxiquinum, Chloroxychinolinum
e: Chlorhydroxyquinoline *f:* Chlorohydroxyquinoléine *i:* Cloroossichinolina

‡63 **Coffeincitrat,** Coffeini citras, Coffeinum citricum
e: Caffeine citrate *f:* Citrate de caféine *i:* Caffeina citrato

64 **Collodium,** Collodium
e: Collodion *f:* Collodion *i:* Collodio

65 **Elastisches Collodium,** Collodium elasticum
e: Collodion flexible *f:* Collodion élastique *i:* Collodio elastico

66 **Collodiumwolle,** Pyroxilinum, Cellulosum nitricum; Nitrocellulose
e: Cellulose dinitrate *f:* Fulmicoton officinale *i:* Cotone collodio

250 **Condurangorinde,** Condurango cortex, Cortex Condurango
e: Eagle-vine bark, Condurango bark *f:* Ecorce de condurango *i:* Corteccia di condurango

67 **Curcumawurzelstock,** Curcumae longae rhizoma, Rhizoma Curcumae longae
e: Turmeric root *f:* Rhizome de curcuma *i:* Rizoma di curcuma longa

68 **Cyclophosphamid,** Cyclophosphamidum
e: Cyclophosphamide *f:* Cyclophosphamide *i:* Ciclofosfamida

D

‡69 **Dehydrocholsäure,** Acidum dehydrocholicum
e: Dehydrocholic acid *f:* Acide déhydrocholique *i:* Acido deidrocolico

70 **Dequaliniumchlorid,** Dequalinii chloridum, Dequalinium chloratum
e: Dequalinium chloride *f:* Chlorure de dequalinium *i:* Dequalinio cloruro

‡251 **Dextropropoxyphenhydrochlorid,** Dextropropoxypheni hydrochloridum
e: (Dextro)propoxyphene hydrochloride *f:* Chlorhydrate de (dextro)propoxyphene *i:* D-Propossifene cloridrato

71 **Diäthylstilböstroldimethyläther,** Diaethylstilboestroli dimethylas, Diaethylstilboestrolum dimethylicum
e: Diethylstilbestrol methylether *f:* Diéthylstilboestrol méthylique *i:* Diethylstilbestrolo metilico

72 **Dibromsalicylamid,** Dibromsalicylamidum
e: Dibromosalicylamide *f:* Dibromosalicylamide *i:* Dibromosalicilamida

73 **Dihydralazinsulfat,** Dihydralazini sulfas, Dihydralazinum sulfuricum
e: Dihydralazine sulphate *f:* Sulfate de dihydralazine *i:* Diidralazina solfato

273 **Dihydroxyaceton,** Dihydroxyacetonum
e: Dihydroxyacetone *f:* Dihydroxyacétone *i:* Diidrossiacetone

74 **Dijodtyrosin,** Diiodtyrosinum
e: Diiodotyrosine *f:* Diiodotirosine *i:* Diiodotirosina

‡75 **Diphenhydraminhydrochlorid,** Diphenhydramini hydrochloridum, Diphenhydraminum hydrochloricum
e: Diphenhydramine hydrochloride *f:* Chlorhydrate de diphénhydramine *i:* Difenhidramina cloridrato

‡76 **Disulfiram,** Disulfiramum
e: Disulfiram *f:* Disulfirame

*77 **Dithranol,** Dithranolum
e: Dithranol *f:* Dithranol *i:* Dithranolo

E

78 **Eichenrinde,** Quercus cortex, Cortex Quercus
e: Oak bark *f:* Écorce de chêne *i:* Quercia corteccia

79 **Eisen(III)-chlorid,** Ferri chloridum, Ferrum sesquichloratum cristallisatum
e: Ferric chloride *f:* Chlorure de fer (III) *i:* Cloruro di ferro (III)

‡80 **Ethenzamid,** Ethenzamidum, 2-Aethoxybenzamidum
e: o-Ethoxybenzamide *f:* o-Éthoxybenzamide *i:* o-Etossibenzammide

81 **Ethionamid,** Ethionamidum
e: Ethionamide *f:* Éthionamide *i:* Etionamide

‡82 **Ethosuximid,** Ethosuximidum
e: Ethosuximide *f:* Éthosuximide *i:* Etosuximida

83 **Etilefrinhydrochlorid,** Etilefrini hydrochloridum, Etilefrinum hydrochloricum
e: Etilefrine hydrochloride *f:* Chlorhydrate d'étiléfrine *i:* Etilefrina cloridrato

84 **Eugenol,** Eugenolum
e: Eugenol *f:* Eugénol *i:* Eugenolo

F

274 **Fenchelwasser,** Foeniculi aqua, Aqua Foeniculi

85 **Flohsamen,** Psyllii semen, Semen Psyllii
e: Psyllium *f:* Graine de psyllium *i:* Seme di psillo

86 **Indische Flohsamen,** Plantaginis ovatae semen, Semen Plantaginis ovatae
e: Ispaghula, Indian plantago seeds

87 **Indische Flohsamenschalen,** Plantaginis ovatae testa, Testa Plantaginis ovatae; Ispaghula-Samenschalen
e: Ispaghula husk

88 **Flufenaminsäure,** Acidum flufenamicum
e: Flufenamic acid *f:* Acide flufénamique *i:* Acido flufenamico

‡89 **Fluocinolonacetonid,** Fluocinoloni acetonidum
e: Fluocinolone acetonide *f:* Acétonide de fluocinolone *i:* Fluocinolone acetonide

90 **Fluocinonid,** Fluocinonidum
e: Fluocinonide *f:* Fluocinonide *i:* Fluocinonide

91 **Fluphenazindihydrochlorid,** Fluphenazini dihydrochloridum, Fluphenazinum dihydrochloricum
e: Fluphenazine hydrochloride *f:* Dichlorhydrate de fluphénazine *i:* Flufenazina dicloridrato

92 **Fomocainhydrochlorid,** Fomocaini hydrochloridum, Fomocainum hydrochloricum
e: Fomocaine hydrochloride *f:* Chlorure de fomocaine *i:* Cloridrato de fomocaina

93 **Fosfestrol-Natrium,** Fosfestrolum natricum
e: Fosfestrol sodium *f:* Fosfestrol sodique *i:* Fosfestrolo sodico

252 **Franzbranntwein,** Vini gallici spiritus, Spiritus Vini gallici

‡94 **Fructose-Infusionslösungen,** Laevulosi solutiones infundibiles

‡95 **Fructose-Injektionslösungen,** Laevulosi solutiones iniectabiles

96 **Fuchsin,** Fuchsinum
e: Magenta *f:* Fuchsine *i:* Fucsina

G

97 **Gentianaviolett,** Methylrosanilinii chloridum, Methylrosanilinium chloratum; Methylviolett, Pyoktanin
e: Crystal violet *f:* Violet cristallisé *i:* Violetto di genziana

‡98 **Glucose-Infusionslösungen,** Dextrosi solutiones infundibiles

‡99 **Glucose-Injektionslösungen,** Dextrosi solutiones iniectabiles

100 **Glutethimid,** Glutethimidum
e: Glutethimide *f:* Glutéthimide *i:* Glutetimida

101 **Glycerolgel,** Glyceroli mucilago

102 **Alkoholische Glyceroltrinitrat-Lösung,** Glyceroli trinitratis solutio spirituosa, Nitroglycerinum solutum

103 **Guaifenesin,** Guaifenesinum, Guajacolum glycerinicum
e: Guaifenesin *f:* Guaifénésine *i:* Guaifenesina

H

104 **Hamamelisblätter,** Hamamelidis folium, Folia Hamamelidis
e: Hamamelis leaves *f:* Feuilles d'hamamélis de virginie *i:* Amamelide foglie

105 **Hamamelisrinde,** Hamamelidis cortex, Cortex Hamamelidis
e: Hamamelis bark *f:* Écorce d'hamamélis de virginie *i:* Corteccia di Amamelide
106 **Hauhechelwurzel,** Ononidis radix, Radix Ononidis
e: Restharrow root *f:* Racine de bugrane *i:* Ononide radice
107 **Heidelbeeren,** Myrtilli fructus, Fructus Myrtilli
e: Common blue berries *f:* Baies de myrtille *i:* Bacca di mirtillo
108 **Herbstzeitlosensamen,** Colchici semen, Semen Colchici
e: Colchicum seed *f:* Semences de colchique *i:* Semen colchico
109 **Hexachlorophen,** Hexachlorophenum
e: Hexachlorophane *f:* Hexachlorophéne *i:* Esaclorofene
110 **Hexetidin,** Hexetidinum
e: Hexetidine *f:* Hexetidine *i:* Esetidina
111 **Hexetylamincitrat,** Hexetylamini citras, Hexetylaminum citricum
e: Hexetylamine citrate *f:* Citrate d'hexetylamine *i:* Esetilammina citrato
112 **Hexobarbital-Natrium,** Hexobarbitalum natricum
e: Hexobarbitone sodium *f:* Hexobarbital sodique *i:* Esobarbitone sodico
253 **Holunderblüten,** Sambuci flos, Flores Sambuci; Fliedertee
e: Elder flowers *f:* Fleurs de sureau *i:* Fiore di sambuco
113 **Hydrochlorothiazid,** Hydrochlorothiazidum
e: Hydrochlorothiazide *f:* Hydrochlorothiazide *i:* Idroclorotiazide
114 **Hydroxyäthylcellulose,** Hydroxyaethylcellulosum
e: Hydroxyethylcellulose *f:* Hydroxyethylcellulose *i:* Etilidrossicellulosa

I

254 **Ibuprofen,** Ibuprofenum
e: Ibuprofen *f:* Ibuprofene *i:* Ibuprofena
115 **Idoxuridin,** Idoxuridinum
e: Idoxuridine *f:* Idoxuridine *i:* Idossuridina
275 **myo-Inositol,** myo-Inositolum; meso-Inosit
e: Inositol *f:* Inositol *i:* Inositolo
‡116 **Isopropylalkohol,** Alcohol isopropylicus
e: Isopropyl alcohol *f:* Alcool isopropylique *i:* Alcool isopropilico

J

117 **Johanniskraut,** Hyperici herba, Herba Hyperici
e: St. John's wort *f:* Millepertuis *i:* Iperico

K

276 **Kaliseife,** Sapo kalinus
118 **Kaliumacetat,** Kalii acetas, Kalium aceticum
e: Potassium acetate *f:* Acétate de potassium *i:* Potassio acetato
119 **Kaliumdihydrogenphosphat,** Kalii dihydrogenophosphas, Kalium dihydrogenphosphoricum
e: Potassium dihydrogen phosphate *f:* Phosphate monopotassique *i:* Potassio fosfato monobasico
‡120 **Kaliumhydroxid,** Kalii hydroxidum, Kalium hydroxydatum
e: Potassium hydroxide *f:* Hydroxyde de potassium *i:* Idrossido di potassio
277 **Reinstes Kaliumhydroxid,** Kalii hydroxidum purissimum, Kalium hydroxydatum purissimum
e: Potassium hydroxide *f:* Hydroxyde de potassium *i:* Idrossido di potassio
121 **Kaliumhydroxychinolinsulfat,** Kalii hydroxychinolinii sulfas, Kalium oxychinolinium sulfuricum
e: Potassium hydroxyquinoline sulphate *f:* Sulfate d'hydroxy-8-quinoléine et de potassium *i:* Potassio idrossichinolinio solfato
278 **Kaliumjodid-Augentropfen,** Kalii iodici oculoguttae, Oculoguttae Kalii jodati

‡122 **Einmolare Kaliumlactat-Lösung,** Kalii lactatis solutio monomolaris
‡123 **Kaliummonohydrogenphosphat,** Kalii monohydrogenophosphas, Kalium phosphoricum
e: Dipotassium hydrogen phosphate *f:* Phosphate dipotassique *i:* Potassio fosfato dibasico
124 **Kaliumsulfat,** Kalii sulfas, Kalium sulfuricum
e: Potassium sulphate *f:* Sulfate de potassium *i:* Solfato di potassio
125 **Kaliumtartrat,** Kalii tartras, Kalium tartaricum
e: Potassium tartrate *f:* Tartrate de potassium neutre *i:* Potassio tartrato
279 **Kardamomen,** Cardamomi fructus, Fructus Cardamomi
e: Cardamom fruits *f:* Cardamome du Malabar *i:* Frutto de cardamomo
‡126 **Gefällte Kieselsäure,** Acidum silicicum praecipitatum
e: Precipitated silicic acid *f:* Acide silicique précipité *i:* Acido silicico precipitato
127 **Kupfersulfat,** Cupri sulfas, Cuprum sulfuricum
e: Copper sulphate *f:* Sulfate de cuivre *i:* Solfato di rame

L

280 **Lavendelblüten,** Lavandulae flos, Flores Lavandulae
e: Lavender flowers *f:* Fleurs de lavande *i:* Fiore di lavanda
281 **Leinöl,** Lini oleum, Oleum Lini
e: Linseed oil *f:* Huile de lin *i:* Olio di lino
282 **Liebstöckelwurzel,** Levistici radix, Radix Levistici
e: Lovage root *f:* Racine de livèche *i:* Radice di levistico
128 **Löwenzahn,** Taraxaci radix cum herba, Radix Taraxaci cum Herba
e: Dandelion root and herb *f:* Racine et herbe de dent de lion *i:* Radice e erba del tarassaco
129 **L-Lysinhydrochlorid,** L-Lysini hydrochloridum, L-Lysinum hydrochloricum
e: Lysine monohydrochloride *f:* Monochlorhydrate de lysine *i:* Lisina cloridrato

M

130 **Magnesiumhydrogenaspartat,** Magnesii aspartas, Magnesium asparticum
e: Magnesium aspartate *f:* Aspartate de magnésium *i:* Aspartato di magnesio
131 **Magnesium-L-hydrogenaspartat,** Magnesii-L-aspartas, Magnesium-L-asparticum
e: Magnesium L-aspartate *f:* L-Aspartate de magnésium *i:* L-Aspartato di magnesio
283 **Mandelöl,** Amygdalae oleum, Oleum Amygdalarum
e: Almond oil *f:* Huile d'amande *i:* Olio di mandorle
‡132 **Mannit,** Mannitolum, Mannitum
e: Mannitol *f:* Mannitol *i:* Mannitolo
*133 **Mannit-Infusionslösungen,** Mannitoli infundibiles solutiones
‡134 **Mannit-Injektionslösungen,** Mannitoli iniectabiles solutiones
135 **Medazepam,** Medazepamum
e: Medazepam *f:* Médazépam
‡136 **Mepivacainhydrochlorid,** Mepivacaini hydrochloridum, Mepivacainum hydrochloricum
e: Mepivacaine hydrochloride *f:* Chlorure de mepivacaine *i:* Cloridrato de mepivacaina
‡137 **Merbromin,** Merbrominum
e: Mercurochrome *f:* Merbromine sodique *i:* Mercurocromo, Merbromina
138 **Methaqualon,** Methaqualonum
e: Methaqualone *f:* Méthaqualone *i:* Metaqualone
139 **Methylcellulose für Augentropfen,** Methylcellulosum ophthalmicum
e: Methylcellulose ophthalmic *f:* Methylcellulose ophthalmique *i:* Metilcellulosa oftalmiche
‡140 **Methylnicotinat,** Methylis nicotinas, Methylium nicotinicum
e: Methyl nicotinate *f:* Nicotinate de méthyle *i:* Metile nicotinato
255 **Mistelkraut,** Visci albi herba, Herba Visci albi
e: White Mistletoe *f:* Gui de chêne *i:* Erba di vischio

N

141 **Naphazolinhydrochlorid,** Naphazolini hydrochloridum, Naphazolinum hydrochloricum
e: Naphazoline chloride *f:* Chlorhydrate de naphazoline *i:* Nafazolina cloridrato

284 **Naphazolinhydrochlorid-Augentropfen,** Naphazolini hydrochloridi oculoguttae, Oculoguttae Naphazolini hydrochlorici

142 **Naphazolinnitrat,** Naphazolini nitras, Naphazolinum nitricum
e: Naphazoline nitrate *f:* Nitrate de naphazoline *i:* Nafazolina nitrato

*143 **2-Naphthol,** 2-Naptholum
e: 2-Naphthol *f:* β-Naphtol *i:* 2-Naftolo

‡144 **Isotonische Natriumchlorid-Lösung,** Natrii chloridi solutio isotonica, Solutio Natrii chlorati isotonica

‡145 **Natriumcyclamat,** Natrii cyclamas, Natrium cyclamicum
e: Sodium cyclamate *f:* Cyclamate de sodium *i:* Ciclamato di sodio

146 **Natriumdibunat,** Natrii dibunas, Natrium dibunicum
e: Sodium dibunate *f:* Dibunate de sodium *i:* Sodio dibunato

*147 **Natriumdioctylsulfosuccinat,** Natrii dioctylsulfosuccinas, Natrium dioctylsulfosuccinicum
e: Dioctyl sodium sulfosuccinate *f:* Dioctyl sulfosuccinate de sodium *i:* Dioctil sulfosuccinate sodio

*148 **Natriumdisulfit,** Natrii disulfis, Natrium disulfurosum; Natriummetabisulfit, Natriumpyrosulfit
e: Sodium metabisulphite *f:* Disulfite de sodium *i:* Sodio metabisolfito

*149 **Natriumfluorid,** Natrii fluoridum, Natrium fluoratum
e: Sodium fluoride *f:* Fluoride de sodium *i:* Fluoruro di sodio

285 **Natriumhydroxid,** Natrii hydroxidum, Natrium hydroxydatum
e: Sodium hydroxide *f:* Hydroxyde de sodium *i:* Sodio idrossido

286 **Reinstes Natriumhydroxid,** Natrii hydroxidum purissimum, Natrium hydroxydatum purissimum
e: Sodium hydroxide *f:* Hydroxyde de sodium *i:* Sodio idrossido

*150 **Zusammengesetzte Natriumlactat-Infusionslösung,** Natrii lactatis solutio infundibilis composita, Solutio Natrii lactici composita pro infusione

*151 **Einmolare Natriumlactat-Lösung,** Natrii lactatis solutio monomolaris

*152 **Natriumphosphinat,** Natrii phosphinas, Natrium phosphinicum, Natrium hypophosphorosum
e: Sodium phosphinate *f:* Phosphinate de sodium *i:* Sodio fosfinato

153 **Nitrofural,** Nitrofuralum
e: Nitrofurazone *f:* Nitrofurale *i:* Nitrofurazona

287 **(+)-Norpseudoephedrinhydrochlorid,** (+)-Norpseudoephedrini hydrochloridum, (+)-Norpseudoephedrinum hydrochloricum
e: D-Norpseudoephedrine hydrochloride *f:* Chlorhydrate de D-Norpseudoephédrine *i:* D-Norpseudoefedrina cloridrato

O

256 **Odermennigkraut,** Agrimoniae herba, Herba Agrimoniae
e: Agrimony herb, Liverwort *f:* Herbe d'aigrimoine eupatoire *i:* Erba di agrimonia

154 **Ölsäure,** Acidum oleicum, Acidum oleinicum
e: Oleic acid *f:* Acide oléique *i:* Acido oleico

155 **Oleanderblätter,** Oleandri folium, Folia Oleandri
e: Rosebay leaves *f:* Feuilles d'oléandre *i:* Leandro foglie

156 **Oxazepam,** Oxazepamum
e: Oxazepam *f:* Oxazépame

157 **Oxeladindihydrogencitrat,** Oxeladini dihydrogenocitras, Oxeladinum citricum
e: Oxeladine citrate *f:* Citrate d'oxéladine *i:* Oxeladina citrato

P

158 **Pecazinhydrochlorid,** Pecazini hydrochloridum, Pecazinum hydrochloricum
e: Pecazine hydrochloride *f:* Chlorhydrate de pecazine *i:* Cloridrato di pecazina

159 **Perazindimalonat,** Perazini dimalonas, Perazinum dimalonicum
e: Perazine dimalonate *f:* Pérazine dimalonate

288 **Pfefferminzwasser,** Menthae piperitae aqua, Aqua Menthae piperitae

257 **Verflüssigtes Phenol,** Phenolum liquefactum

160 **Phenprocoumon,** Phenprocoumonum
e: Phenprocoumon *f:* Phenprocoumone *i:* Fenprocumone

161 **Phenyläthanol,** Phenylaethanolum, Phenethanolum
e: Phenethyl alcohol *f:* Phénéthanol *i:* Feniletanolo

*162 **Phenylquecksilberborat,** Phenylhydrargyri boras, Phenylhydrargyrum boricum
e: Phenylmercuric borate *f:* Borate de phénylmercure *i:* Fenilmercurio borato

163 **Phenylquecksilbernitrat,** Phenylhydrargyri nitras, Phenylhydrargyrum nitricum
e: Phenylmercuric nitrate *f:* Nitrate de phénylmercure *i:* Fenilmercurio nitrato

*164 **Physostigminsalicylat-Augentropfen,** Physostigmini salicylatis oculoguttae, Oculoguttae Physostigmini salicylici; Eserinsalicylat-Augentropfen

*165 **Pilocarpinhydrochlorid-Augentropfen,** Pilocarpini hydrochloridi oculoguttae, Oculoguttae Pilocarpini hydrochlorici

‡166 **Podophyllin,** Podophyllinum, Resina Podophylli
e: Podophyllum resin *f:* Résine de podophylle *i:* Podofillina

167 **Podophyllwurzelstock,** Podophylli rhizoma, Rhizoma Podophylli
e: Podophyllum *f:* Rhizome de podophylle *i:* Rizoma di podofillo

*168 **Polyoxyäthylenglycerolmonostearat,** Polyoxyaethylenglyceroli monostearas, Polyoxyaethylenglycerolum monostearinicum
e: Polyoxyethylene-glycerol-monostearate *f:* Stéarate de polyoxyethyléneglycérol *i:* Poliossietilenglicerolo-monostearato

258 **Polyoxyäthylenglyceroltri-hydroxystearat 40,** Polyoxyaethyleni glyceroli tri-hydroxystearas 40, Polyoxyaethylenglycerolum tri-oxystearinicum 40
e: Glycerol-polyoxyethylene trioxystearate 40 *f:* Trioxystéarate de glycérol-polyoxyethylene 40 *i:* Glicerol-poliossietileno-triossistearato 40

‡169 **Polyvidon-Jod,** Polyvidonum-Iodum
e: Povidone-Iodine *f:* Polyvinylpyrrolidone iodée *i:* Polivinilpirrolidone-Iodio

289 **Polyvidon-Jod-Lösung,** Polyvidoni-Iodi solutio, Solutio Polyvinylpyrrolidoni-Jod

290 **Polyvidon-Jod-Salbe,** Polyvidoni-Iodi unguentum, Unguentum Polyvinylpyrrolidoni-Jodi

*170 **Lösliches Polyvinylpyrrolidon,** Polyvinylpyrrolidonum solubile
e: Povidone *f:* Polyvidone *i:* Polividone

171 **Unlösliches Polyvinylpyrrolidon,** Polyvinylpyrrolidonum insolubile
e: Povidone crosslinked *f:* Polyvidone insoluble *i:* Polividone insolubile

291 **Propanidid,** Propanididum
e: Propanidid *f:* Propanidide *i:* Propanidide

172 **Propyphenazon,** Propyphenazonum; Isopropylantipyrin
e: Propyphenazone *f:* Propyphénazone *i:* Propifenazone

173 **Proscillaridin,** Proscillaridinum
e: Proscillaridin *f:* Proscillaridine *i:* Proscillaridina

174 **Pyridostigminbromid,** Pyridostigminii bromidum, Pyridostigminium bromatum
e: Pyridostigmine bromide *f:* Bromure de pyridostigmine *i:* Piridostigmina bromuro

Q

175 **Quebrachorinde,** Quebracho cortex, Cortex Quebracho
e: Quebracho bark *f:* Ecorce de québracho

176 **Quecksilber(II)-amidochlorid,** Hydrargyri amidochloridum, Hydrargyrum praecipitatum
e: White precipitate *f:* Précipité blanc *i:* Precipitato bianco

177 **Rotes Quecksilberoxid,** Hydrargyri oxidum rubrum, Hydrargyrum oxydatum rubrum
e: Red mercuric oxide *f:* Oxyde mercurique rouge *i:* Mercurio ossido rosso
‡178 **Rotes Quecksilbersulfid,** Hydrargyri sulfidum rubrum, Hydrargyrum sulfuratum rubrum; Cinnabaris
e: Cinnabar *f:* Cinabre *i:* Solfuro di mercurio(II), Cinabro

R

179 **Rosmarinblätter,** Rosmarini folium, Folia Rosmarini
e: Rosemary leaves *f:* Feuilles de romarin *i:* Ramarino foglie

S

180 **Nichtionische hydrophile Salbe,** Unguentum hydrophilicum nonionicum
181 **Wasserhaltige nichtionische hydrophile Salbe,** Unguentum hydrophilicum nonionicum aquosum, Unguentum emulsificans aquosum nonionicum
‡182 **Salicylamid,** Salicylamidum
e: Salicylamide *f:* Salicylamide *i:* Salicilammide
292 **Salicylcollodium,** Collodium salicylatum
*183 **Schafgarbenkraut,** Millefolii herba, Herba Millefolii
e: Milfoil *f:* Herbe de millefeuille *i:* Millefoglie erba
184 **Seifenrinde,** Quillaiae cortex, Cortex Quillaiae
e: Quillaia bark *f:* Ecorce de quillaya *i:* Corteccia di quillaia saponaria
293 **Seifenspiritus,** Spiritus saponatus
185 **Rote Seifenwurzel,** Saponariae rubrae radix, Radix Saponariae rubrae
e: Soap root *f:* Racine de saponaire officinale *i:* Radice di saponaria rossa
259 **Schwarze Senfsamen,** Sinapis nigrae semen, Semen Sinapis
e: Mustard seed *f:* Graine de moutarde noire *i:* Senapa vera
*186 **Silbereiweiß-Acetyltannat,** Argenti albumino-acetylotannas, Argentum albumino-acetylotannicum
*187 **Silbereiweiß-Acetyltannat-Augentropfen,** Argenti albumino-acetylotannatis oculoguttae, Oculoguttae Argenti albumino-acetylotannici
‡188 **Mexikanisches Skammoniaharz,** Scammoniae mexicanae resina, Resina Scammoniae mexicanae
e: Scammony resin *f:* Résine de scammonée du Mexique
189 **Mexikanische Skammoniawurzel,** Scammoniae mexicanae radix, Radix Scammoniae mexicanae
e: Mexican scammony root *f:* Racine de scammonée du Mexique
190 **Sorbinsäure,** Acidum sorbicum, Acidum sorbinicum
e: Sorbic acid *f:* Acide sorbique *i:* Acido sorbico
*191 **Sorbit-Infusionslösungen,** Sorbitoli solutiones infundibiles
*192 **Sorbit-Injektionslösungen,** Sorbitoli solutiones iniectabiles
193 **Stearinsäure,** Acidum stearicum, Acidum stearinicum
e: Stearic acid *f:* Acide stéarique *i:* Acido stearico
260 **Steinkohlenteer,** Lithanthracis pix, Pix Lithanthracis
e: Coaltar *f:* Goudron de houille *i:* Catrame di carbone fossile
261 **Steinkohlenteerlösung,** Lithanthracis picis liquor, Liquor Carbonis detergens
262 **Stiefmütterchenkraut,** Violae tricoloris herba, Herba Violae tricoloris
e: Heartsease herb *f:* Herbe de Pensée sauvage *i:* Viola tricolore
194 **Strophanthussamen,** Strophanthi grati semen, Semen Strophanthi grati
e: Strophanthus seed *f:* Semences de strophanthus *i:* Strofanto seme
195 **Sulbentin,** Sulbentinum
e: Sulbentine *f:* Sulbentine *i:* Sulbentina
196 **Sulfacarbamid,** Sulfacarbamidum
e: Sulfacarbamide *f:* Sulfanylurée *i:* Solfacarbamide

197 **Sulfalen,** Sulfalenum
e: Sulfametopyrazine *f:* Sulfalène *i:* Solfametopirazina
198 **Sulfamethoxypyridazin,** Sulfamethoxypyridazinum
e: Sulphamethoxypyridazine *f:* Sulfaméthoxypyridazine *i:* Solfametossipiridazina

T

294 **Tannin-Eiweiß,** Albumini tannas, Albuminum tannicum
e: Albumin tannate *f:* Tannate d'Albumine *i:* Albumina con acido tannico
199 **Tetracainhydrochlorid-Augentropfen,** Tetracaini hydrochloridi oculoguttae, Oculoguttae Tetracaini hydrochlorici
*200 **Theophyllin-Äthylendiamin-Injektionslösung 2,5 Prozent (G/V),** Theophyllini et aethylendiamini solutio iniectabilis 2,5 per centum (G/V)
201 **Thiomersal,** Thiomersalum
e: Thiomersal *f:* Mercurothiolate sodique *i:* Sodio etil-mercurio-tiosalicilato
‡202 **Titandioxid,** Titanii dioxidum, Titanium dioxydatum
e: Titanium dioxide *f:* Oxyde de titane *i:* Titanio biossido
‡203 **Hochdisperses Titandioxid,** Titanii dioxidum colloidale, Titanium dioxydatum colloidale
e: Titanium dioxide highly dispersed *f:* Oxyde de titane fin dispersé *i:* Titanio biossido fino disperso
295 **Tolnaftat,** Tolnaftatum
e: Tolnaftate *f:* Tolnaftate *i:* Tolnaftate
263 **Tretinoin,** Tretinoinum; Vitamin-A-Säure
e: Tretinoin *f:* Tretinoine
204 **Triacetin,** Triacetinum
e: Triacetin *f:* Triacétine *i:* Triacetina
205 **Triäthanolamin,** Triaethanolaminum
e: Triethanolamine *f:* Triéthanolamine *i:* Trietanolammina
296 **Trifluperidolhydrochlorid,** Trifluperidoli hydrochloridum
e: Trifluperidol hydrochloride *f:* Chlorhydrate de triflupéridol *i:* Trifluperidol cloridrato
206 **Trihexyphenidylhydrochlorid,** Trihexyphenidyli hydrochloridum, Trihexyphenidylum hydrochloricum
e: Benzhexol hydrochloride *f:* Chlorhydrate de trihexyphénidyle *i:* Triesifenidile cloridrato
297 **Tropicamid,** Tropicamidum
e: Tropicamide *f:* Tropicamide *i:* Tropicamide

V

264 **Vincamin,** Vincaminum
e: Vincamine *f:* Vincamine *i:* Vincamina
265 **Vinylbital,** Vinylbitalum, Acidum methylbutylvinylbarbituricum
e: Vinylbitale *f:* Vinylbitale *i:* Vinilbital

W

298 **Warfarin-Natrium,** Warfarinum natricum
e: Warfarin sodium *f:* Warfarine de sodium *i:* Warfarina sodica
207 **Konserviertes Wasser,** Aqua conservata, Aqua conservans
208 **Weißdornbeeren,** Crataegi fructus, Fructus Crataegi
e: Hawthorn berries *f:* Fruits d'aubépine *i:* Frutti di biancospino

X

266 **Xylit für Injektionszwecke,** Xylitolum ad usum parenteralem
e: Xylitol *f:* Xylitol *i:* Xilitolo

Y

267 **Yohimbinhydrochlorid,** Yohimbini hydrochloricum
e: Yohimbine hydrochloride *f:* Chlorhydrate d'yohimbine *i:* Yohimbina cloridrato

Z

209 **Zinkoxidöl,** Zinci oxidi oleum, Oleum Zinci
(*e:* Zinc oxide oil *f:* Huile d'oxyde de zinc) (DAC '76)
210 **Weiche Zinkoxidpaste,** Zinci oxidi pasta mollis, Pasta Zinci mollis
(*e:* Zinc oxide soft paste *f:* Pâte mou d'oxyde de zinc) (DAC '76)
211 **Zinkoxidschüttelmixtur,** Zinci oxidi lotio, Lotio Zinci
*212 **Zinkstearat,** Zinci stearas, Zincum stearinicum
e: Zinc stearate *f:* Stéarate de zinc *i:* Zinco stearato
*213 **Zinksulfat-Augentropfen,** Zinci sulfatis oculoguttae, Oculoguttae Zinci sulfurici

Liste 2

Monographien des DAC 1972/78, die nicht mehr in den DAC-1979 aufgenommen worden sind. Davon wurden die Nr. (214)–(218) generell nicht wieder aufgenommen, die Nr. (219)–(221) für eine grundlegende Neubearbeitung zurückgestellt und die Nr. (222)–(239) in das Arzneibuch aufgenommen.

(214) Acidum silicicum praecipitatum leve, Gefällte leichte Kieselsäure
(215) Aethylendiamini hydras, Äthylendiaminhydrat
(216) Aprobarbitalum, Aprobarbital
(217) Jalapae brasiliensis resina, Brasilianisches Jalapenharz
(218) Jalapae brasiliensis tubera, Brasilianische Jalapenknollen
(219) Lupuli strobuli, Hopfenzapfen
(220) Oleae folium, Olivenblätter
(221) Rutae graveolentis herba, Rautenkraut
(222) Acidum undecylenicum, Undecylensäure
(223) Ammi visnagae fructus, Zahnstocher-Ammei
(224) Betulae folia, Birkenblätter
(225) Convallariae herba, Maiglöckchenkraut
(226) Curcuma zantorrhizae rhizoma, Javanischer Gelbwurzelstock
(227) Ferrosi gluconas, Eisen(II)-gluconat
(228) Hippocastani semen, Roßkastaniensamen
(229) Iniectabilia et infundibilia, Injektions- und Infusionszubereitungen
(230) Kalii citras, Kaliumcitrat
(231) Magnesii chloridum, Magnesiumchlorid
(232) Magnesii stearas, Magnesiumstearat
(233) Magnesii trisilicas, Magnesiumtrisilikat
(234) Natrii acetas, Natriumacetat
(235) Oculoguttae, Augentropfen
(236) Oleum neutrale, Neutralöl
(237) Propylenglycolum, Propylenglykol
(238) Silicii dioxidum, Kolloidales Siliciumdioxid
(239) Zinci undecylenas, Zinkundecylenat

Liste 3

In den DAC 1979 neuaufgenommene 28 Monographien, die in der 1. Ergänzung 1981 des DAC enthalten sind. Ihre Erstnamen sind hier alphabetisch nacheinander aufgeführt; sie wurden mit allem ihren Synonymen samt englischen, französischen und italienischen Bezeichnungen in die komplette Hauptliste (= Liste 1) der DAC-Monographien – unter Beibehalt dieser Nr. 240–267 – alphabetisch eingereiht.

240 Aluminiumchlorid-hexahydrat
241 Verdünnte Ameisensäure
242 Ammoniaklösung 10 Prozent
243 Ammoniumeisen(III)-citrat
244 Betainchlorid
245 Bitterkleeblätter
246 Bleipflastersalbe
247 Bruchkraut
248 Calciumcitrat-tetrahydrat
249 Calciumdobesilat
250 Condurangorinde
251 Dextropropoxyphenhydrochlorid
252 Franzbranntwein
253 Holunderblüten
254 Ibuprofen
255 Mistelkraut
256 Odermennigkraut
257 Verflüssigtes Phenol
258 Polyoxyäthylenglyceroltri-hydroxystearat 40
259 Schwarze Senfsamen
260 Steinkohlenteer
261 Steinkohlenteerlösung
262 Stiefmütterchenkraut
263 Tretinoin
264 Vincamin
265 Vinylbital
266 Xylit für Injektionszwecke
267 Yohimbinhydrochlorid

Liste 4

In den DAC 1979 neuaufgenommene 31 Monographien, die in der 2. Ergänzung 1982 des DAC enthalten und die analog zu denen der 1. Ergänzung 1981 (s. vorstehende DAC-Liste 3) in die Hauptliste (= Liste 1) unter Beibehalt ihrer Nr. 268–298 alphabetisch eingereiht sind.

268 Allopurinol
269 Angelikawurzel
270 Avocadoöl
271 Biotin
272 Bromhexinhydrochlorid
273 Dihydroxyaceton
274 Fenchelwasser
275 myo-Inositol
276 Kaliseife
277 Reinstes Kaliumhydroxid
278 Kaliumjodid-Augentropfen
279 Kardamomen
280 Lavendelblüten
281 Leinöl
282 Liebstöckelwurzel
283 Mandelöl
284 Naphazolinhydrochlorid-Augentropfen
285 Natriumhydroxid
286 Reinstes Natriumhydroxid
287 (+)-Norpseudoephedrinhydrochlorid
288 Pfefferminzwasser
289 Polyvidon-Jod-Lösung
290 Polyvidon-Jod-Salbe
291 Propanidid
292 Salicylcollodium
293 Seifenspiritus
294 Tannin-Eiweiß
295 Tolnaftat
296 Trifluperidolhydrochlorid
297 Tropicamid
298 Warfarin-Natrium

Europäisches Arzneibuch I/III (deutsche Fassung 1974–78; englische und französische Ausgaben; Ergänzungen)

Die nachstehende, mit den (Band-abhängigen) Kennbuchstaben EU 1 bzw. EU 2 bzw. EU 3 von 1–374 durchgehend numerierte Liste enthält die nach ihren **lateinischen (und ggfs. den deutschen) Haupttiteln** geordneten Monographien aller 3 Bände des Europ. Arzneibuches samt deren – durch ein Komma abgetrennten **(deutschen) Synonymen** sowie den aus der englischen bzw. französischen Fassung des Europ. Arzneibuches übernommenen **englischen** („*e:*") und **französischen** („*f:*") **Synonymen.**
Die vor den latein. Haupttiteln stehenden, durch einen Strich getrennten Zahlen geben vor dem Strich den Herkunftsband (1, 2 oder 3) des Europ. Arzneibuches für die betr. Monographie an, während die Ziffern nach dem Strich jeweils die lfd. Nr. der Monographie in der alphabetisch geordneten Gesamtliste der Monographien aller 3 Bände anzeigen (z. B. 2–89; bei Verweisungen im Text jedoch z. B. EU 2/89).
Sämtliche lateinischen wie deutschen Monographiebezeichnungen wurden – mit Kennbuchstaben und Kennziffer – in das Hauptregister I dieses Buches aufgenommen. Ihre englischen und französischen Synonyme wurden – analog gekennzeichnet – in eigensprachige Register aufgenommen.

Anmerkung
Aus Pharm. Ind. 43, Nr. 7, 1981, S. 596 „pharmind-Informationen:" Nach Angaben des Bundesministeriums für Jugend, Familie und Gesundheit (BMJFG) wird die **2. Ausgabe des Europäischen Arzneibuches** (Ph. Eur.) für die deutschsprachigen Länder Bundesrepublik Deutschland, Österreich und die Schweiz sowie für Luxemburg voraussichtlich **am 1. Januar 1985** in Kraft treten. Für die anderen Unterzeichnerstaaten des Übereinkommens über die Ausarbeitung eines Europäischen Arzneibuches treten die englische und französische Ausgabe schon zum 1. Januar 1983 in Kraft. Wir weisen hierauf besonders hin, da beim grenzüberschreitenden Warenverkehr in diese Länder schon ab 1. Januar 1983 die Bestimmungen der 2. Ausgabe der Ph. Eur. angewendet werden. Ebenso können pharmazeutische Unternehmer bei Neuzulassungen von Fertigarzneimitteln schon die 2. Ausgabe der Ph. Eur. zugrundelegen. – gez. Dr. Gert Auterhoff, c/o Bundesverband der Pharmazeutischen Industrie e. V., Karlstraße 21, 6000 Frankfurt am Main 1."

1-2 **Acidum acetylsalicylicum,** Acetylsalicylsäure, Acidum acetylosalicylicum
e: Acacia *f:* Gomme arabique
1-2 **Acidum acetylsalicylicum,** Acetylsalicylsäure, Acidum acetylsalicylicum
e: Acetylsalicylic acid *f:* Acide acétylsalicylique
1-3 **Acidum ascorbicum,** Ascorbinsäure, Vitamin C
e: Ascorbic acid *f:* Acide ascorbique
1-4 **Acidum boricum,** Borsäure
e: Boric acid *f:* Acide borique
3-5 **Acidum citricum,** Citronensäure
e: Citric acid *f:* Acide citrique
3-6 **Acidum citricum monohydricum,** Citronensäure-Monohydrat
e: Citric acid monohydrate *f:* Acide citrique monohydraté
3-7 **Acidum etacrynicum,** Etacrynsäure
e: Etacrynic acid *f:* Acide étacrynique
2-8 **Acidum hydrochloricum concentratum,** Salzsäure 38 Prozent, Konzentrierte Salzsäure
e: Concentrated hydrochloric acid *f:* Acide chlorhydrique concentré
2-9 **Acidum hydrochloricum dilutum,** Salzsäure 10 Prozent, Verdünnte Salzsäure
e: Dilute hydrochloric acid *f:* Acide chlorhydrique dilué
3-10 **Acidum lacticum,** Milchsäure
e: Lactic acid *f:* Acide lactique
3-11 **Acidum nicotinicum,** Nicotinsäure
e: Nicotinic acid *f:* Acide nicotinique
2-12 **Acidum phosphoricum concentratum,** Konzentrierte Phosphorsäure
e: Concentrated phosphoric acid *f:* Acide phosphorique concentré
2-13 **Acidum phosphoricum dilutum,** Verdünnte Phosphorsäure, Phosphorsäure 10 Prozent
e: Dilute phosphoric acid *f:* Acide phosphorique dilué
3-14 **Acidum salicylicum,** Salicylsäure
e: Salicylic acid *f:* Acide salicylique
3-15 **Acidum tartaricum,** Weinsäure
e: Tartaric acid *f:* Acide tartrique
3-16 **Acidum trichloraceticum,** Trichloressigsäure
e: Trichloroacetic acid *f:* Acide trichloracétique
3-17 **Acidum undecylenicum,** Undecylensäure
e: Undecylenic acid *f:* Acide undécylénique
3-18 **Adeps solidus,** Hartfett
e: Hard fat *f:* Glycérides semi-synthétiques solides
3-19 **Adrenalinii tartras,** Adrenalin(hydrogen)tartrat, Epinephrinhydrogentartrat
e: Adrenaline tartrate *f:* Tartrate d'adrénaline
3-20 **Aether anaestheticus,** Äther zur Narkose
e: Anaesthetic ether *f:* Éther anesthésique
2-21 **Aethinyloestradiolum,** Ethinylestradiol, Äthinylöstradiol
e: Ethinyloestradiol *f:* Ethinyléstradiol
3-22 **Aethylmorphini hydrochloridum,** Äthylmorphinhydrochlorid
e: Ethylmorphine hydrochloride *f:* Chlorhydrate d'éthylmorphine
3-23 **Ajmalinum,** Ajmalin
e: Ajmaline *f:* Ajmaline
3-24 **Ajmalinum monoaethanolum,** Ajmalin-Monoäthanol
e: Ajmaline monoethanolate *f:* Ajmaline monoéthanol
3-25 **Ajmalinum monohydricum,** Ajmalin-Monohydrat
e: Ajmaline monohydrate *f:* Ajmaline monohydratée
3-26 **Aloe barbadensis,** Curaçao-Aloe
e: Barbados Aloes *f:* Aloès des Barbades
3-27 **Aloe capensis,** Kap-Aloe
e: Cape Aloes *f:* Aloès du Cap

1-28 **Alumen,** Aluminiumkaliumsulfat, Kaliumaluminiumsulfat
e: Alum *f:* Alun
2-29 **Aluminii sulfas,** Aluminiumsulfat
e: Aluminium sulphate *f:* Sulfate d'aluminium
2-30 **Aminophenazonum,** Aminophenazon
e: Aminophenazone *f:* Aminophénazone
1-31 **Ammonii chloridum,** Ammoniumchlorid, Ammonium chloratum
e: Ammonium chloride *f:* Chlorure d'ammonium
2-32 **Amobarbitalum natricum,** Amobarbital-Natrium
e: Amylobarbitone sodium *f:* Amobarbital sodique
3-33 **Amphetamini sulfas,** Amphetaminsulfat
e: Amphetamine sulphate *f:* Sulfate d'amphétamine
1-34 **Amyla,** Stärken
e: Starches *f:* Amidons
1-35 **Amylum maydis,** Maisstärke
e: Maize starch *f:* Amidon de mais
1-36 **Amylum oryzae,** Reisstärke
e: Rice starch *f:* Amidon de riz
1-37 **Amylum solani,** Kartoffelstärke
e: Potato starch *f:* Amidon de pomme de terre
1-38 **Amylum tritici,** Weizenstärke
e: Wheat starch *f:* Amidon de blé
1-39 **Anisi fructus,** Anis
e: Aniseed *f:* Fruit d'anis
3-40 **Anthemidis flos,** Römische Kamille
e: Roman chamomile flowers *f:* Fleur de camomille romaine
3-41 **Apomorphini hydrochloridum,** Apomorphinhydrochlorid
e: Apomorphine hydrochloride *f:* Chlorhydrate d'apomorphine
2-42 **Aqua ad iniectabilia,** Wasser für Injektionszwecke
e: Water for injections *f:* Eau pour préparations injectables
1-43 **Aqua purificata,** Gereinigtes Wasser; Demineralisiertes Wasser
e: Purified water *f:* Eau purifiée
1-44 **Argenti nitras,** Silbernitrat, Argentum nitricum
e: Silver nitrate *f:* Nitrate d'argent
2-45 **Atropini sulfas,** Atropinsulfat, Atropinum sulfuricum
e: Atropine sulfate *f:* Sulfate d'atropine
3-46 **Auri colloidalis [^{198}Au] solutio iniectabilis,** Kolloidale Gold [^{198}Au]-Injektionslösung
e: Colloidal gold [^{198} Au] injection *f:* Soluté injectable d'or colloidal [^{198}Au]

1-47 **Barbitalum,** Barbital, Acidum diaethylbarbituricum, Diäthylbarbitursäure
e: Barbitone *f:* Barbital
1-48 **Barii sulfas,** Bariumsulfat, Barium sulfuricum
e: Barium sulphate *f:* Sulfate de baryum
1-49 **Belladonnae folium,** Belladonnablätter, Folia Belladonnae
e: Belladonna leaf *f:* Feuille de belladone
1-50 **Belladonnae pulvis normatus,** Eingestelltes Belladonnapulver
e: Prepared belladonna *f:* Poudre titrée de belladone
3-51 **Bentonitum,** Bentonit
e: Bentonite *f:* Bentonite
1-52 **Benzocainum,** Benzocain, p-Aminobenzoesäureäthylester
e: Benzocaine *f:* Benzocaine
3-53 **Benzoe tonkinensis,** Benzoe
e: Siam benzoin *f:* Benjoin du Laos, dit de Siam
3-54 **Benzylpenicillinum benzathinum,** Benzathin-Benzylpenicillin

e: Benzathine Benzylpenicillin *f:* Benzathine benzylpénicilline
2–55 **Benzylpenicillinum kalicum,** Benzylpenicillin-Kalium, Penicillin-G-Kalium
e: Benzylpenicillin potassium *f:* Benzylpénicilline potassique
2–56 **Benzylpenicillinum natricum,** Benzylpenicillin-Natrium, Penicillin-G-Natrium
e: Benzylpenicillin sodium *f:* Benzylpénicilline sodique
2–57 **Betamethasonum,** Betamethason
e: Betamethasone *f:* Bétaméthasone
2–58 **Bismuthi subcarbonas,** Basisches Wismutcarbonat
e: Bismuth subcarbonate *f:* Sous-carbonate de bismuth
1–59 **Borax,** Natriumtetraborat
e: Borax *f:* Borax
2–60 **Butobarbitalum,** Butobarbital
e: Butobarbitone *f:* Butobarbital

1–60a **Calcii aminosalicylas,** p-Aminosalicylsaures Calcium, Calcium para-aminosalicylicum
e: Calcium aminosalicylate *f:* Aminosalicylate de calcium
1–61 **Calcii carbonas,** Calciumcarbonat, Calcium carbonicum
e: Calcium carbonate *f:* Carbonate de calcium
1–62 **Calcii chloridum,** Calciumchlorid, Calcium chloratum
e: Calcium chloride *f:* Chlorure de calcium
2–63 **Calcii gluconas,** Calciumgluconat
e: Calcium gluconate *f:* Gluconate de calcium
3–64 **Calcii hydrogenophosphas,** Calciumhydrogenphosphat
e: Calcium hydrogen phosphate *f:* Hydrogénophosphate de calcium
3–65 **Calcii lactas,** Calciumlactat
e: Calcium lactate *f:* Lactate de calcium
3–66 **Calcii pantothenas,** Calciumpantothenat
e: Calcium pantothenate *f:* Pantothénate de calcium
3–67 **Carbo activatus,** Medizinische Kohle
e: Activated charcoal *f:* Charbon activé
2–68 **Carbonei dioxidum,** Kohlendioxid
e: Carbon dioxide *f:* Anhydride carbonique
3–69 **Cefaloridinum,** Cefaloridin
e: Cephaloridine *f:* Céfaloridine
3–70 **Cellulosi acetas phtalas,** Celluloseacetatphthalat
e: Cellulose acetate phthalate *f:* Acétylphtalate de cellulose
2–71 **Cetrimidum,** Cetrimid
e: Cetrimide *f:* Cétrimide
1–72 **Chininii chloridum,** Chininhydrochlorid, Chininum hydrochloricum
e: Quinine hydrochloride *f:* Chlorhydrate de quinine
2–73 **Chlorali hydras,** Chloralhydrat
e: Chloral hydrate *f:* Hydrate de chloral
3–74 **Chloraminum,** Tosylchloramid-Natrium
e: Chloramine *f:* Chloramine
2–75 **Chloramphenicolum,** Chloramphenicol
e: Chloramphenicol *f:* Chloramphénicol
3–76 **Chlordiazepoxidi hydrochloridum,** Chlordiazepoxidhydrochlorid
e: Chlordiazepoxide hydrochloride *f:* Chlorhydrate de chlordiazépoxide
3–77 **Chlormerodrini [^{197}Hg] solutio iniectabilis,** Chlormerodrin [^{197}Hg]-Injektionslösung
e: Chlormerodrin [^{197}Hg] injection *f:* Soluté injectable de chlormérodrine [^{197}Hg]
3–78 **Chlorobutanolum,** Chlorobutanol
e: Chlorobutanol *f:* Chlorobutanol
3–79 **Chlorobutanolum anhydricum,** Wasserfreies Chlorobutanol
e: Anhydrous chlorobutanol *f:* Chlorobutanol anhydre

3–80 **Chlorpromazini hydrochloridum,** Chlorpromazinhydrochlorid
e: Chlorpromazine hydrochloride *f:* Chlorhydrate de chlorpromazine
2–89 **Chlortetracyclini hydrochloridum,** Chlortetracyclinhydrochlorid
e: Chlortetracycline hydrochloride *f:* Chlorhydrate de chlortétracycline
2–82 **Chorda resorbilis aseptica,** Steriles Catgut
e: Sterile catgut *f:* Catgut stérile
3–83 **Chymotrypsinum,** Chymotrypsin
e: Chymotrypsin *f:* Chymotrypsine
3–84 **Cinchonae succirubrae cortex,** Chinarinde
e: Red cinchona bark *f:* Quinquina rouge
2–85 **Cocaini hydrochloridum,** Cocainhydrochlorid, Cocainum hydrochloricum
e: Cocaine hydrochloride *f:* Chlorhydrate de cocaine
1–86 **Codeinii phosphas,** Codeinphosphat, Codeinum phosphoricum
e: Codeine phosphate *f:* Phosphate de codéine
1–87 **Codeinum,** Codein
e: Codeine *f:* Codéine
2–88 **Coffeinum,** Coffein
e: Caffeine *f:* Caféine
2–89 **Coffeinum monohydricum,** Coffein-Monohydrat
e: Caffeine monohydrate *f:* Caféine monohydratée
3–90 **Compressi,** Tabletten, Nichtüberzogene Tabletten, s. EU 3/316; Brausetabletten, s. EU 3/312; Überzogene Tabletten, s. EU 3/317; magensaftresistent überzogene Tabletten s. EU 3/313; Tabletten mit modif. Wirkstofffreigabe, s. EU 3/314; Tabletten zur Anw. in der Mundhöhle, s. EU 3/315.
e: Tablets *f:* Comprimés
3–91 **Corticotropini solutio iniectabilis,** Corticotrophin-Injektionslösung
e: Corticotrophin injection *f:* Soluté injectable de corticotropine
3–92 **Corticotropini zinci hydroxidi suspensio iniectabilis,** Corticotrophin-Zinkhydroxid-Injektionssuspension
e: Corticotrophin Zinc hydroxide injection *f:* Suspension injectable de corticotropine-hydroxyde de zinc
3–93 **Corticotropinum,** Corticotrophin
e: Corticotrophin *f:* Corticotropine
2–94 **Cortisoni acetas,** Cortisonacetat, Cortisonum aceticum
e: Cortisone acetate *f:* Acétate de cortison
3–95 **Croci stigma,** Safran
e: Saffron *f:* Safran
3–97 **Cyanocobalamini [^{57} Co] solutio,** Cyanocobalamin [^{57}Co] Lösung
e: Cyanocobalamin [^{57}CO] solution *f:* Soluté de cyanocobalamine [^{57}Co]
3–96 **Cyanocobalamini [^{58}Co] solutio,** Cyanocobalamin [^{58}Co]-Lösung
e: Cyanocobalamin [^{58}Co] solution *f:* Soluté de cyanocobalamine [^{58}Co]
7–98 **Cyanocobalaminum,** Cyanocobalamin, Vitamin-B_{12}-Cyanokomplex
e: Cyanocobalamin *f:* Cyanocobalamine
2–99 **Cyclobarbitalum calcicum,** Cyclobarbital-Calcium, Calcium cyclohexenyl-aethyl-barbituricum
e: Cyclobarbitone calcium *f:* Cyclobarbital calcique

2–100 **Demeclocyclini hydrochloridum,** Demeclocyclinhydrochlorid
e: Demeclocyclin hydrochloride *f:* Chlorhydrate de déméclocycline
3–101 **Desipramini hydrochloridum,** Desipraminhydrochlorid
e: Desipramine hydrochloride *f:* Chlorhydrate de désipramine
2–102 **Desoxycortoni acetas,** Desoxycortonacetat, Desoxycorticosteronacetat, Desoxycorticosteronum aceticum
e: Deoxycortone acetate *f:* Acétate de désoxycortone

3-103 **Dexamethasonum,** Dexamethason
e: Dexamethasone *f:* Dexaméthasone
2-104 **Dextrosum anhydricum ad usum parenterale,** Wasserfreie Glucose für Injektionszwecke
e: Anhydrous dextrose for parenteral use *f:* Glucose anhydre pour administration parentérale
2-105 **Dextrosum monohydricum ad usum parenterale,** Glucose-Monohydrat für Injektionszwecke
e: Dextrose monohydrate for parenteral use *f:* Glucose monohydraté pour administration parentérale
3-106 **Diaethylstilboestrolum,** Diethylstilbestrol
e: Diethylstilboestrol *f:* Diéthylstilbestrol
3-107 **Dienoestrolum,** Dienestrol
e: Dienoestrol *f:* Diénestrol
3-108 **Digitalis purpureae folium,** Digitalis-purpurea-Blätter
e: Digitalis leaf *f:* Feuille de digitale pourprée
1-109 **Digitoxinum,** Digitoxin
e: Digitoxin *f:* Digitoxine
1-110 Digoxinum, Digoxin
e: Digoxin *f:* Digoxine
1-111 **Dimercaprolum,** Dimercaprol
e: Dimercaprol *f:* Dimercaprol
3-112 **Diprophyllinum,** Diprophyllin
e: Diprophylline *f:* Diprophylline

3-113 **Ephedrini hydrochloridum,** Ephedrinhydrochlorid
e: Ephedrine hydrochloride *f:* Chlorhydrate d'éphédrine
3-114 **Ephedrinum,** Ephedrin
e: Ephedrine *f:* Éphédrine
3-115 **Ephedrinum anhydricum,** Wasserfreies Ephedrin
e: Anhydrous ephedrine *f:* Éphédrine anhydre
1-116 **Ergocalciferolum,** Ergocalciferol, Calciferolum, Vitamin D_2
e: Ergocalciferol *f:* Ergocalciférol
1-117 **Ergometrinii maleas,** Ergometrin(hydrogen)maleat
e: Ergometrine maleate *f:* Maléate d'ergométrine
1-118 **Ergotaminii tartras,** Ergotamintartrat
e: Ergotamine tartrate *f:* Tartrate d'ergotamine
2-119 **Erythromycinum,** Erythromycin
e: Erythromycin *f:* Erythromycine
3-120 **Etofyllinum,** Etofyllin
e: Etofylline *f:* Etofylline
3-121 **Eucalypti aetheroleum,** Eucalyptusöl
e: Eucalyptus oil *f:* Huile essentielle d'eucalyptus

3-122 **Ferrosi gluconas,** Eisen(II)-gluconat
e: Ferrous gluconate *f:* Gluconate ferreux
2-123 **Ferrosi sulfas,** Eisen(II)-sulfat, Ferrum sulfuricum
e: Ferrous sulphate *f:* Sulfate ferreux
2-124 **Fila collagenis resorbilia aseptica,** Sterile resorbierbare Kollagenfäden
e: Sterile reconstituted collagen strands *f:* Fils stériles de collagène reconstitué
2-125 **Fila non resorbilia aseptica,** Sterile, nicht resorbierbare Fäden
e: Sterile non-absorbable strands *f:* Fils non résorbables stériles
2-126 **Filum bombycis tortum asepticum,** Steriler, geflochtener Seidenfaden; (geflochtener steriler Seidenfaden im Fadenspender s. D 8/162, D 9/128)
e: Sterile braided silk suture *f:* Soies tressées et stériles

2–127 **Filum lini asepticum,** Steriler Leinenfaden; (steriler Leinenfaden im Fadenspender s. D 8/88, D 9/62)
e: Sterile linen thread *f:* Fil de lin stérile
2–128 **Filum polyamidicum-6 asepticum,** Steriler Polyamid-6-Faden; (Polyamid-6-Faden, steriler, im Fadenspender = D 8/134a, D 9/103)
e: Sterile polyamide-6 suture *f:* Fil en polyamide-6 stérile
2–129 **Filum polyamidicum 6/6 asepticum,** Steriler Polyamid-6/6-faden; (Polyamid-6/6-Faden, steriler, im Fadenspender = D 8/134b, D 9/104)
e: Sterile polyamide-6/6 suture *f:* Fil en polyamide 6/6 stérile
2–130 **Filum polyestericum asepticum,** Steriler Polyesterfaden; (Polyesterfaden, steriler, im Fadenspender = D 8/134c, D 9/105)
e: Sterile polyester suture *f:* Fil en polyester stérile
2–131 **Frangulae cortex,** Faulbaumrinde, Cortex Frangulae
e: Frangula bark *f:* Bourdaine
3–132 **Furosemidum,** Furosemid
e: Furosemide *f:* Furosémide

2–133 **Gallamini triethiodidum,** Gallamintriethiodid, Gallamintriäthjodid
e: Gallamine triethiodide *f:* Triéthiodure de gallamine
1–134 **Gentianae radix,** Enzianwurzel, Radix Gentianae
e: Gentian root *f:* Racine de gentiane
3–135 **Glyceroli monostearas,** Glycerolmonostearat
e: Glyceryl monostearate *f:* Monostéarate de glycérol
3–136 **Glycerolum,** Glycerol
e: Glycerol *f:* Glycérol
3–137 **Glycerolum (85 per centum),** Glycerol 85 Prozent
e: Glycerol (85 per cent) *f:* Glycérol à 85 pour cent
2–138 **Griseofulvinum,** Griseofulvin
e: Griseofulvin *f:* Griséofulvine

3–139 **Halothanum,** Halothan
e: Halothane *f:* Halothane
3–140 **Hexobarbitalum,** Hexobarbital
e: Hexobarbitone *f:* Hexobarbital
3–141 **Homatropini hydrobromidum,** Homatropinhydrobromid
e: Homatropine hydrobromide *f:* Bromhydrate d'homatropine
2–142 **Hydrargyri perchloridum,** Quecksilber(II)-chlorid, Hydrargyrum bichloratum, Sublimat
e: Mercuric chloride *f:* Chlorure mercurique
2–143 **Hydrocortisoni acetas,** Hydrocortisonacetat
e: Hydrocortisone acetate *f:* Acétate d'hydrocortisone
2–144 **Hydrocortisonum,** Hydrocortison
e: Hydrocortisone *f:* Hydrocortisone
1–145 **Hydrogenii peroxidum 30 per centum,** Wasserstoffperoxid-Lösung 30 Prozent
e: Hydrogen peroxide solution (30 per cent) *f:* Solution concentrée de peroxyde d'hydrogène à 30 pour cent
1–146 **Hydrogenii peroxidum 27 per centum,** Wasserstoffperoxid-Lösung 27 Prozent
e: Hydrogen peroxide solution (27 per cent) *f:* Solution concentrée de peroxyde d'hydrogène à 27 pour cent
1–147 **Hydrogenii peroxidum dilutum,** Verdünnte Wasserstoffperoxid-Lösung, Wasserstoffperoxid-Lösung 3 Prozent, Hydrogenium peroxydatum solutum
e: Dilute hydrogen peroxide solution *f:* Solution diluée de peroxyde d'hydrogène
1–148 **Hyoscyami folium,** Hyoscyamusblätter
e: Hyoscyamus leaf *f:* Feuille de jusquiame noire
1–149 **Hyoscyami pulvis normatus,** Eingestelltes Hyoscyamuspulver

e: Prepared hyoscyamus *f:* Poudre titrée de jusquiame
3–150 **Hyoscyamini sulfas,** Hyoscyaminsulfat
e: Hyoscyamine sulphate *f:* Sulfate d'hyoscyamine

2–151 **Imipramini hydrochloridum,** Imipraminhydrochlorid
e: Imipramine hydrochloride *f:* Chlorhydrate d'imipramine
2–152 **Immunoglobulinum humanum antimorbillicum,** Masern-Immunglobulin vom Menschen
e: Human measles immunoglobulin *f:* Immunoglobuline humaine antirougeoleuse
2–153 **Immunoglobulinum humanum antitetanicum,** Tetanus-Immunglobulin vom Menschen
e: Human tetanus immunoglobulin *f:* Immunoglobuline humaine antitétanique
2–154 **Immunoglobulinum humanum antivaccinicum,** Vaccinia-Immunglobulin vom Menschen
e: Human vaccinia immunoglobulin *f:* Immunoglobulin humaine antivaccine
2–155 **Immunoglobulinum humanum normale,** Immunglobulin vom Menschen
e: Human normal immunoglobulin *f:* Immunoglobuline humaine normale
2–156 **Immunosera,** Immunsera
e: Immunosera *f:* Immunosérums
3–157 **Immunosera ad usum veterinarium,** Immunsera für Tiere
e: Immunosera for veterinary use *f:* Immunosérums pour usage vétérinaire
2–158 **Immunoserum antibotulinicum,** Botulismus-Antitoxin
e: Botulinum antitoxin *f:* Immunoserum antibotulique
2–159 **Immunoserum anticlostridium mixtum,** Gasbrand-Antitoxin(polyvalent)
e: Mixed gas-gangrene antitoxin *f:* Immunosérum antigangreneux polyvalent
2–160 **Immunoserum anticlostridium oedematiens,** Gasbrand-Antitoxin (oedematiens)
e: Gas-gangrene antitoxin (oedematiens) *f:* Immunosérum anticlostridium oedematiens
2–161 **Immunoserum anticlostridium perfringens,** Gasbrand-Antitoxin (perfringens)
e: Gas-gangrene antitoxin (perfringens) *f:* Immunosérum anticlostridium perfringens
2–162 **Immunoserum anticlostridium septicum,** Gasbrand-Antitoxin (septicum)
e: Gas-gangrene antitoxin (septicum) *f:* Immunosérum anticlostridium septicum
2–163 **Immunoserum antitiphthericum,** Diphtherie-Antitoxin
e: Diphtheria antitoxin *f:* Immunosérum antidiphtérique
2–164 **Immunoserum antirabicum,** Tollwut-Immunserum
e: Antirabies serum *f:* Immunosérum antirabique
2–165 **Immunoserum antitetanicum,** Tetanus-Antitoxin
e: Tetanus antitoxin *f:* Immunosérum antitétanique
– **Impfstoffe, bakterielle** s. Vaccina EU 2/341
3–166 **Impfstoffe, bakterielle (vet.),** (s. a. Vaccina ad usum veterinarium = EU 3/342)
e: Bacterial vaccines (vet.) *f:* Vaccins bactériens (vét.)
3–167 **Infundibilia,** Infusionspräparate (s. a. Parenteralia = EU 3/258)
e: Intravenous infusions *f:* Préparations injectables pour perfusion
3–168 **Iniectabilia,** Injektionspräparate (s. a. Parenteralia = EU 3/258)
e: Injections *f:* Préparations injectables
3–169 **Insulini isophani protaminati suspensio iniectabilis,** Isophan-Protamin-Insulin-Injektionssuspension
e: Isophane protamine insulin injection *f:* Suspension injectable d'insuline protamine isophane
3–170 **Insulini solutio iniectabilis,** Insulin-Injektionslösung
e: Insulin injection *f:* Soluté injectable d'insuline
3–171 **Insulini zinci amorphi suspensio iniectabilis,** Amorphe Insulin-Zink-Injektions-Suspension
e: Insulin zinc suspension (amorphous) *f:* Suspension injectable d'insuline zinc amorphe
3–172 **Insulini zinci cristallisati suspensio iniectabilis,** Kristalline Insulin-Zink-Injektions-Suspension

e: Insulin zinc suspension (crystalline) *f:* Suspension injectable d'insuline zinc cristallisée
3–173 **Insulini zinci protaminati suspensio iniectabilis,** Protamin-Insulin-Zink-Injektions-Suspension
e: Protamin zinc insulin injection *f:* Suspension injectable d'insuline protamine zinc
3–174 **Insulini zinci suspensio iniectabilis mixta,** Gemischte Insulin-Zink-Injektions-Suspension
e: Insulin zinc suspension (mixed) *f:* Suspension injectable d'insuline zinc mixte
1–175 **Iodum,** Jod, Jodum
e: Iodine *f:* Iode
1–176 **Ipecacuanhae pulvis normatus,** Eingestelltes Ipecacuanhapulver
e: Prepared ipecacuanha *f:* Poudre titrée d'ipéca
1–177 **Ipecacuanhae radix,** Ipecacuanhawurzel, Radix Ipecacuanhae
e: Ipecacuanha root *f:* Racine d'ipécacuanha
1–178 **Isoniazidum,** Isoniazid, Isonicotinsäurehydrazid, Isonicotinoylhydrazinum
e: Isoniazid *f:* Isoniazide
3–179 **Isoprenalini sulfas,** Isoprenalinsulfat
e: Isoprenaline sulphate *f:* Sulfate d'isoprénaline

1–180 **Kalii bromidum,** Kaliumbromid, Kalium bromatum
e: Potassium bromide *f:* Bromure de potassium
1–181 **Kalii chloridum,** Kaliumchlorid, Kalium chloratum
e: Potassium chloride *f:* Chlorure de potassium
3–182 **Kalii citras,** Kaliumcitrat
e: Potassium citrate *f:* Citrate de potassium
1–183 **Kalii iodidum,** Kaliumjodid, Kalium jodatum
e: Potassium iodide *f:* Iodure de potassium
2–184 **Kalii permanganas,** Kaliumpermanganat, Kalium permanganicum
e: Potassium permanganate *f:* Permanganate de potassium
3–185 **Kaolinum ponderosum,** Weißer Ton
e: Heavy kaolin *f:* Kaolin lourd
2–186 **Lactosum,** Lactose, Saccharum lactis
e: Lactose *f:* Lactose
2–187 **Laevulosum,** Fructose, Lävulose
e: Laevulose *f:* Lévulose
2–188 **Lanugo cellulosi absorbens,** Verbandwatte aus Zellwolle
e: Absorbent viscose wadding *f:* Ouate viscose hydrophile
2–189 **Lanugo cellulosi absorbens aseptica,** Sterile Verbandwatte aus Zellwolle
e: Sterile absorbent viscose wadding *f:* Ouate viscose hydrophile stérile
2–190 **Lanugo gossypii absorbens,** Verbandwatte aus Baumwolle
e: Absorbent cotton wool *f:* Coton hydrophile
2–191 **Lanugo gossypii absorbens aseptica,** Sterile Verbandwatte aus Baumwolle
e: Sterile absorbent cotton wool *f:* Coton hydrophile stérile
2–192 **Lidocaini hydrochloridum,** Lidocainhydrochlorid
e: Lidocaine hydrochloride *f:* Chlorhydrate de lidocaine
2–193 **Liquiritiae radix,** Süßholzwurzel
e: Liquorice root *f:* Racine de réglisse
3–194 **Lithii carbonas,** Lithiumcarbonat
e: Lithium carbonate *f:* Carbonate de lithium
3–195 **Lypressini solutio iniectabilis,** Lypressin-Injektionslösung
e: Lypressin injection *f:* Soluté injectable de lypressine

3–196 **Magnesii chloridum,** Magnesiumchlorid
e: Magnesium chloride *f:* Chlorure de magnésium
1–197 **Magnesii oxidum leve,** Leichtes Magnesiumoxid

e: Light magnesium oxide *f:* Oxyde de magnésium léger
3–198 **Magnesii stearas,** Magnesiumstearat
e: Magnesium stearate *f:* Stéarate de magnésium
1–199 **Magnesii subcarbonas levis,** Leichtes basisches Magnesiumcarbonat
e: Light magnesium carbonate *f:* Carbonate de magnésium léger
1–200 **Magnesii subcarbonas ponderosus,** Schweres basisches Magnesiumcarbonat
e: Heavy magnesium carbonate *f:* Carbonate de magnésium lourd
1–201 **Magnesii sulfas,** Magnesiumsulfat, Magnesium sulfuricum
e: Magnesium sulphate *f:* Sulfate de magnésium
3–202 **Magnesii trisilicas,** Magnesiumtrisilicat
e: Magnesium trisilicate *f:* Trisilicate de magnésium
3–203 **Matricariae flos,** Kamillenblüten
e: Matricaria flowers *f:* Fleur de matricaire
1–204 **Menadionum,** Menadion, Methylnaphthochinon(um)
e: Menadione *f:* Ménadione
3–205 **Menthae piperitae aetheroleum,** Pfefferminzöl
e: Peppermint oil *f:* Huile essentielle de menthe poivrée
3–206 **Menthae piperitae folium,** Pfefferminzblätter (-blatt)
e: Peppermint leaf *f:* Feuille de menthe poivrée
3–207 **Mepacrini hydrochloridum,** Mepacrinhydrochlorid
e: Mepacrine hydrochloride *f:* Chlorhydrate de mépacrine
3–208 **Meprobamatum,** Meprobamat
e: Meprobamate *f:* Méprobamate
3–209 **Methadoni hydrochloridum,** Methadonhydrochlorid
e: Methadone hydrochloride *f:* Chlorhydrate de méthadone
3–210 **Methotrexatum,** Methotrexat
e: Methotrexate *f:* Méthotrexate
3–211 **Methylatropini bromidum,** Methylatropiniumbromid
e: Methylatropine bromide *f:* Bromure de méthylatropine
3–212 **Methylatropini nitras,** Methylatropiniumnitrat
e: Methylatropine nitrate *f:* Nitrate de méthylatropine
3–213 **Methylis parahydroxybenzoas,** p-Hydroxybenzoesäuremethylester
e: Methyl parahydroxybenzoate *f:* Parahydroxybenzoate de méthyle
2–214 **Methylis salicylas,** Methylsalicylat
e: Methyl salicylate *f:* Salicylate de méthyle
2–215 **Methylphenobarbitalum,** Methylphenobarbital, Acidum methyl-phenylaethyl-barbituricum
e: Methylphenobarbitone *f:* Méthylphénobarbital
3–216 **Methylscopolamini nitras,** Methylhyoscini nitras, Methylscopolaminiumnitrat
e: Hyoscine methonitrate *f:* Nitrate de méthylscopolamine
2–217 **Methyltestosteronum,** Methyltestosteron
e: Methyltestosterone *f:* Méthyltestostérone
1–218 **Morphinii chloridum,** Morphinhydrochlorid, Morphinum hydrochloricum
e: Morphine hydrochloride *f:* Chlorhydrate de morphine

3–219 **Natrii acetas,** Natriumacetat
e: Sodium acetate *f:* Acétate de sodium
1–220 **Natrii aminosalicylas,** p-Aminosalicylsaures Natrium, Natrium para-aminosalicylicum
e: Sodium aminosalicylate *f:* Aminosalicylate de sodium
3–221 **Natrii bromidum,** Natriumbromid
e: Sodium bromide *f:* Bromure de sodium
2–222 **Natrii carbonas decahydricus,** Natriumcarbonat-Dekahydrat, Natriumcarbonat, Natrium carbonicum
e: Sodium carbonate decahydrate *f:* Carbonate de sodium décahydraté

2-223 **Natrii carbonas monohydricus,** Natriumcarbonat-Monohydrat, Natrium carbonicum siccatum
e: Sodium carbonate monohydrate *f:* Carbonate de sodium monohydraté
1-224 **Natrii chloridum,** Natriumchlorid, Natrium chloratum
e: Sodium chloride *f:* Chlorure de sodium
3-225 **Natrii chromatis [^{51}Cr] solutio sterilisata,** Sterile Natriumchromat [^{51}Cr]-Lösung
e: Sodium chromate [^{51}Cr] sterile solution *f:* Solution stérile de chromate [^{51}Cr] de sodium
3-226 **Natrii citras,** Natriumcitrat
e: Sodium citrate *f:* Citrate de sodium
1-227 **Natrii hydrogenocarbonas,** Natriumhydrogencarbonat, Natrium bicarbonicum
e: Sodium bicarbonate *f:* Bicarbonate de sodium
3-229 **Natrii iodidi [^{125}I] solutio,** Natriumiodid [^{125}I]-Lösung
e: Sodium iodide [^{125}I] solution *f:* Soluté d'iodure [^{125}I] de sodium
3-228 **Natrii iodidi [^{131}I] solutio,** Natriumiodid [^{131}I]-Lösung
e: Sodium iodide [^{131}I] solution *f:* Soluté d'iodure [^{131}I] de sodium
1-230 **Natrii iodidum,** Natriumjodid, Natrium jodatum
e: Sodium iodide *f:* Iodure de sodium
3-231 **Natrii iodohippurati [^{131}I] solutio iniectabilis,** Natriumiodhippurat [^{131}I]-Injektionslösung
e: Sodium iodohippurate [^{131}I]-injection *f:* Soluté injectable d'iodohippurate [^{131}I] de sodium
3-232 **Natrii pertechnetatis [^{99m}Tc] sine fissione formati solutio iniectabilis,** Natriumpertechnetat [^{99m}Tc]-Injektionslösung (nicht aus Kernspaltprodukten)
e: Sodium pertechnetate [^{99m}Tc] injection (non-fission) *f:* Soluté injectable de pertechnétate [^{99m}Tc] de sodium (non obtenu par fission)
2-233 **Natrii phosphas,** Natriummonohydrogenphosphat, Natrium phosphoricum
e: Sodium phosphate *f:* Phosphate de sodium
3-234 **Natrii phosphatis [^{32}P] solutio iniectabilis,** Natriumphosphat [^{32}P]-Injektionslösung
e: Sodium phosphate [^{32}P] injection *f:* Soluté injectable de phosphate [^{32}P] de sodium
3-235 **Natrii salicylas,** Natriumsalicylat
e: Sodium salicylate *f:* Salicylate de sodium
1-236 **Natrii sulfas anhydricus,** Entwässertes Natriumsulfat, Natrium sulfuricum siccatum
e: Anhydrous sodium sulphate *f:* Sulfate de sodium anhydre
1-237 **Natrii sulfas decahydricus,** Natriumsulfat-Dekahydrat, Natriumsulfat, Natrium sulfuricum
e: Sodium sulphate *f:* Sulfate de sodium
3-238 **Natrii thiosulfas,** Natriumthiosulfat
e: Sodium thiosulphate *f:* Thiosulfate de sodium
2-239 **Neomycini sulfas,** Neomycinsulfat
e: Neomycin sulphate *f:* Sulfate de néomycine
2-240 **Neostigminii bromidum,** Neostigminbromid, Dimethylcarbaminoyl-oxyphenyl-trimethylammonium bromatum
e: Neostigmine bromide *f:* Bromure de néostigmine
2-241 **Nicethamidum,** Nicethamid, Nicotinoyldiaethylamidum
e: Nikethamide *f:* Nicéthamide
2-242 **Nicotinamidum,** Nicotinamid, Nicotinoylamidum
e: Nicotinamide *f:* Nicotinamide
3-243 **Nitrazepamum,** Nitrazepam
e: Nitrazepam *f:* Nitrazépam
2-244 **Nitrogenii oxidum,** Distickstoffmonoxid
e: Nitrous oxide *f:* Protoxyde d'azote
2-245 **Noradrenalini tartras,** Noradrenalinhydrogentartrat, Noradrenalintartrat, Noradrenalinum bitartaricum
e: Noradrenaline tartrate *f:* Tartrate de noradrénaline

3-246 **Noscapini hydrochloridum,** Noscapinhydrochlorid
e: Noscapine hydrochloride *f:* Chlorhydrate de noscapine
3-247 **Noscapinum,** Noscapin
e: Noscapine *f:* Noscapine

2-248 **Oestradioli benzoas,** Estradiolbenzoat, Östradiolbenzoat, Oestradiolum benzoicum
e: Oestradiol benzoate *f:* Benzoate d'éstradiol
2-249 **Oestronum,** Estron, Östron
e: Oestrone *f:* Estrone
3-250 **Oxedrini tartras,** Oxedrintartrat
e: Oxedrine tartrate *f:* Tartrate d'oxédrine
2-251 **Oxygenium,** Sauerstoff
e: Oxygen *f:* Oxygène
2-252 **Oxytetracyclini dihydras,** Oxytetracyclin-Dihydrat
e: Oxytetracycline dihydrate *f:* Dihydrate d'oxytétracycline
2-253 **Oxytetracyclini hydrochloridum,** Oxytetracyclinhydrochlorid
e: Oxytetracycline hydrochloride *f:* Chlorhydrate d'oxytétracycline
3-254 **Oxytocini solutio iniectabilis,** Oxytocin-Injektionslösung
e: Oxytocin injection *f:* Soluté injectable d'oxytocine

1-255 **Papaverinii chloridum,** Papaverinhydrochlorid, Papaverinum hydrochloricum
e: Papverine hydrochloride *f:* Chlorhydrate de papavérine
3-256 **Paracetamolum,** Paracetamol
e: Paracetamol *f:* Paracétamol
1-257 **Paraldehydum,** Paraldehyd
e: Paraldehyde *f:* Paraldéhyde
3-258 **Parenteralia,** (Iniectabilia, = EU 3/168; Infundibilia, = EU 3/167; Pulveres parenterales, = EU 3/288)
e: Preparations for parenteral use *f:* Préparations pour usage parentéral
3-259 **Pentetrazolum,** Pentetrazol
e: Pentetrazol *f:* Pentétrazol
3-260 **Pentobarbitalum,** Pentobarbital
e: Pentobarbitone *f:* Pentobarbital
3-261 **Pentobarbitalum natricum,** Pentobarbital-Natrium
e: Pentobarbitone sodium *f:* Pentobarbital sodique
3-262 **Pethidini hydrochloridum,** Pethidinhydrochlorid
e: Pethidine hydrochloride *f:* Chlorhydrate de péthidine
1-263 **Phenacetinum,** Phenacetin
e: Phenacetin *f:* Phénacétine
3-264 **Phenazonum,** Phenazon
e: Phenazone *f:* Phénazone
1-265 **Phenobarbitalum,** Phenobarbital, Phenylähtylbarbitursäure, Acidum phenylaethylbarbituricum
e: Phenobarbitone *f:* Phénobarbital
2-266 **Phenoxymethylpenicillinum,** Phenoxymethylpenicillin
e: Phenoxymethylpenicillin *f:* Phénoxyméthylpénicilline
2-267 **Phenylbutazonum,** Phenylbutazon
e: Phenylbutazone *f:* Phénylbutazone
3-268 **Phenytoinum natricum,** Phenytoin-Natrium
e: Phenytoin sodium *f:* Phénytoïne sodique
3-269 **Pholcodinum,** Pholcodin
e: Pholcodine *f:* Pholcodine
1-270 **Physostigminii salicylas,** Eserinii salicylas, Physostigminsalicylat, Physostigminum salicylicum

e: Physostigmine salicylate *f:* Salicylate d'ésérine
1-271 **Pilocarpinii nitras,** Pilocarpinnitrat
e: Pilocarpine nitrate *f:* Nitrate de pilocarpine
3-272 **Piperazini adipas,** Piperazinadipat
e: Piperazine adipate *f:* Adipate de pipérazine
3-273 **Piperazini citras,** Piperazincitrat
e: Piperazine citrate *f:* Citrate de pipérazine
3-274 **Piperazini hydras,** Piperazin-Hexahydrat
e: Piperazine hydrate *f:* Hydrate de pipérazine
3-275 **Plasma humanum cryodesiccatum,** Trockenplasma
e: Dried human plasma *f:* Plasma humain cryodesséché
2-276 **Polymyxini B sulfas,** Polymyxin-B-sulfat
e: Polymyxin B sulphate *f:* Sulfate de polymyxine B
3-277 **Polysorbatum 80,** Polysorbat 80
e: Polysorbate 80 *f:* Polysorbate 80
3-278 **Polysorbatum 60,** Polysorbat 60
e: Polysorbate 60 *f:* Polysorbate 60
3-279 **Polysorbatum 20,** Polysorbat 20
e: Polysorbate 20 *f:* Polysorbate 20
2-280 **Prednisolonum,** Prednisolon
e: Prednisolone *f:* Prednisolone
2-281 **Prednisonum,** Prednison
e: Prednisone *f:* Prednisone
1-282 **Procainii chloridum,** Procainhydrochlorid, p-Aminobenzoyl-diäthylamino-äthanol-hydrochlorid
e: Procaine hydrochloride *f:* Chlorhydrate de procaine
2-283 **Progesteronum,** Progesteron
e: Progesterone *f:* Progestérone
3-284 **Promethazini hydrochloridum,** Promethazinhydrochlorid
e: Promethazine hydrochloride *f:* Chlorhydrate de prométhazine
3-285 **Propyleneglycolum,** Propylenglykol
e: Propylene glycol *f:* Propylèneglycol
3-286 **Propylis parahydroxybenzoas,** p-Hydroxybenzoesäurepropylester
e: Propyl parahydroxybenzoate *f:* Parahydroxybenzoate de propyle
3-287 **Proxyphyllinum,** Proxyphyllin
e: Proxyphylline *f:* Proxyphylline
3-288 **Pulveres parenterales,** Pulver für Injektionszwecke (s.a. Parenteralia = EU 3/258)
e: Powders for injections *f:* Poudres pour préparations injectables
1-289 **Pyridoxinii chloridum,** Pyridoxinhydrochlorid, Pyridoxinum hydrochloricum, Vitamin-B_6-hydrochlorid
e: Pyridoxin hydrochloride *f:* Chlorhydrate de pyridoxine

3-290 **Radioaktive Arzneimittel**
e: Radiopharmaceutical preparations *f:* Préparations radiopharmaceutiques

Auri colloidalis [^{198}Au] solutio iniectabilis (= EU 3/46)
Chlormerodrini [^{197}Hg] solutio iniectabilis (= EU 3/77)
Cyanocobalamini [^{57}CO] solutio (= EU 3/97)
Cyanocobalamini [^{58}Co] solutio (= EU 3/96)
Natrii chromatis [^{51}Cr] solutio sterilisata (= EU 3/225)
Natrii iodidi [^{125}I] solutio (= EU 3/229)
Natrii iodidi [^{131}I] solutio (= EU 3/228)
Natrii iodohippurati [^{131}I] solutio iniectabilis (= EU 3/231)
Natrii pertechnetatis [^{99m}Tc] sine fissione formati solutio iniectabilis (= EU 3/232)
Natrii phosphatis [^{32}P] solutio iniectablis (= EU 3/234)

2-291 **Ratanhiae radix,** Ratanhiawurzel, Radix Ratanhiae
e: Rhatany root *f:* Racine de ratanhia
3-292 **Reserpinum,** Reserpin
e: Reserpine *f:* Réserpine
2-293 **Rhamni purshianae cortex,** Cascararinde, Amerikanische Faulbaumrinde
e: Cascara *f:* Cascara
1-294 **Riboflavinum,** Riboflavin, Lactoflavin, Vitamin B_2
e: Riboflavine *f:* Riboflavine
3-295 **Ricini oleum,** Rizinusöl
e: Castor oil *f:* Huile de ricin
3-296 **Rifamycinum natricum,** Rifamycin-Natrium
e: Rifamycin sodium *f:* Rifamycine sodique

2-297 **Saccharum,** Saccharose
e: Sucrose *f:* Saccharose
3-298 **Sanguis humanum,** Blutkonserve
e: Human blood *f:* Sang humain
2-299 **Scopolamini hydrobromidum, Hyoscini hydrobromidum,** Scopolaminhydrobromid
e: Hyoscine hydrobromide *f:* Bromhydrate de scopolamine
2-300 **Secobarbitalum natricum,** Secobarbital-Natrium
e: Secobarbitone sodium *f:* Sécobarbital sodique
1-301 **Sennae folium,** Sennesblätter, Folia Sennae
e: Senna leaf *f:* Feuille de séné
1-302 **Sennae fructus acutifoliae,** Alexandriner-, Sennesfrüchte
e: Alexandrian senna pods *f:* Fruit de séné de Khartoum ou d'Alexandrie
1-303 **Sennae fructus angustifoliae,** Tinnevelly-Sennesfrüchte
e: Tinnevelly senna pods *f:* Fruit de séné de l'Inde ou de Tinnevelly
3-304 **Sesami oleum,** Sésamöl
e: Sesame oil *f:* Huile de sésame
1-305 **Stramonii folium,** Stramoniumblätter
e: Stramonium leaf *f:* Feuille de stramoine
1-306 **Stramonii pulvis normatus,** Eingestelltes Stramoniumpulver
e: Prepared stramonium *f:* Poudre titrée de stramoine
2-307 **Streptomycini sulfas,** Streptomycinsulfat
e: Streptomycin sulphate *f:* Sulfate de streptomycine
2-308 **Succinylsulfathiazolum,** Succinylsulfathiazol
e: Succinylsulphathiazole *f:* Succinylsulfathiazole
3-309 **Sulfadiazinum,** Sulfadiazin
e: Sulphadiazine *f:* Sulfadiazine
1-310 **Sulfadimidinum,** Sulfadimidin
e: Sulphadimidine *f:* Sulfadimidine
1-311 **Suxamethonii chloridum,** Suxamethoniumchlorid
e: Suxamethonium chloride *f:* Chlorure de suxaméthonium

3-312 **Tabletten, Brause-,** Brausetabletten (s. a. Compressi EU 3/90)
e: Effervescent tablets *f:* Comprimés effervescents
3-313 **Tabletten, magensaftresistent überzogene** (s. a. Compressi EU 3/90)
e: Enteric coated tablets *f:* Comprimés à revêtement
3-314 **Tabletten mit modif. Wirkstofffreigabe** (s. a. Compressi EU 3/90)
e: Modified release tablets *f:* Comprimés à libération
3-315 **Tabletten zur Anw. in der Mundhöhle** (s. a. Compressi EU 3/90)
e: Tablets for use in the mouth *f:* Comprimés à utiliser dans la cavité buc...
3-316 **Tabletten, nichtüberzogene** (s. a. Compressi EU 3/90)
e: Uncoated tablets *f:* Comprimés non enrobés

3–317 **Tabletten, überzogene** EU 3/317, (s. a. Compressi EU 3/90)
e: Coated tablets *f:* Comprimés enrobés
3–318 **Talcum,** Talkum
e: Talc *f:* Talc
2–319 **Tela gossypii absorbens,** Verbandmull aus Baumwolle
e: Absorbent cotton gaze *f:* Gaze hydrophile de coton
2–320 **Tela gossypii absorbens aseptica,** Steriler Verbandmull aus Baumwolle
e: Sterile absorbent cotton gaze *f:* Gaze hydrophile stérile de coton
2–321 **Testosteroni propionas,** Testosteronpropionat
e: Testosterone propionate *f:* Propionate de testostérone
1–322 **Tetracainii chloridum,** Tetracainhydrochlorid, Butylaminobenzoyl-dimethylamino-äthanol-hydrochlorid, Butylaminobenzoyl-dimethylamino-aethanolum hydrochloricum
e: Tetracaine hydrochloride *f:* Chlorhydrate de tétracaine
2–323 **Tetracyclini hydrochloridum,** Tetracyclinhydrochlorid
e: Tetracycline hydrochloride *f:* Chlorhydrate de tétracyclin
2–324 **Theobrominum,** Theobromin
e: Theobromine *f:* Théobromine
2–325 **Theophyllinum,** Theophyllin
e: Theophylline *f:* Théophylline
2–326 **Theophyllinum et Ethylenediaminum,** Theophyllin-Äthylendiamin, Theophyllin-Aethylendiaminum
e: Theophylline and Ethylendiamine *f:* Théophylline et Éthylènediamine
2–327 **Theophyllinum monohydricum,** Theophyllin-Monohydrat
e: Theophylline monohydrate *f:* Théophylline monohydratée
1–328 **Thiaminii chloridum,** Thiaminchloridhydrochlorid, Thiaminhydrochlorid, Aneurinum hydrochloricum, Vitamin-B_1-chloridhydrochlorid, Aneurinchloridhydrochlorid
e: Thiamine hydrochloride *f:* Chlorhydrate de thiamine
2–329 **Thiopentalum natricum,** Thiopental-Natrium
e: Thiopentone sodium *f:* Thiopental sodique
3–330 **Thyroxinum natricum,** Levothyroxin-Natrium
e: Thyroxine sodium *f:* Thyroxine sodique
3–331 **α-Tocopheroli acetas,** α-Tocopherolacetat
e: α-Tocopherol Acetate *f:* Acétate d'α-tocophérol
2–332 **Tolbutamidum,** Tolbutamid
e: Tolbutamide *f:* Tolbutamide
3–333 **Toxinum diphthericum diagnosticum,** Diphtherie-Toxin für den Schick-Test
e: Schick test toxin *f:* Toxine diphtérique pour épreuve de Schick
– **Toxoide, bakterielle** s. Vaccina (= EU 2/341)
3–334 **Toxoide, bakterielle (vet.)** (s. a. Vaccina ad usum veterinarium = EU 3/342
e: Bacterial toxoids (vet.) *f:* Anatoxines bactériennes (vét.)
3–335 **Tragacantha,** Tragant
e: Tragacanth *f:* Gomme adragante
3–336 **Trichlorethylenum,** Trichloroethylen
e: Trichlorethylene *f:* Trichloréthylène
3–337 **Trimipramini maleas,** Trimipraminhydrogenmaleat
e: Trimipramine maleate *f:* Maléate de trimipramine
2–338 **Tuberculini derivatum proteinosum purificatum,** Gereinigtes Tuberkulin
e: Tuberculin purified protein derivative *f:* Tuberculine purifiée
2–339 **Tuberculinum crudum,** Alttuberkulin
e: Old tuberculin *f:* Vieille tuberculine
1–340 **Tubocurarinii chloridum,** Tubocurarinchlorid
e: Tubocurarine chloride *f:* Chlorure de tubocurarine

2–341 **Vaccina,** Bakterielle Toxoide, Impfstoffe, Virusimpfstoffe, Bakterielle Impfstoffe
e: Vaccines *f:* Vaccines

3–342 **Vaccina ad usum veterinarium,** Bakterielle Impfstoffe/Impfstoffe für Tiere; Bakterielle Toxoide, vet.; Virusimpfstoffe, vet.
e: Vaccines for veterinary use *f:* Vaccins pour usage vétérinaire

3–343 **Vaccina leptospirae interrogantis ad usum veterinarium,** Leptospirose-Impfstoff für Tiere
e: Leptospira vaccines for veterinary use *f:* Vaccins de leptospires pour usage vétérinaire

3–344 **Vaccina viva anthracis sporula ad usum veterinarium,** Milzbrandsporen-Lebendimpfstoff für Tiere
e: Anthrax spore live vaccines for veterinary use *f:* Vaccins vivants sporulés de la fièvre charbonneuse pour usage vétérinaire

2–345 **Vaccinum cholerae,** Cholera-Impfstoff
e: Cholera vaccine *f:* Vaccin cholérique

2–346 **Vaccinum cholerae cryodesiccatum,** Cholera-Impfstoff (gefriergetrocknet)
e: Freeze-dried cholera vaccine *f:* Vaccin cholérique cryodesséché

3–347 **Vaccinum diphthericum adsorbatum,** Diphtherie-Adsorbat-Impfstoff
e: Diphtheria vaccine (adsorbed) *f:* Vaccin diphtérique adsorbé

3–348 **Vaccinum diphthericum et tetanicum adsorbatum,** Diphtherie-Tetanus-Adsorbat-Impfstoff
e: Diphtheria and tetanus vaccine (adsorbed) *f:* Vaccin diphtérique et tétanique adsorbé

3–349 **Vaccinum diphthericum, tetanicum et pertussis adsorbatum,** Diphtherie-Pertussis-Tetanus-Impfstoff
e: Diphtheria, tetanus and pertussis vaccine (adsorbed) *f:* Vaccin diphtérique, tétanique et coquelucheux adsorbé

2–350 **Vaccinum influenzae adsorbatum,** Grippe-Adsorbat-Impfstoff
e: Influenza vaccine (adsorbed) *f:* Vaccin grippal adsorbé

2–351 **Vaccinum influenzae inactivatum,** Grippe-Impfstoff (inaktiviert)
e: Influenza vaccine (inactivated) *f:* Vaccin grippal inactiv

2–352 **Vaccinum morbillorum,** Masern-Impfstoff (lebend, attenuiert)
e: Measles vaccine (live attenuated) *f:* Vaccin rougeoleux vivant atténué

2–353 **Vaccinum pertussis,** Keuchhusten-Impfstoff
e: Pertussis vaccine *f:* Vaccin coquelucheux

2–354 **Vaccinum pertussis adsorbatum,** Keuchhusten-Adsorbat-Impfstoff
e: Pertussis vaccine (adsorbed) *f:* Vaccin coquelucheux adsorbé

2–355 **Vaccinum poliomyelitidis inactivatum,** Poliomyelitis-Impfstoff (inaktiviert)
e: Poliomyelitis vaccine (inactivated) *f:* Vaccin poliomyélitique inactivé

2–356 **Vaccinum poliomyelitidis perorale,** Poliomyelitis-Impfstoff (lebend, oral)
e: Poliomyelitis vaccine (oral) *f:* Vaccin poliomyélitique oral

3–357 **Vaccinum tetanicum adsorbatum,** Tetanus-Adsorbat-Impfstoff
e: Tetanus vaccine (adsorbed) *f:* Vaccin tétanique adsorbé

2–358 **Vaccinum tuberculosis (BCG) cryodesiccatum,** BCG-Impfstoff (gefriergetrocknet)
e: Freeze-dried BCG vaccine *f:* Vaccin BCG cryodesséché

2–359 **Vaccinum typhoidi,** Typhus-Impfstoff
e: Typhoid vaccine *f:* Vaccin typhoidique

2–360 **Vaccinum typhoidi cryodesiccatum,** Typhus-Impfstoff (gefriergetrocknet)
e: Freeze-dried typhoid vaccine *f:* Vaccin typhoidique cryodesséché

2–361 **Vaccinum variolae cryodesiccatum dermicum,** Pockenimpfstoff (gefriergetrocknet, Dermolymphe)
e: Freeze-dried smallpox vaccine (dermal) *f:* Vaccin variolique cryodesséché (dermique)

2–362 **Vaccinum variolae fluidum dermicum,** Pockenimpfstoff (flüssig, Dermolymphe)
e: Liquid smallpox vaccine (dermal) *f:* Vaccin variolique liquide (dermique)

3-363 **Vaccinum vivum bronchiticum infectivum aviarum cryodesiccatum,** Infektiöse-Bronchitis-Lebendimpfstoff (gefriergetrocknet) für Geflügel
e: Freeze-dried avian infectious bronchitis live vaccine *f:* Vaccin vivant cryodesséché de la bronchite infectieuse aviaire

3-364 **Vaccinum vivum hepatitidis canis contagiosae cryodesiccatum,** Infektiöse-Hepatitis-Lebendimpfstoff (gefriergetrocknet) für Hunde
e: Freeze-dried contagious hepatitis live vaccine
f: Vaccin vivant cryodesséché de l'hépatite canine contagieuse

3-365 **Vaccinum vivum morbi „Carrei" cryodesiccatum pro cane,** Staube-Lebendimpfstoff (gefriergetrocknet) für Hunde
e: Freeze-dried canine distemper live vaccine *f:* Vaccin vivant cryodesséché de la maladie de Carré pour le chien

3-366 **Vaccinum vivum morbi „Carrei" croydesiccatum pro mustelidis,** Staupe-Lebendimpfstoff (gefriergetrocknet) für Frettchen und Nerze
e: Freeze-dried ferret and mink distemper live vaccine *f:* Vaccin vivant cryodesséché de la maladie de Carré pour mustélides

3-367 **Vaccinum vivum pseudopestis aviariae cryodesiccatum (stirpe lentogenica),** Newcastle-Krankheit-Lebendimpfstoff (gefriergetrocknet) (lentogener Stamm)
e: Freeze-dried Newcastle disease live vaccine (lentogenic strain) *f:* Vaccin vivant cryodesséché de la pseudopeste aviaire (souche lentogène) (Maladie de Newcastle)

3-368 **Valerianae radix,** Baldrianwurzel
e: Valerian root *f:* Racine de valériane

– **Virusimpfstoffe** s. Vaccina (= EU 2/341)

3-369 **Virusimpfstoffe (vet.)** (s.a. Vaccina ad usum veterinarium = EU 3/342)
e: Viral vaccins (vet.) *f:* Vaccins viraux (vét.)

3-370 **Vitaminum A,** Vitamin A
e: Vitamin A *f:* Vitamine A

2-371 **Zinci chloridum,** Zinkchlorid
e: Zinc chloride *f:* Chlorure de zinc

1-372 **Zinci oxidum,** Zinkoxid, Zincum oxydatum
e: Zinc oxide *f:* Oxyde de zinc

1-373 **Zinci sulfas,** Zinksulfat, Zincum sulfuricu
e: Zincsulphate *f:* Sulfate de zinc

3-374 **Zinci undecylenas,** Zinkundecylenat
e: Zinc undecylenate *f:* Undécylènate de zinc

Homöopathisches Arzneibuch 1. Ausgabe 1978, „HAB 1“ (mit 1. Nachtrag 1981)

Alphabetisches Verzeichnis der bisher vorliegenden Monographien; davon sind die 27 Monographien des 1. Nachtrags 1981 durch einen Stern * nach der Ziffer markiert. Alle Monographienamen wurden in das Hauptregister I aufgenommen.
Lt. Beschluß der HAB-Kommission vom Februar 1983 liegt ein 2. Nachtrag mit weiteren 55 Monographien und 20 Herstellungsvorschriften vor, zu dem Stellungnahmen bis zum 15.4. 1983 erbeten werden (vgl. Deutsche Apotheker Zeitung 123, Nr. 9 (3. März), S. 424).
Verzeichnis der 55 neuen Monographien siehe S. 240.
Aus dem Vorwort (S. X): „Als **Monographietitel** (insbesondere Monographie-Untertitel wurden bewußt die **alteingeführten Namen** der homöopathischen Zubereitungen beibehalten, um jede Verwirrung zu vermeiden und die Verordnung durch den homöopathischen Arzt nicht zu erschweren. **Auf deutsche Untertitel wurde verzichtet ...**“).

Vergleiche hierzu Teil I, Nr. 8 = HAB 1934:
In dieser nachfolgenden Liste Nr. 8 wird das „alte Homöopathische Arzneibuch“ von 1934 erfaßt.

1* Acidum arsenicosum; Arsenicum album
2 Acidum benzoicum e resina
3 Acidum formicicum
4 Acidum hydrochloricum
5* Acidum nitricum
6 Acidum phosphoricum
7* Acidum silicicum; Silicea
8 Aconitum napellus; Aconitum
9* Adonis vernalis
10 Aesculus hippocastanus; Aesculus
11 Aloe
12 Ammi visnaga
13 Ammonium bromatum
14* Ammonium carbonicum
15 Ammonium chloratum
16 Argentum nitricum
17 Aristolochia clematitis; Aristolochia
18* Arnica montana; Arnica
19 Artemisia abrotanum; Abrotanum
20* Atropa belladonna; Belladonna
21 Atropinum sulfuricum
22* Aurum chloratum
23* Aurum metallicum
24* Barium carbonicum
25* Barium chloratum
26* Bryonia cretica; Bryonia
27 Calcium carbonicum Hahnemanni; Conchae
28 Calcium phosphoricum
29* Calcium sulfuricum
30 Camphora
31* Carbo vegetabilis
32* Cephaelis ipecacuanha; Ipecacuanha
33* Cimicifuga racemosa; Cimicifuga
34* Cinchona succirubra; China
35 Coffea arabica; Coffea
36* Cuprum metallicum; Cuprum
37 Dioscorea villosa
38* Echinacea angustifolia
39* Guaiacum
40* Hydrargyrum bichloratum; Mercurius sublimatus corrosivus
41 Hyoscyamus niger; Hyoscyamus
42 Jodum
43* Kalium bichromicum
44* Kalium carbonicum
45 Kalium chloratum
46 Kalium jodatum
47* Kalium phosphoricum
48 Magnesium carbonicum
49 Natrium chloratum
50 Natrium phosphoricum
51 Natrium sulfuricum
52* Nitroglycerinum; Glonoinum
53* Rauwolfia serpentina; Rauwolfia
54* Vitex agnus-castus; Agnus castus

Verzeichnis der für **Nachtrag 2 zum HAB** lt. Beschluß der HAB-Kommission vom Februar 1983 vorgesehenen 55 Monographien

Achillea millefolium
Acidum picrinicum
Aesculus hippocastanum e cortice, äthanol. Decoctum
Allium sativum
Anamirta cocculus
Angelica archangelica, äthanol. Decoctum
Arnica montana e planta tota
Berberis vulgaris e fructibus
Betula pendula e cortice, äthanol. Decoctum
Calcium fluoratum
Calcium jodatum
Carbo animals
Chelidonium majus
Chelidonium majus Rh
Cichorium intybus Rh
Convallaria majalis
Crocus sativus
Cuprum aceticum
Cuprum sulfuricum
Digitalis purpurea
Ephedra distachya spag. Zimpel
Euspongia officinalis
Ferrum sidereum
Galium odoratum
Hypericum perforatum
Kalanchoe
Kalanchoe Rh
Kreosotum
Lavandula angustifolia e floribus siccatis
Ledum palustre
Lilium lancifolium
Magnesium phosphoricum
Malva, äthanol. Infusum
Myristica fragrans
Nerium oleander
Oxalis acetosella e foliis
Phytolacca americana
Prunus spinosa e summitatibus
Pyrit
Quarz
Ranunculus bulbosus
Rheum
Rhododendron
Solidago virgaurea
Stannum metallicum
Stibium metallicum
Stibium sulfuratum nigrum
Strophanthus gratus
Syzygium aromaticum
Taraxacum officinale Rh
Terebinthina laricina
Urginea maritima var. alba, äthanol. Digestio
Urginea maritima var. rubra
Verbascum thapsiforme
Zincum metallicum

Homöopathisches Arzneibuch 1934 (HAB)

(Neudrucke 1950, 1953, 1958)

(Aus dem Vorwort zum Homöop. Arzneibuch 1. Ausg. 1978 (HAB 1), S. IX: „Eine Ausgabe des Homöopathischen Arzneibuches (HAB) erschien im Jahre 1934 als Privatausgabe und fand durch eine Vorschrift der Apothekenbetriebsordnung, wonach das HAB als Vorschriftensammlung vorhanden sein muß, Eingang in die Apotheken ...").

Angesichts des noch unvollständigen, nach und nach in Lieferungen erscheinenden jetzigen Homöopathischen Arzneibuches 1978, von dem bisher 54 Monographien vorliegen (s. vorher. Liste 7) und in Würdigung des immensen Arzneischatzes wie Wortgutes des HAB von 1934 wurde dieses Werk ebenfalls aufgenommen, und zwar in 2 Listen, und diese dann gemeinsam mit einem eigenem Gesamtregister erschlossen:

1. **Monographien der „Üblichen Mittel"** (Nr. 1–652, nach lateinischen Titeln alphabetisiert und ggfs. mit deutschen Synonyma versehen). Die Liste hat die **Kennbuchstaben HAB/A** erhalten.
2. **Monographien der „Selten gebrauchten Mittel"** (Nr. 1–436, nach lateinischen Titeln alphabetisiert und nur bei chemischen Substanzen mit deutschen Synonyma versehen). Die Liste hat die **Kennbuchstaben HAB/B** erhalten.
3. **Gesamtregister** aller Monographienamen der beiden vorstehenden Listen HAB/A und HAB/B = **HAB/C.**

Die hier zusammengestellten Monographien des HAB 1934 sind nicht in das Hauptregister I dieses Buches aufgenommen worden!

Übliche Mittel (HAB/A)

	Name des Mittels	deutscher Name
1	Abelmoschus	– Bisamkörner
2	Abies canadensis	– Hemlockstanne, Schierlingstanne
3	Abies nigra	– Schwarzfichte
4	Abrotanum	– Eberraute
5	Absinthium	– Wermut
6	Acalypha indica	– Brennkraut
7	Acanthus mollis	– Bärenklau
8	Acer Negundo	– Eschenblättriger Ahorn
9	Acidum aceticum	– Essigsäure
10	– benzoicum	– Benzoesäure
11	– boricum	– Borsäure
12	– carbolicum	– Karbolsäure
13	– chromicum	– Chromsäure
14	– formicicum	– Ameisensäure
15	– gallicum	– Gallussäure
16	– hydrochloricum	– Salzsäure
17	– hydrocyanicum	– Blausäure
18	– hydrofluoricum	– Flußsäure
19	– lacticum	– Milchsäure
20	– nitricum	– Salpetersäure
21	– oxalicum	– Oxalsäure
22	– phosphoricum	– Phosphorsäure
23	– picrinicum	– Pikrinsäure
24	– sulfuricum	– Schwefelsäure
25	– tartaricum	– Weinsäure
26	Aconitum	– Sturmhut, Eisenhut
27	Aconitum Anthora	– Gelber Sturmhut
28	Aconitum Cammarum	– Blauer Sturmhut
29	Aconitum ferox	– Wilder Sturmhut
30	Aconitum Lycoctonum	– Wolfs-Eisenhut
31	Aconitus Napellus e radice	– Sturmhut, Eisenhut
32	Actaea	– Christophskraut
33	Adiantum aureum	– Widerton
34	Adonis vernalis	– Teufelsauge
35	Aegopodium Podagraria	– Geißfuß
36	Aesculus	– Roßkastanie
37	Aesculus glabra	– –
38	Aesculus Hippocastanum e floribus	– Roßkastanie
39	Aethiops antimonialis	– Spießglanzmohr
40	Aethiops mineralis	– Quecksilbermohr
41	Aethusa	– Hundspetersilie
42	Agaricus	– Fliegenpilz
43	Agaricus emeticus	– Speiteufel, Giftiger Täubling
44	Agave americana	– Hunderjährige Aloe
45	Agnus castus	– Keuschlamm
46	Ailanthus glandulosa	– Götterbaum
47	Aletris farinosa	– Stern- und Runzelwurzel
48	Alisma Plantago	– Froschlöffel
49	Allium sativum	– Knoblauch
50	Alnus serrulata sive rubra	– Glatte Erle

51	Aloe	– Aloe
52	Alsine media	– Vogelmiere
53	Alstonia constricta	– –
54	Alumen	– Alaun
55	Alumina	– Tonerde
56	Aluminium	– Aluminium
57	Ambra	– –
58	Ammoniacum	– Ammoniakgummi
59	Ammonium benzoicum	– Ammoniumbenzoat
60	– bromatum	– Ammoniumbromid
61	– carbonicum	– Ammoniumcarbonat
62	– causticum	– Salmiakgeist
63	– jodatum	– Ammoniumjodid
64	– muriaticum	– Ammoniumchlorid
65	– phosphoricum	– Ammoniumphosphat
66	Ampelopsis quinquefolia	– Wilder Wein
67	Amygdalae amarae	– Bittere Mandeln
68	Amyris gileadensis	– Mekkabalsam
69	Anacardium	– Ostindische Elefantenlaus
70	Anacardium occidentale	– Kaschunuß; Westindische Elefantenlaus
71	Anagallis arvensis	– Gauchheil
72	Anagyris foetida	– Stinkstrauch
73	Anatherum muricatum	– –
74	Anemone nemorosa	– Busch-Windröschen
75	Angelica Archangelica	– Engelwurz
76	Angustura	– –
77	Anisum	– Anis
78	Anisum stellatum	– Sternanis
79	Anthracokali	– –
80	Antimonium arsenicosum	– –
81	Antimonium crudum	– Schwarzer Spießglanz
82	Antimonium sulfuratum aurantiacum	– Goldschwefel
83	Aphis chenopodii glauci	– –
84	Apis mellifica	– Honigbiene
85	Apisinum	– Bienengift
86	Apocynum	– Hanfartiger Hundswürger
87	Apocynum androsaemifolium	– Fliegenfänger
88	Apomorphinum hydrochloricum	– Apomorphinhydrochlorid
89	Aqua silicata	– Kieselsäurelösung
90	Aralia racemosa	– Amerikanische Narde
91	Aranea avicularis	– Vogelspinne
92	Aranea Diadema	– Kreuzspinne
93	Arctium Lappa	– Klette
94	Argentum	– Silber
95	– nitricum	– Höllenstein
96	Aristolochia Clematitis	– Osterluzei
97	Armoracia	– Meerrettich
98	Arnica	– Bergwohlverleih, Wolferlei
99	Arnica ad usum externum	– –
100	Arsenicum album	– Weißes Arsenik
101	Arsenum jodatum	– Arsentrijodid
102	Arsenum metallicum	– Elementares Arsen, Fliegenstein
103	Artemisia vulgaris	– Beifuß
104	Arum Dracontium	– Grüne Drachenwurz

105	Arum Dracunculus	– Drachenwurz
106	Arum italicum	– Italienischer Aronstab
107	Arum maculatum	– Gefleckter Aronstab
108	Arum triphyllum	– Zehrwurzel
109	Arundo mauritanica	– Wasserrohr
110	Asa foetida	– Stink-Asant
111	Asarum	– Haselwurz
112	Asarum canadense	– Kanadische Haselwurz
113	Asclepias incarnata	– –
114	Asclepias syriaca	– –
115	Asclepias tuberosa	– –
116	Asparagus officinalis	– Spargel
117	Asperula odorata	– Waldmeister
118	Atropinum sulfuricum	– Atropinsulfat
119	Auripigmentum	– Arsentrisulfid
120	Aurum	– Gold
121	Aurum chloratum	– Goldchlorid
122	Aurum chloratum natronatum	– Goldchlorid-Chlornatrium
123	Avena sativa	– Hafer
124	Badiaga	– Flußschwamm
125	Ballota lanata	– Woll-Ballote
126	Balsamum copaivae	– Kopaivabalsam
127	Balsamum peruvianum	– Perubalsam
128	Baptisia	– Wilder Indigo
129	Baryum aceticum	– Baryumacetat
130	Baryum carbonicum	– Baryumcarbonat
131	Baryum chloratum	– Baryumchlorid
132	Baryum jodatum	– Baryumjodid
133	Belladonna	– Tollkirsche
134	Bellis perennis	– Gänseblümchen
135	Benzoes resina	– Benzoe
136	Berberinum	– Berberin
140	Berberis	– Sauerdorn, Berberitze
141	Berberis aquifolium	– –
142	Betula alba	– Birke
143	Bismutum metallicum	– Wismut
144	Bismutum subnitricum	– Basisches Wismutnitrat
145	Blatta orientalis	– Schabe
146	Boldo	– –
147	Boletus laricis	– Lärchenschwamm
148	Bombyx Mori	– Seidenspinner
149	Borax	– –
150	Borrago officinalis	– Borretsch
151	Bovista	– Bovist
152	Bromum	– Brom
153	Bryonia	– Zaunrübe
154	Bucco	– Buccoblätter
155	Bufo	– Kröte
156	Buxus sempervirens	– Buxbaum
157	Cactus	– Königin der Nacht
158	Cadmium sulfuricum	– Kadmiumsulfat
159	Cajeputum	– –
160	Cainca	– –
161	Calabar	– Calaborbohne

162	Caladium Seguinum	– Schweigrohr
163	Calamus aromaticus	– Kalmus
164	Calcium aceticum	– Calciumacetat
165	Calcium aceticum Hahnemanni	– –
166	Calcium arsenicosum	– Calciumarsenit
167	Calcium bromatum	– Calciumbromid
168	Calcium carbonicum Hahnemanni	– –
169	Calcium causticum Segini	– –
170	Calcium chloratum	– Calciumchlorid
171	Calcium fluoratum	– Fluorcalcium
172	Calcium hypophosphorosum	– Calciumhypophosphit
173	Calcium jodatum	– Calciumjodid
174	Calcium phosphoricum	– Calciumphosphat
175	Calcium sulfuricum	– Calciumsulfat
176	Calendula	– Ringelblume
177	Caltha palustris	– Sumpf-Dotterblume
178	Camphora	– Kampfer
179	Camphora monobromata	– Monobromkampfer
180	Cancer fluviatilis	– Flußkrebs
181	Canchalagua	– –
182	Cannabis	– Hanf
183	Cannabis indica	– Indischer Hanf
184	Cantharis	– Spanische Fliege
185	Capsicum	– Spanischer Pfeffer
186	Carbo animalis	– Tierkohle
187	Carbo vegetabilis	– Holzkohle
188	Carboneum sulfuratum	– Schwefelkohlenstoff
189	Carduus Benedictus	– Benediktendistel
190	Carduus marianus	– Mariendistel
191	Carica Papaya	– Melonenbaum
192	Carya alba	– –
193	Cascara sagrada	– –
194	Cascarilla	– Cascararinde
195	Castanea vesca	– Kastanie
196	Castor equi	– –
197	Castoreum sibiricum	– Bibergeil
198	Caulophyllum thalictroides	– –
199	Causticum Hahnemanni	– –
200	Ceanothus americanus	– –
201	Cedron	– –
202	Cepa	– Zwiebel
203	Cerasus virginiana	– Virginische Traubenkirsche
204	Ceratae	– Cerate
205	Cerium oxalicum	– Cerooxalat
206	Cetraria islandica	– Isländisch Moos
207	Chamomilla	– Kamille
208	Chamomilla romana	– Römische Kamille
209	Chelidonium	– Schellkraut
210	Chelone glabra	– –
211	Chenopodium ambrosoides	– Wohlriechender Gänsefuß
212	Chenopodium anthelminthicum	– –
213	Chenopodium olidum	– Stinkender Gänsefuß
214	Chimaphila umbellata	– Doldenblütiges Wintergrün
215	China	– Chinarinde

216	Chininum arsenicicum	– Chininarsenat
217	Chininum arsenicosum	– Chininarsenit
218	Chininum muriaticum	– Chininhydrochlorid
219	Chininum sulfuricum	– Chininsulfat
220	Chionanthus virginica	– –
221	Chirata indica	– –
222	Chloralum hydratum	– Chloralhydrat
223	Chloroformium	– Chloroform
224	Chlorum	– Chlor
225	Chromium oxydatum	– Chromoxyd
226	Cicuta virosa	– Wasserschierling (Wütherich Hahnem.)
227	Cimicifuga	– Wanzenkraut
228	Cina	– Zitwerblüten
229	Cinnabaris	– Zinnober
230	Cinnamomum	– Ceylon-Zimt
231	Cistus canadensis	– –
232	Clematis	– Steife Waldrebe
233	Clematis Vitalba	– Gemeine Waldrebe
234	Cobaltum metallicum	– Kobalt
235	Coccinella septempunctata	– Siebenpunktiger Marienkäfer
236	Cocculus	– Kokkelskörner
237	Coccus cacti	– Cochenille
238	Cochlearia officinalis	– Löffelkraut
239	Coffea	– Kaffee
240	Coffeinum	– Coffein
241	Colchicum	– Zeitlose (Frische Knollen, Frühjahr)
242	Colchicum e seminibus	– Zeitlose (Reife Samen)
243	Collinsonia canadensis	– Grießwurzel
244	Colocynthis	– Koloquinte
245	Columbo	– Colombowurzel
246	Comocladia dentata (Guao)	– –
247	Condurango	– Condurangorinde
248	Conium	– Schierling
249	Convallaria majalis	– Maiblume
250	Convolvulus arvensis	– Ackerwinde
251	Coriaria myrtifolia	– Myrtensumach
252	Cornus circinata	– Rundblättriger Hartriegel
253	Cornus florida	– Großblütiger Hartriegel
254	Cornus sericea	– –
255	Corydalis formosa	– –
256	Costus dulcis	– Weiße Zimtrinde
257	Cotyledon Umbilicus	– Nabelkraut
258	Crataegus	– Weißdorn
259	Crocus	– Safran
260	Crotalus	– Nordamerikanische Klapperschlange
261	Crotalus Cascavella	– Klapperschlange
262	Croton Tiglium	Purgierkörner
263	Cubeba	– Kubeben
264	Cucurbita Pepo	– Kürbis
265	Cuprum	– Metallisches Kupfer
266	Cuprum aceticum	– Kupferacetat
267	Cuprum arsenicosum	– Kupferarsenit
268	Cuprum carbonicum	– Basisches Kupfercarbonat
269	Cuprum sulfuricum	– Kupfersulfat

270	Curare	– Pfeilgift
271	Cuscuta europaea	– Teufelszwirn
272	Cyclamen	– Alpenveilchen
273	Cynosbatus	– Rosenschwamm
274	Cypripedium pubescens	– Frauenschuh, Nervenwurzel
275	Cytisus Laburnum	– Goldregen
276	Damiana	– –
277	Datura arborea	– –
278	Dictamnus albus	– Diptam
279	Digitalinum	– Digitalin
280	Digitalis	– Fingerhut
281	Digitoxinum	– Digitoxin
282	Dioscorea villosa	– –
283	Dirca palustris	– Lederholz
284	Dolichos pruriens	– Juckbohne
285	Doryphora decemlineata	– Coloradokäfer
286	Dracontium foetidum	– –
287	Drosera	– Sonnentau
288	Duboisia	– –
289	Dulcamara	– Bittersüß
290	Echinacea angustifolia	– –
291	Elaps corallinus	– Korallenotter
292	Elaterium	– Springgurke
293	Epigaea repens	– –
294	Epilobium palustre	– Sumpf-Weidenröschen
295	Equisetum arvense	– Zinnkraut, Ackerschachtelhalm
296	Equisetum hiemale	– Winterschachtelhalm
298	Erechthites hieracifolia	– –
299	Ergotinum	– Mutterkornextrakt
300	Erigeron canadensis	– –
301	Eriodictyon californicum	– –
302	Eryngium aquaticum	– –
303	Eryngium maritimum	– Meerstrandsdistel
304	Eucalyptus	– Fieberbaum
305	Eupatorium perfoliatum	– Wasserhanf
306	Eupatorium purpureum	– Roter Wasserhanf
307	Euphorbia amygdaloides	– –
308	Euphorbia corollata	– –
309	Euphorbia Cyparissias	– Wolfsmilch
310	Euphorbia villosa	– Zottige Wolfsmilch
311	Euphorbium	– Euphorbium
312	Euphrasia	– Augentrost
313	Evonymus atropurpurea	– –
314	Evonymus europaea	– Pfaffenhütchen
315	Farfara	– Huflattich
316	Fel Tauri	– Rindergalle
317	Ferrum aceticum	– Basisches Eisenoxydacetat
318	Ferrum arsenicosum	– Ferriarsenit
319	Ferrum carbonicum	– Ferrocarbonat
320	Ferrum citricum oxydatum	– Ferricitrat
321	Ferrum jodatum	– Eisenjodür
322	Ferrum lacticum	– Ferrolactat
323	Ferrum metallicum	– Eisen
324	Ferrum phosphoricum	– Eisenoxydphosphat

325	Ferrum sesquichloratum (F. muriaticum)	– Eisenchlorid
326	Ferrum sulfuricum	– Ferrosulfat
327	Filix	– Wurmfarn
328	Formica rufa	– Ameise
329	Franciscea uniflora	– –
330	Frangula	– Faulbaum
331	Frasera carolinensis	– –
322	Fraxinus americana	– Weiße Esche
323	Fucus vesiculosus	– Blasentang
324	Fumaria officinalis	– Erdrauch
325	Galium album	– Labkraut
326	Galium Aparine	– Klebkraut
327	Gaultheria procumbens	– Wintergrün
328	Gelsemium	– Wilder Jasmin
329	Genista tinctoria	– Färberginster
330	Gentiana lutea	– Gelber Enzian
331	Geranium maculatum	– Storchschnabel
332	Geranium odoratissimum	– –
333	Geranium Robertianum	– Ruprechtskraut
334	Geum rivale	– Nelkenwurz
335	Ginseng	– –
336	Glechoma hederacea	– Gundelrebe
337	Glonoinum	– Nitroglycerin
338	Gnaphalium arenarium	– Strohblume
339	Gnaphalium polycephalum	– –
340	Gossypium herbaceum	– Baumwollstaude
341	Granatum	– Granatbaum
342	Graphites	– Reißblei
343	Gratiola	– Gottesgnadenkraut
344	Grindelia robusta	– –
345	Guaco	– –
346	Guajacum	– Guajakharz
347	Guarana	– Guaranapaste
348	Guarea trichilioides	– –
349	Gutti	– Gummigutt
350	Gymnocladus canadensis	– –
351	Hamamelis	– Virginischer Zauberstrauch
352	Hamamelis-Extrakt (Hazeline)	– –
353	Hedeoma pulegioides	– –
354	Helianthus annuus	– Sonnenblume
355	Helleborus	– Christwurzel, Schwarze Nieswurz
356	Helleborus viridis	– Grüne Nieswurz
357	Helonias dioica	– –
358	Hepar sulfuris (Calcium sulfuratum Hahnemanni; Hepar sulfuris calcareum)	– Kalkschwefelleber
359	Hepar sulfuris kalinum (Kalium sulfuratum)	– Kalischwefelleber
360	Hepatica triloba	– Leberblümchen
361	Hieracium umbellatum	– Doldiges Habichtskraut
362	Hydrastis	– Kanadische Gelbwurz
363	Hydrocotyle asiatica	– Wassernabel
364	Hydropiper	– Wasserpfeffer
365	Hyoscyamus	– Bilsenkraut

366	Hypericum	– Johanniskraut
367	Jaborandi	– Jaborandiblätter
368	Jacaranda Caroba	– –
369	Jalapa	– Jalapenknolle
370	Jatropha Curcas	– –
371	Iberis amara	– Schleifenblume
372	Ignatia	– Ignatiusbohne
373	Ilex Aquifolium	– Stechpalme
374	Indigo	– –
375	Inula Helenium	– Alant
376	Jodum	– Jod
377	Ipecacuanha	– Brechwurzel
378	Iris	– Schwertlilie
379	Juglans	– Walnuß
380	Juglans cinerea	– Graue Walnuß
381	Juncus effusus	– Binse
382	Juniperus communis	– Wacholder
383	Kalium arsenicosum	– Kaliumarsenit
384	Kalium bichromicum	– Kaliumdichromat
385	Kalium bioxalicum	– Kaliumbioxalat
386	Kalium bromatum	– Kaliumbromid
387	Kalium carbonicum	– Kaliumcarbonat
388	Kalium chloratum (K. muriaticum)	– Kaliumchlorid
389	Kalium chloricum	– Kaliumchlorat
390	Kalium cyanatum	– Kaliumcyanid
391	Kalium jodatum	– Kaliumjodid
392	Kalium nitricum (Nitrum)	– Kaliumnitrat
393	Kalium phosphoricum	– Kaliumphosphat
394	Kalium sulfuricum	– Kaliumsulfat
395	Kalium tartaricum	– Kaliumtartrat
396	Kalmia	– Berglorbeer
397	Kamala	– Kamala
398	Kola	– Kolanuß
399	Koso	– Kosoblüten
400	Kreosotum	– Kreosot
401	Lacerta agilis	– Zauneidechse
402	Lachesis	– –
403	Lachnanthes tinctoria	– Wollnarzisse
404	Lactuca	– Giftlattich
405	Lactuca sativa	– Gartenlattich
406	Lamium album	– Bienensaug
407	Lathyrus sativus	– Platterbse
408	Laurocerasus	– Kirschlorbeer
409	Ledum	– Porst
410	Lemna minor	– Wasserlinse
411	Leptandra	– –
412	Levisticum officinale	– Liebstöckel
413	Liatris spicata	– –
414	Lilium album	– Lilie
415	Lilium tigrinum	– Tigerlilie
416	Limax ater	– Waldschnecke
417	Lithium carbonicum	– Lithiumcarbonat
418	Lobelia inflata	– –
419	Lobelia syphilitica	– –

420	Lolium temulentum	– Taumellolch
421	Lupulinum	– Lupulin
422	Lupulus	– Hopfen
423	Lycium Berberis	– Bocksdorn
424	Lycopodium	– Bärlappsporen
425	Lycopus virginicus	– –
426	Lysimachia Nummularia	– Pfennigkraut
427	Madar	– –
428	Magnesium carbonicum	– Basisches Magnesiumcarbonat
429	Magnesium chloratum (Magnesia muriatica)	– Magnesiumchlorid
430	Magnesium phosphoricum	– Magnesiumphosphat
431	Magnesium sulfuricum	– Magnesiumsulfat
432	Magnolia glauca	– –
433	Majorana	– Majoran
434	Malva silvestris	– Käsepappel
435	Mancinella	– –
436	Mandragora	– Alraun
437	Manganum aceticum	– Manganacetat
438	Manganum carbonicum	– Mangancarbonat
439	Manganum sulfuricum	– Mangansulfat
440	Marum verum	– Katzenkraut
441	Maté	– Paraguaytee
442	Matico	– –
443	Melilotus officinalis	– Steinklee
444	Mentha piperita	– Pfefferminze
445	Menyanthes	– Bitterklee
446	Mephitis putorius	– Stinktier
447	Mercurialis	– Bingelkraut
448	Mercurius aceticus (Hydrargyrum aceticum oxydulatum)	– Quecksilberacetat
449	Mercurius auratus	– Goldamalgam
450	Mercurius bijodatus (Hydrargyrum bijodatum rubrum)	– Quecksilberjodid
451	Mercurius cyanatus (Hydrargyrum cyanatum)	– Quecksilbercyanid
452	Mercurius dulcis (Mercurius chloratus, Hydrargyrum chloratum, Calomel)	– Quecksilberchlorür
453	Mercurius jodatus flavus (Hydrargyrum jodatum flavum)	– Gelbes Quecksilberjodür
454	Mercurius nitrosus (Mercurius nitricus oxydulatus, Hydrargyrum nitricum oxydulatum)	– Quecksilberoxydulnitrat
455	Mercurius praecipitatus ruber (Hydrargyrum oxydatum)	– Rotes Quecksilberoxyd
456	Mercurius solubilis Hahnemanni (Hydrargyrum oxydulatum nigrum Hahnemanni)	– –
457	Mercurius sublimatus corrosivus (Hydrargyrum bichloratum, Sublimat)	– Quecksilberchlorid
458	Mercurius sulfuricus (Hydrargyrum sulfuricum basicum)	– Basisches Quecksilbersulfat
459	Mercurius vivus (Hydrargyrum)	– Quecksilber

460	Mezereum	– Seidelbast, Kellerhals
461	Millefolium	– Schafgarbe
462	Mitchella repens	– –
463	Momordica Balsamina	– –
464	Moschus	– Bisam
465	Myrica cerifera	– –
466	Myrtus communis	– Myrte
467	Nabalus serpentaria	– –
468	Naja tripudians	– Brillenschlange
469	Naphthalinum	– Naphthalin
470	Nasturtium aquaticum	– Brunnenkresse
471	Natrium arsenicosum	– Natriumarsenit
472	Natrium bromatum	– Natriumbromid
473	Natrium carbonicum	– Natriumcarbonat
474	Natrium chloratum (N. muriaticum)	– Natriumchlorid
475	Natrium jodatum	– Natriumjodid
476	Natrium nitricum	– Natriumnitrat
477	Natrium phosphoricum	– Natriumphosphat
478	Natrium sulfuricum	– Natriumsulfat, Glaubersalz
479	Niccolum metallicum	– Nickel
480	Nigella sativa	– Schwarzkümmel
481	Nuphar luteum	– Gelbe Teichrose, Mummel
482	Nux moschata	– Muskatnuß
483	Nux vomica	– Brechnuß, Krähenaugen
484	Nymphaea odorata	– Wohlriechende Seerose
485	Oenanthe crocata	– Rebendolde
486	Oenothera biennis	– Nachtkerze
487	Oleander	– –
488	Oleum Cajeputi	– Cajeputöl
489	Oleum Terebinthinae	– Terpentinöl
490	Opium	– –
491	Opuntia vulgaris	– Feigencactus
492	Origanum vulgare	– Dost
493	Ostrya virginica	– –
494	Oxalis Acetosella	– Sauerklee
495	Paeonia officinalis	– Pfingstrose
496	Pareira brava	– –
497	Paris quadrifolia	– Einbeere
498	Passiflora incarnata	– Passionsblume
499	Pastinaca sativa	– Pastinak
500	Pepsinum	– Pepsin
501	Petasites	– Pestwurz
502	Petroleum	– Steinöl
503	Petroselinum	– Petersilie
504	Phaseolus nanus	– Zwerg- oder Buschbohne
505	Phellandrium	– Wasserfenchel
506	Phosphorus	– Phosphor
507	Phytolacca	– Kermesbeere
508	Pilocarpinum hydrochloricum	– Pilocarpinhydrochlorid
509	Pimpinella alba	– Bibernelle
510	Pinus silvestris	– Kiefer
511	Piper methysticum	– Kawawurzel
512	Piper nigrum	– Schwarzer Pfeffer
513	Piscidia Erythrina	– –

514	Plantago major	– Wegerich
515	Platinum chloratum	– Platinchlorid
516	Platinum dijodatum	– Platinjodür
517	Platinum metallicum	– Platin
518	Plectranthus fructicosus	– –
519	Plumbum aceticum	– Bleizucker, Bleiacetat
520	Plumbum metallicum	– Blei
521	Podophyllinum	– Podophyllin
522	Podophyllum	– –
523	Polygala amara	– Kreuzblume
524	Polygonum amphibium	– Wasserknöterich
525	Polygonum aviculare	– Vogelknöterich
526	Populus tremuloides	– Espe
527	Potentilla anserina	– Gänsekraut
528	Potentilla reptans	– Kriechendes Fingerkraut
529	Primula veris	– Gebräuchliche Schlüsselblume
530	Prunella vulgaris	– Brunelle
531	Prunus Padus e cortice	– Ahlkirsche
532	Prunus spinosa	– Schlehe
533	Ptelea trifoliata	– –
534	Pulsatilla	– Kuhschelle
535	Pyrethrum	– Deutsche Bertramwurzel
536	Quassia amara	– –
537	Quebracho	– –
538	Quercus e cortice	– –
539	Quercus e glandibus	– –
540	Ranunculus acer	– Scharfer Hahnenfuß
541	Ranunculus bulbosus	– Knollenhahnenfuß
542	Ranunculus sceleratus	– Gifthahnenfuß
543	Raphanus sativus	– Schwarzer Rettich
544	Ratanhia	– –
545	Rheum	– Rhabarber
546	Rhododendron	– Goldgelbe Alpenrose
547	Rhus glabra	– –
548	Rhus Toxicodendron	– Giftsumach
549	Rhus venenata	– –
550	Ricinus communis	– Wunderbaum
551	Robinia Pseudacacia	– Akazie
552	Rosa	– Gartenrose
553	Rosmarinus officinalis	– Rosmarin
554	Rubia tinctorum	– Krapp
555	Rumex	– Ampfer
556	Ruta	– Weinraute
557	Sabadilla	– Sabadillsamen
558	Sabina	– Sadebaum
559	Salix purpurea	– Weide
560	Salvia officinalis	– Salbei
561	Sambucus Ebulus	– Attich
562	Sambucus e cortice	– –
563	Sambucus nigra	– Holunder, Deutscher Flieder
564	Sanguinaria	– Kanadische Blutwurzel
565	Santoninum	– Santonin
566	Sarracenia purpurea	– –
567	Sarsaparilla	– Sarsaparille

568	Scilla	– Meerzwiebel
569	Scordium	– Knoblauch-Gamander
570	Scorpio europaeus	– Skorpion
571	Scrophularia nodosa	– Braunwurz
572	Scutellaria laterifolia	– Helmkraut
573	Secale cornutum	– Mutterkorn
574	Sedum acre	– Mauerpfeffer
575	Selenium	– Selen
576	Sempervivum tectorum	– Hauslauch
577	Senecio aureus	– Goldenes Kreuzkraut
578	Senega	– Senegawurzel
579	Senna	– Sennesblätter
580	Sepia	– Sepia
581	Silicea	– Kieselsäure
582	Silphium laciniatum	– Kompaßpflanze
583	Sinapis alba	– Weißer Senf
584	Solanum nigrum	– Nachtschatten
585	Solidago Virga aurea	– Goldrute
586	Spigelia	– –
587	Spiraea Ulmaria	– Echtes Mädesüß
588	Spongia	– Gerösteter Meerschwamm
589	Stannum	– Zinn
590	Staphisagria	– Stephanskörner
591	Sticta	– Lungenflechte
592	Stillingia silvatica	– –
593	Stramonium	– Stechapfel (Frisches Kraut)
594	Stramonium e seminibus	– Stechapfel (Reife Samen)
595	Strontium carbonicum	– Strontiumcarbonat
596	Strophanthus	– –
597	Strychninum nitricum	– Strychninnitrat
598	Sulfur	– Schwefelblüte
599	Sulfur jodatum	– Jodschwefel
600	Sumbulus moschatus	– –
601	Symphytum	– Beinwurz
602	Symphytum ad usum externum	– –
603	Syringa vulgaris	– Spanischer Flieder
604	Syzygium Jambolanum	– –
605	Syzygium Jambolanum e cortice	– –
606	Tabacum	– Tabak
607	Tamus communis	– Schmeerwurz
608	Tanacetum vulgare	– Rainfarn
609	Tarantula	– Tarantel
610	Taraxacum	– Löwenzahn
611	Tartarus stibiatus	– Brechweinstein
612	Taxus baccata	– Eibenbaum
613	Teucrium Scorodonia	– Gamander
614	Thea chinensis	– Schwarzer Tee
615	Thlaspi Bursa pastoris	– Hirtentäschelkraut
616	Thuja	– Lebensbaum
617	Thymus vulgaris	– Gartenthymian
618	Tilia europaea	– Linde
619	Tormentilla	– Heidecker
620	Trifolium arvense	– Katzenklee
621	Trillium pendulum	– –

622	Triosteum perfoliatum	– Wilde Ipecacuanha
623	Ulmus campestris	– Rüster
624	Unguenta	– –
625	Uranium nitricum	– Uranylnitrat
626	Urtica	– Brennessel
627	Urtica ad usum externum	– –
628	Urtica dioica	– Große Brennessel
629	Ustilago Maydis	– Maisbrand
630	Uva ursi	– Bärentraube
631	Valeriana	– Baldrian
632	Veratrum	– Weiße Nieswurz
633	Veratrum viride	– Grüne Nieswurz
634	Verbascum	– Königskerze
635	Verbascum ad usum externum	– –
636	Verbena officinalis	– Eisenkraut
637	Veronica Beccabunga	– Bachbunge
638	Viburnum Opulus	– Schneeball
639	Viburnum prunifolium	– –
640	Vinca minor	– Immergrün
641	Viola odorata	– Veilchen
642	Viola tricolor	– Stiefmütterchen
643	Vipera Berus	– Kreuzotter
644	Vipera Redii	– Aspisschlange
645	Viscum album	– Mistel
646	Vitis vinifera	– Wein
647	Xanthoxylon fraxineum	– –
648	Zincum cyanatum	– Zinkcyanid
649	Zincum metallicum	– Zink
650	Zincum sulfuricum	– Zinksulfat
651	Zincum valerianicum	– Zinkvalerianat
652	Zizia aurea	– –

Selten gebrauchte Mittel (HAB/B)

	Name des Mittels	Chemische Zusammensetzung
1	**Achillea Eupatorium**	
2	**Acidum citricum**	– Zitronensäure
3	**Acidum salicylicum**	– Salicylsäure
4	**Acidum succinicum**	– Bernsteinsäure
5	**Acidum tannicum**	
6	**Acidum telluricum**	– Tellursäure
7	**Aconitum japonicum**	
8	**Adiantum capillus Veneris**	
9	**Adonidinum**	
10	**Adonis aestivalis**	
11	**Aesculinum**	
12	**Agaricus phalloides**	
13	**Agraphis nutans**	
14	**Agrostemma Githago**	
15	**Ajuga reptans**	
16	**Aloe Sokotrina**	
17	**Aloinum**	
18	**Althaea**	
19	**Ambrosia artemisiaefolia**	
20	**Ammonium aceticum**	– Ammoniumacetat
21	**Ammonium picrinicum**	– Ammoniumpikrat
22	**Ammonium valerianicum**	– Ammoniumvalerianat
23	**Ammonium vanadinicum**	– Ammoniummetavanadat
24	**Amygdalus persica e cortice**	
25	**Amylium nitrosum**	– Isoamylnitrit
26	**Andira inermis**	
27	**Angelica atropurpurea**	
28	**Angophora lanceolata**	
29	**Angustura spuria**	
30	**Anhalonium Lewinii**	
31	**Anilinum**	
32	**Antennaria margaritacea**	
33	**Anthoxanthum odoratum**	
34	**Antifebrinum**	– Acetanilid
35	**Antipyrinum**	– Phenyldimethylpyrazolon
36	**Apiolum**	– Petersilienkampfer
37	**Apium graveolens**	
38	**Aquilegia**	
39	**Araroba**	– Chrysarobin
40	**Arbutinum**	
41	**Argentum colloidale**	– Kolloides Silber
42	**Aristolochia Milhomens e radice**	
43	**Aristolochia rotunda**	
44	**Asclepias curassavica**	
45	**Asimina triloba**	
46	**Asterias rubens**	
47	**Athamanta Oreoselinum**	
48	**Aurantii cortex**	
49	**Aurum colloidale**	– Kolloides Gold

50	**Azadirachta indica**	
51	**Basilicum**	
52	**Belladonna e fructibus immaturis**	
53	**Belladonna e fructibus maturis**	
54	**Belladonna e radice**	
55	**Belladonna e seminibus**	
56	**Betonica**	
57	**Bignonia Catalpa**	
58	**Bismutum colloidale**	– Kolloides Wismut
59	**Blatta americana**	
60	**Boletus satanas**	
61	**Boletus suaveolens**	
62	**Bombyx chrysorrhoea**	
63	**Bounafa**	
64	**Brachyglottis repens**	
65	**Brassica oleracea**	
66	**Bromoformium**	– Tribrommethan
67	**Brucinum nitricum**	– Brucinnitrat
68	**Calla aethiopica**	
69	**Canna glauca**	
70	**Capsicum jamaicum**	
71	**Cascara amarga**	
72	**Catechu**	
73	**Cereus Bonplandii**	
74	**Cereus serpentinus**	
75	**Cetonia aurata**	
76	**Chaerophyllum**	
77	**Chamaedrys**	
78	**Cheiranthus Cheiri**	
79	**Chenopodium Botrys**	
80	**China fusca**	
81	**Chininum**	
82	**Chininum salicylicum**	– Chininsalicylat
83	**Chinoidinum (Chinioidinum)**	– Gemisch amorpher Alkaloide der Chinarinde
84	**Chinolinum tartaricum**	– Chinolintartrat
85	**Cholesterinum**	– Cholesterin
86	**Cichorium**	
87	**Cimex lectularius**	
88	**Cinchoninum**	– Cinchoninsulfat
89	**Cineraria maritima**	
90	**Citrus vulgaris**	
91	**Cocainum hydrochloricum**	– Cocainhydrochlorid
92	**Codeinum**	
93	**Codeinum hydrochloricum (Codeinum muriaticum)**	– Codeinhydrochlorid
94	**Codeinum phosphoricum**	– Codeinphosphat
95	**Colchicinum**	– Colchiceinmethylester
96	**Colocynthinum**	
97	**Coniinum**	
98	**Coniinum hydrochloricum (Coniinum muriaticum)**	– Coniinhydrochlorid
99	**Convolvulus duartinus**	
100	**Coriaria ruscifolia**	

101	**Cornus alternifolia**	
102	**Coto**	
103	**Cotoinum verum**	
104	**Crabro vespa**	
105	**Cumarinum**	– Cumarsäureanhydrid
106	**Cuphea viscosissima**	
107	**Cupressus sempervirens**	
108	**Cynara Scolymus**	
109	**Cynoglossum**	
110	**Cyprinus barbus**	
111	**Daphne indica**	
112	**Daphne Laureola**	
113	**Datura Metel**	
114	**Delphinium Consolida**	
115	**Dictamnus albus e radice**	
116	**Digitalis lutea**	
117	**Dinitrobenzolum (Meta)**	
118	**Diosma foetida**	
119	**Dipsacus silvestris**	
120	**Duboisinum**	
121	**Dulongia acuminata**	
122	**Elaeagnus**	
123	**Elaeis guinensis**	
124	**Emetinum**	
125	**Ephedra vulgaris**	
126	**Epiphegus virginianus**	
127	**Equisetum limosum**	
128	**Erica**	
129	**Erigeron acre**	
130	**Erodium cicutarium**	
131	**Ervum Ervilia**	
132	**Erysimum officinale**	
133	**Erythronium americanum**	
134	**Eugenia Jambosa**	
135	**Eupatorium aromaticum**	
136	**Eupatorium cannabinum**	
137	**Eupatorium odoratum**	
138	**Euphorbia Esula**	
139	**Euphorbia helioscopia**	
140	**Euphorbia hypericifolia**	
141	**Euphorbia Lathyris**	
142	**Euphorbia pilulifera**	
143	**Euphorbia splendens**	
144	**Eupionum**	– Destillationsprod. d. Kautschuks
145	**Fagopyrum**	
146	**Ferrum picrinicum**	– Eisenpikrat
147	**Ferrum pomatum**	
148	**Ficus religiosa**	
149	**Foeniculum**	
150	**Foenum graecum**	
151	**Fragaria vesca**	
152	**Frankenia grandifolia**	
153	**Fraxinus excelsior**	
154	**Galanga**	

155	**Galbanum**	
156	**Galeopsis**	
157	**Galium verum**	
158	**Gallae turcicae**	
159	**Gentiana Amarella**	
160	**Gentiana cruciata**	
161	**Gentiana quinqueflora**	
162	**Geum urbanum**	
163	**Glycyrrhiza glabra**	
164	**Grindelia squarrosa**	
165	**Haematoxylon campechianum**	
166	**Hedera helix**	
167	**Helianthemum vulgare**	
168	**Heliotropium**	
169	**Helix pomatia**	
170	**Helleborus foetidus**	
171	**Helleborus orientalis**	
172	**Helminthochortos**	
173	**Heracleum Sphondylium**	
174	**Herniaria glabra**	
175	**Hieracium Pilosella**	
176	**Hoang-Nau**	
177	**Hoitzia coccinea**	
178	**Hura brasiliensis**	
179	**Hydrangea arborescens**	
180	**Hydrastinum hydrochloricum (Hydrastinum muriaticum)**	– Hydrastinhydrochlorid
181	**Hydrophyllum virginicum**	
182	**Hyoscinum**	
183	**Hyoscyaminum**	
184	**Hyoscyaminum hydrobromicum**	– Hyoscyaminhydrobromid
185	**Hyoscyamus Scopolia**	
186	**Hypericum pulchrum**	
187	**Jatropha gossypifolia**	
188	**Ichthyolum**	– Ammoniumsulfoichthyolat
189	**Jequirity**	
190	**Imperatoria Ostruthium**	
191	**Jodoformium**	– Trijodmethan
192	**Iris florentina**	
193	**Iris foetidissima**	
194	**Iris germanica**	
195	**Iris Pseudacorus**	
196	**Juncus pilosus**	
197	**Juniperus virginiana**	
198	**Justicia Adhatoda**	
199	**Kalium aceticum**	– Kaliumacetat
200	**Kalium causticum**	– Kaliumhydroxyd
201	**Kalium chromicum**	– Kaliumchromat
202	**Kino**	
203	**Knautia arvensis**	
204	**Lac caninum**	
205	**Lac defloratum**	
206	**Lapathum acutum**	
207	**Latrodectus mactans**	

208	**Laurus nobilis**	
209	**Lavandula nobilis**	
209	**Lavandula**	
210	**Lecithinum**	– Ovolecithin
211	**Leonurus Cardiaca**	
212	**Lepidium bonariense**	
213	**Liatris odoratissima**	
214	**Linaria**	
215	**Linum catharticum**	
216	**Linum usitatissimum**	
217	**Liriodendron tulipifera**	
218	**Lithium chloratum (Lithium muriaticum)**	– Lithiumchlorid
219	**Lithium hydrojodicum**	– Lithiumjodid
220	**Lithium salicylicum**	– Lithiumsalicylat
221	**Loasa tricolor**	
222	**Lobelia cardinalis**	
223	**Lonicera Caprifolium**	
224	**Loranthus europaeus**	
225	**Lycopodium Selago**	
226	**Lycopus europaeus**	
227	**Lythrum Salicaria**	
228	**Mammea americana**	
229	**Manihot**	
230	**Maranta arundinacea**	
231	**Marchantia polymorpha**	
232	**Marrubium album**	
233	**Medusa**	
234	**Melaleuca hypericifolia**	
235	**Melastoma Ackermanni**	
236	**Melissa**	
237	**Meloë majalis**	
238	**Melolontha vulgaris**	
239	**Menispermum canadense**	
240	**Mentha Pulegium**	
241	**Mentzelia hispida**	
242	**Mercurialis annua**	
243	**Methonica gloriosa**	
244	**Meum athamanticum**	
245	**Millepedes**	
246	**Mimosa humilis**	
247	**Monarda didyma**	
248	**Monesia**	
249	**Monotropa uniflora**	
250	**Morphinum hydrochloricum**	– Morphinhydrochlorid
251	**Muira Puama**	
252	**Murex purpureus**	
253	**Musa sapientum**	
254	**Mutisia viciaefolia**	
255	**Myosotis arvensis**	
256	**Myosurus minimus**	
257	**Myristica sebifera**	
258	**Myrrha**	
259	**Myrtillus**	
260	**Myrtus Pimenta**	

261 **Nabalus albus**
262 **Narcissus pseudonarcissus**
263 **Natrium aceticum** – Natriumacetat
264 **Natrium benzoicum** – Natriumbenzoat
265 **Natrium choleinicum** – Natriumcholeinat – Natrium- und Kaliumsalze der Taurochol- und Glykocholsäure
266 **Natrium salicylicum** – Natriumsalicylat
267 **Natrium silicicum** – Natriumsilikat
268 **Nicotinum**
269 **Nigella damascena**
270 **Nyctanthes Arbor tristis**
271 **Ocimum canum**
272 **Oleum animale aethereum**
273 **Oleum Jecoris Aselli**
274 **Oleum Santali**
275 **Oleum Sinapis nigrae**
276 **Oleum Succini**
277 **Ononis spinosa**
278 **Onopordon Acanthium**
279 **Onosmodium virginicum**
280 **Opoponax**
281 **Oreoselinum**
282 **Origanum creticum**
283 **Ornithogalum umbellatum**
284 **Ornithogalum umbellatum e foliis**
285 **Orobanche virginiana**
286 **Ottonia Anisum**
287 **Oxydendron arboreum**
288 **Padus avium**
289 **Pambotano**
290 **Panax quinquefolium**
291 **Panna**
292 **Papaver dubium**
293 **Patchouly**
294 **Penghawar Djambi**
295 **Penthorum sedoides**
296 **Petiveria tetrandra**
297 **Petroselinum e seminibus**
298 **Peucedanum**
299 **Phaseolus vulgaris e tota planta**
300 **Philadelphus coronarius**
301 **Physalis Alkekengi**
302 **Phytolacca e baccis**
303 **Pichi-Pichi**
304 **Pichurim**
305 **Pinus abies**
306 **Pinus Lambertiana**
307 **Pirola rotundifolia**
308 **Pirola uniflora**
309 **Pix liquida**
310 **Plantago lanceolata**
311 **Plantago media**
312 **Plantago ovata**
313 **Platanus occidentalis**

314	**Platinum colloidale**	– Kolloides Platin
315	**Platinum-Natrium chloratum (Platinum-Natrium muriaticum)**	– Natriumplatinchlorid
316	**Plumbago europaea**	
317	**Plumbago littoralis**	
318	**Plumeria**	
319	**Polemonium coeruleum**	
320	**Polygonum maritimum**	
321	**Polyporus pinicola**	
322	**Populus candicans**	
323	**Portulaca**	
324	**Potamogeton natans**	
325	**Potentilla aurea**	
326	**Potentilla erecta**	
327	**Prinos verticillatus**	
328	**Prunus domestica**	
329	**Prunus Mahaleb**	
330	**Prunus Padus e foliis**	
331	**Psoralea bituminosa**	
332	**Pulmonaria vulgaris**	
333	**Pulsatilla Nuttalliana**	
334	**Pyrethrum roseum e floribus**	
335	**Quillaya**	
336	**Radium bromatum**	– Radiumbromid
337	**Ranunculus Ficaria**	
338	**Ranunculus Flammula**	
339	**Ranunculus glacialis**	
340	**Ranunculus repens**	
341	**Raphanistrum arvense**	
342	**Rhamnus cathartica**	
343	**Rheum e radice rec.**	
344	**Rhododendron ferrugineum**	
345	**Rhus aromatica**	
346	**Rhus radicans**	
347	**Rhus Vernix**	
348	**Rosa canina**	
349	**Rudbeckia hirta**	
350	**Rumex Acetosa**	
351	**Rumex Patientia**	
352	**Sabal serrulatum**	
353	**Sabbatia angularis**	
354	**Sagittaria sagittifolia**	
355	**Salamandra maculosa**	
356	**Salix alba**	
357	**Salix nigra**	
358	**Sambucus canadensis**	
359	**Sambucus e floribus**	
360	**Sanguinarinum nitricum**	
361	**Sanguisorba officinalis**	
362	**Sanicula europaea**	
363	**Santalum album**	
364	**Saponaria**	
365	**Sassafras**	
366	**Saururus cernuus**	

367	**Saxifraga**	
368	**Scabiosa Succisa**	
369	**Scammonium**	
370	**Scolopendrium**	
371	**Scopolaminum hydrobromicum**	– Scopolaminhydrobromid
372	**Secale cereale**	
373	**Sedum repens**	
374	**Sedum Telephium**	
375	**Selinum carvifolium**	
376	**Senecio gracilis**	
377	**Senecio Jacobaea**	
378	**Serpentaria**	
379	**Serpyllum**	
380	**Silphion**	
381	**Simaruba**	
382	**Sinapis nigra**	
383	**Solanum Arrebenta**	
384	**Solanum carolinense**	
385	**Solanum Lycopersicum**	
386	**Solanum mammosum**	
387	**Solanum Pseudocapsicum**	
388	**Solanum tuberosum aegrotans**	
389	**Solanum villosum**	
390	**Sophora japonica**	
391	**Spartium scoparium**	
392	**Spigelia marylandica**	
393	**Spilanthes oleracea**	
394	**Spiranthes autumnalis**	
395	**Spiritus nitrico-aethereus**	
396	**Stachys recta**	
397	**Stellaria media**	
398	**Stigmata maydis**	
399	**Strontium bromatum**	– Strontiumbromid
400	**Strychninum ferri-citricum**	– Ferristrychnincitrat
401	**Stryphnodendron**	
402	**Symphoricarpus racemosus**	
403	**Tabacum e seminibus**	
404	**Tamarindus**	
405	**Tamarix**	
406	**Tanacetum Balsamita**	
407	**Tartarus natronatus**	– Kaliumnatriumtartrat
408	**Terebinthina Chios**	
409	**Teucrium creticum**	
410	**Thallium aceticum**	– Thalliumacetat
411	**Thallium sulfuricum**	– Thalliumsulfat
412	**Thapsia**	
413	**Theobromino-natrium salicylicum**	– Theobrominnatriumsalicylat
414	**Theridion curassavicum**	
415	**Thymolum**	– Thymiankampfer
416	**Tonca**	
417	**Tradescantia diuretica**	
418	**Trifolium repens**	
419	**Triticum repens**	
420	**Tuberculinum Koch**	

421 **Typha latifolia**
422 **Upas Tieuté**
423 **Urea nitrica** – Harnstoffnitrat
424 **Urea pura** – Reiner Harnstoff
425 **Vanilla**
426 **Verbena hastata**
427 **Verbena urticaefolia**
428 **Veronica**
429 **Viburnum odoratissimum**
430 **Vicia Faba**
431 **Vincetoxicum**
432 **Wyethia helenoides**
433 **Xanthium spinosum**
434 **Xylosteum**
435 **Yucca filamentosa**
436 **Zingiber**

Gesamtregister HAB/C

aller Monographien der üblichen (A) und seltenen Mittel (B) des Homöopathischen Arzneibuches von 1934, zusammengestellt aus den beiden vorangehenden Listen HAB/A und HAB/B (Angabe der Monographieherkunft entsprechend mit A bzw. B und lfd. Nr. der betreffenden Liste).

Internationale Freinamen für pharmazeutische Substanzen (INN)

INN = International Nonproprietary Names for Pharmaceutical Substances; **DCI** = Dénominations Communes Internationales pour les Substances Pharmaceutiques), herausgegeben und veröffentlicht von der **Weltgesundheitsorganisation** (WGO) in Genf (World Health Organization = WHO; Organisation Mondiale de la Santé = OMS.
Auch „Freinamen, Kurznamen, generic names, chemische Kurzbezeichnungen".

Einführung

Die für den freien, internationalen Gebrauch zur Kennzeichnung von Arznei- und Wirkstoffen von einer Expertenkommission der WHO erarbeiteten INN sind generell „ungeschützt", d.h. im warenzeichenrechtlichen etc. Sinne frei anwendbar. Sie werden in 2 Schritten entwickelt und bekanntgegeben:

1) **Zum Gebrauch vorgeschlagene Freinamen** = proposed INN = **pINN** = DCI proposées = DCIp. Sie werden mehrmals im Jahr in Listenform im WHO CHRONICLE veröffentlicht, wobei jedem INN die lateinische Fassung zugrundeliegt, zu der je nach Publikationssprache die französische oder englische etc. Version hinzutritt; **eine deutsche INN-Version existiert nicht,** da die betreffenden WHO-Publikationen nicht in Deutsch herausgegeben werden. Nach Ablauf einer Einspruchsfrist gegen die bekanntgegebenen pINN (und nach Listen- und Namensbereinigung) erfolgt in analoger Form die Bekanntgabe der
2) **Zum Gebrauch empfohlenen Freinamen** = recommanded INN = **rINN** = DCI recommandées = DCIr.

Beide Formen dieser INN-Listen werden in Originalfassung (mit zumeist englischer Version und ggfs. mit einer Übersetzung ins Deutsche, soweit erforderlich) in den führenden deutschen Fachzeitschriften veröffentlicht. Eine zur Eindeutschung der INN autorisierte Institution/Kommission gibt es bisher nicht.

Die WHO stellt von Zeit zu Zeit mittels Computerausdruck INN-Sammellisten zusammen; zuletzt erschien eine solche Sammelliste von pINN-Liste 1–47 und rINN-Liste 1–21 als **„Cumulative Liste** No 6", 1982 (Liste No 7 im Entstehen). Ausführliche Information über das INN-Programm gibt, z.B. der „20. Report of the WHO Expert Committee „Nonproprietary Names for Pharmaceutical Substances" in „WHO Technical Report Series", Nr. 581, 1975.

In den INN-Listen werden auch von Fall zu Fall **Namensänderungen** (alter und neuer INN) mitgeteilt. Ferner wird das WHO-Reglement für die Verabschiedung der rINN beschrieben. Schließlich enthält auch jede INN-Liste detaillierte **Verfahrensregeln für die INN-Namensbildung,** von denen folgende – auch im Hinblick auf die praktizierte, aber unautorisierte Eindeutschung der (lateinischen) INN – besonders erwähnt werden sollen:

Zur Erleichterung von Aussprache und Übersetzung sollte **f** anstelle von ph, **t** statt th, **e** statt ae oder oe und **i** statt y verwendet und die Buchstaben **h** und **k** gemieden werden.

Zur Verdeutlichung von Gruppenverwandtschaften sollten folgende **latein. Wortstämme bei der INN-Namensbildung** verwendet werden:

– actidum	Synthet. Polypeptide mit Corticotropin-ähnl. Wirkung
andr	androgene Steroide
– arolum	Antikoagulantien der Dicumaringruppe
– azepamum	Substanzen der Diazepamgruppe
– bactamum	β-Laktamase-Hemmer
bol	anabole Steroide
– buzonum	entzündungswidrige Analgetika der Phenylbutazongruppe
– cainum	Lokalanästhetika
cef-	von der Cefalosporansäure abstammende Antibiotika
– cillinum	von der 6-Aminopenicillansäure abstammende Antibiotika
cort	Corticosteroide außer solchen der Prednisolongruppe
– cyclinum	Antibiotika der Tetracyclingruppe
estr	östrogene Substanzen
– fibratum	Substanzen der Clofibratgruppe
– forminum	Hypoglykämika der Phenformingruppe
gest	progestogene Steroide (Gestagene)
gli-	hypoglykämisch wirksame Sulfonamide
io-	Iod-haltige Röntgenkontrastmittel
– ium	quaternäre Ammoniumverbindungen
– metacinum	entzündungswidrige Stoffe der Indometacingruppe
– mycinum	von Streptomyces-Stämmen erzeugte Antibiotika
– nidazolum	gegen Protozoen wirkende Stoffe der Metronidazolgruppe
– ololum	β-adrenerge Blocker der Propranololgruppe
– onidum	topisch anzuwendende Steroide, die Acetalgruppe enthalten
– orexum	anorexigene Wirkstoffe, die von Phenethylamin abstammen
– praminum	Substanzen der Imipramingruppe
– profenum	entzündungswidrige Stoffe der Ibuprofengruppe
prost	Prostaglandine
– relinum	Hypophysenhormonfreisetzung – stimulierende Peptide
sulfa-	antiinfektive Sulfonamide
– terolum	Bronchodilatatoren der Phenethylamingruppe
– tidinum	H_2-Rezeptor-Antagonisten
– tizidum	Diuretika der Chlorothiazidgruppe
– trexatum	Folsäure-Antagonisten
– verinum	Spasmolytika mit Papaverin-ähnlicher Wirkung

Chemische Kurznamen für basische bzw. sauere Komponenten bei INN, BAN sowie USAN (British bzw. United States Adopted Name)

Acetofenid	Methylphenylmethylen
Acetonid	Dimethylmethylen
Aceturas, Aceturat	N-Acetylglycinat
Amsonas, Amsonat	4,4′-Diaminostilben-2,2′-disulfonat
Axetil	1-Acetoxyethyl
Besilas, Besylat, Besilat	Benzolsulfonat
Bunapsilas, Bunapsilat	3,7-Di-tert.butyl-1,5-naphthalindisulfonat
Camsilat, Camsylat	Campher-10-sulfonat
Caproas, Caproat	Hexanoat
Carbesilas, Carbesilat	p-Carboxybenzolsulfonat
Ciclotas, Cyclotas, Ciclotat	4-Methylbicyclo[2,2,2]oct-2-en-1-carboxylat
Cipionas, Cipionat, Cypionat	Cyclopentanpropionat
Closilas, Closilat, Closylat	p-Chlorbenzolsulfonat
Cromacas, Cromacat	[(6-Hydroxy-4-methyl-2-oxo-2H-1-benzopyran-7-yl)-oxy]-acetat
Cromesilas, Cromesilat	6,7-Dihydroxycumarin-4-methansulfonat
Deanil	2-(Dimethylamino)-ethyl
Decil	Decyl
Dibudinas, Dibudinat	2,6-Di-tert.butyl-1,5-naphthalindisulfonat
Dibunat	2,6-Di-tert.butyl-1-naphthalinsulfonat
Diolamin(e), Diolaminum	Diethanolamin
Edetat	Ethylendiamintetraacetat
Edisilas, Edisilat, Edisylat	1,2-Ethandisulfonat
Embonas, Embonat	4,4′-Methylen-bis-[3-hydroxy-2-naphthoat]
Enantas, Enant(h)at, Önanthat	Heptanoat
Esilas, Esilat, Esylate	Äthansulfonat
Estolas, Estolat	Propionat-laurylsulfat
Fendizoas, Fendizoat	o-[(2′-Hydroxy-4-biphenylyl)-carbonyl]-benzoat
Gluceptas, Gluceptat	Glucoheptonat
Hibenzas, Hibenzat, Hybenzat	o-(4-Hydroxybenzoyl)-benzoat
Hyclat	Monohydrochlorid-hemiethanolat-hemihydrat
Isethionas, Isetionat, Isethionat	2-Hydroxyethansulfonat
Laurilsulfas, Laurilsulfat	n-Dodecylsulfat
Megallas, Megallat	3,4,5-Trimethoxybenzoat
Meglumin	N-Methylglucamin
Mesilas, Mesilat, Mesylat	Methansulfonat
Metembonas, Metembonat	4,4′-Methylen-bis-(3-methoxy-2-naphthoat)
Metilsulfas, Metilsulfat	Methylsulfat
Napadisilas, Napadisilat	1,5-Naphthalindisulfonat
Napsilas, Napsylas, Napsilat	2-Naphthalinsulfonat
Olamin(e), Olaminum	Ethanolamin
Oxogluras, Oxoglurat	2-Oxoglutarat
Pamoat	4,4′-Methylen-bis [3-hydroxy-2-naphthoat]
Phenpropionat	3-Phenylpropionat
Pivalas, Pivalat	Trimethylacetat
Pivoxil	(Pivaloyloxy)-methyl; (2,2-Dimethyl-1-oxopropoxy)-methyl
Steaglas, Steaglat	Stearoylglykolat
Tebutas, Tebutat	tert. Butylacetat

Teoclas, Teoclat, Theoclat	8-Chlorotheophyllinat
Teprosilas, Teprosilat	1,2,3,4-Tetrahydro-1,3-dimethyl-2,6-dioxopurin-7-ethansulfonat
Tosilas, Tosilat, Tosylat	p-Toluensulfonat
Triclofenas, Triclofenat	2,4,5-Trichlorphenolat
Trolamin(um)	Triethanolamin
Troxundat	3,6,9-Trioxaundecanoat

INN-Verzeichnis

Das nachfolgende Verzeichnis enthält in alphabetischer Folge die pINN und rINN für die im mitteleuropäischen Raum verwendeten oder z.T. bisher nur publikatorisch bekanntgewordenen Wirkstoffe, dazu Angaben über deren Indikation, Wirkweise, An- und Verwendung u.a.m.

Die alphabetische Wortfolge dieses Verzeichnisses wird **ausschließlich** von den **WHO-authentischen lateinischen INN** bestimmt. Ihnen folgen, soweit nicht deutscher und lateinischer INN zu einem Wort vereint sind (s. Einführung zum Hauptregister I: Version 1), die deutschen INN, durch Komma abgetrennt, in der Zeile nach.

Eckige Klammern: In eckige Klammern gesetzt werden mit Einsprüchen bedachte INN wie z.B. [Aminophyllin(um)] oder wieder aufgehobene INN, die dann auf gültige INN verweisen, z.B. [Levarterenol(um)] = Epinephrin(um).

Bei verschiedenen INN werden Synonyme, Abkürzungen, erläuternde Angaben zur Chemie, Wirkweise u.a.m. in eckigen Klammern hinzugefügt wie z.B. Calciferol(um) [Vitamin D_3], Deslanosid(um) [Desacetyl-lanatosid C], Isoniazid(um) [INH].

Acebutolol(um)	: Beta-Rezeptorenblocker
Acecarbromal(um)	: Sedativum
Aceclidin(um)	: Cholinesterasehemmer, Mydriatikum
Acediasulfonum natricum, Acediasulfon-Natrium	: Chemotherapeutikum
Acefyllinum piperazinum, Acefyllinpiperazin	: Vasodilatans, Diuretikum
Acemetacin(um)	: Antiphlogistikum
Acenocoumarol(um)	: Antikoagulans
Acepromazin(um)	: Neuroleptikum
Aceprometazin(um)	: Neuroleptikum
Acetaminosalol(um)	: Antipyretikum
Acetarsol(um)	: Chemotherapeutikum (Protozoen)
Acetazolamid(um)	: Diuretikum
Acetiamin(um) [Vitamin-B_1-Derivat]	: Vitamin, Neurotropikum
Acetohexamid(um)	: Antidiabetikum
Acetophenazin(um)	: Antiallergikum
Acetylcholini chloridum, Acetylcholinchlorid	: Kardiakum, Angiotherapeutikum
Acetylcystein(um)	: Mukolytikum
Acetyldigitoxin(um)	: Herzglykosid
Acevaltrat(um)	: Sedativum
Aciclovir(um)	: Viruzid
Acidum amidotrizoicum	: s. Natrii amidotrizoas
Acidum aminoaceticum, Aminoessigsäure [Glykokoll; Aminosäure]	: Substitutionsmittel
Acidum aminocaproicum, Aminocapronsäure	: Antihämorrhagikum
Acidum arsanilicum, Arsanilsäure	: Chemotherapeutikum
Acidum ascorbicum, Ascorbinsäure [Vitamin C]	: Vitamin
Acidum asparticum, Asparaginsäure [Aminosäure]	: Substitutionsmittel
Acidum canrenoicum, Canrenoin-, Canrenoesäure	: Antihypertonikum (Aldosteronantagonist)
Acidum chenodeoxycholicum, Chenode(s)oxycholsäure	: Choleretikum
Acidum cinepazicum, Cinepaz(in)säure	: Koronarvasodilatans
Acidum clavulanicum, Clavulansäure	: Antibiotikum (Penicillinderivat)
Acidum clofibricum, Clofibrinsäure (Salze: Clofibrate)	: Antihyperlipidämikum
Acidum cromoglicium, Cromoglicinsäure	: Antiallergikum
Acidum dehydrocholicum, Dehydrocholsäure	: Choleretikum
Acidum edeticum, Edet(in)säure, Ethylendiamintetraessigsäure (Ä...)	: Antidotum
Acidum etacrynicum, Etacrynsäure	: Diuretikum
Acidum etidronicum, Etidronsäure	: Mittel gegen Morbus Paget
Acidum flufenamicum, Flufenam(in)säure	: Antiphlogistikum
Acidum folicum, Folsäure	: Vitamin
Acidum fusidicum, Fusidinsäure	: Antibiotikum (Steroid)
Acidum fyticum, Fytinsäure (Ph...)	: Antihyperkalzämikum
Acidum glutamicum, Glutaminsäure [Aminosäure]	: Substitutionsmittel
Acidum iobenzamicum, Iobenzam(in)säure (J...)	: Röntgenkontrastmittel
Acidum iocarmicum, Iocarm(in)säure (Salze: Iocarmate)	: Röntgenkontrastmittel

Acidum iocetamicum, Iocetam(in)säure	: Röntgenkontrastmittel
Acidum iodoxamicum, Iodoxam(in)säure (Salze: Iodoxamate)	: Röntgenkontrastmittel
Acidum ioglicicum, Ioglicinsäure	: Röntgenkontrastmittel
Acidum ioglycamicum, Ioglycam(in)säure (J...)	: Röntgenkontrastmittel
Acidum iopanoicum, Iopansäure (Salze: Iopanoate)	: Röntgenkontrastmittel
Acidum iophenoicum, Iophen(oin)säure	: Röntgenkontrastmittel
Acidum iopronicum, Iopronsäure	: Röntgenkontrastmittel
Acidum iosericum, Ioser(in)säure	: Röntgenkontrastmittel
Acidum iotalamicum, Iotalam(in)säure	: Röntgenkontrastmittel
Acidum iotroxicum, Iotrox(in)säure	: Röntgenkontrastmittel
Acidum ioxaglicum, Ioxagl(in)säure (Salze: Ioxaglate)	: Röntgenkontrastmittel (als Natrium- u. Megluminsalz)
Acidum ioxitalamicum, Ioxitalam(in)säure	: Röntgenkontrastmittel
Acidum meclofenamicum, Meclofenam(in)säure	: Antirheumatikum, Antiphlogistikum
Acidum mefenamicum, Mefenam(in)säure	: Antiphlogistikum, Antirheumatikum
Acidum metiazinicum, Metiazinsäure	: Antiphlogistikum
Acidum nalidixicum, Nalidix(in)säure	: Chemotherapeutikum
Acidum nicotinicum, Nicotinsäure	: Vitamin
Acidum niflumicum, Niflum(in)säure	: Antiphlogistikum
Acidum oroticum, Orotsäure	: Antihyperlipidämikum
Acidum oxolinicum, Oxol(in)säure	: Chemotherapeutikum
Acidum pipemidicum, Pipemid(in)säure	: Chemotherapeutikum
Acidum piromidicum, Piromidsäure	: Chemotherapeutikum
Acidum sulfaloxicum, Sulfalox(in)säure	: Chemotherapeutikum
Acidum tiaprofenicum, Tiaprofensäure	: Analgetikum, Antiphlogistikum, Antirheumatikum
Acidum tienilicum, Tienilsäure	: Urikosurikum
Acidum tranexamicum, Tranexamsäure	: Antihämorrhagikum
Acidum ursodeoxycholicum, Ursode(s)oxycholsäure	: Choleretikum
Acidum valproicum, Valproin-, Valproesäure	: Antikonvulsivum
Acidum yohimbicum, Yohimboa-, Yohimbinsäure	: Tonikum, Stimulans
Acriflavinii chloridum, Acriflaviniumchlorid	: Antiseptikum, Chemotherapeutikum
Actinoquinol(um)	: Ophthalmikum
Adenosini phosphas, Adenosinphosphat	: Vasoprotektivum, Vasodilatans
Adiphenin(um)	: Spasmolytikum
Adipiodon(um)	: Röntgenkontrastmittel
Adrenalon(um)	: Vasokonstringens, Hämostyptikum
Ageldrat(um)	: Antazidum
Albendazol(um)	: Anthelminthikum
Alclofenac(um)	: Antiphlogistikum
Alcloxum, Alcloxa	: Antazidum
Alcoholum benzylicum, Benzylalkohol	: Antiseptikum, Lokalanästhetikum
Alcuronii chloridum, Alcuroniumchlorid	: Muskelrelaxans
Aldioxum, Aldioxa	: Antazidum
Aldosteron(um)	: Mineralokortikoid
Alfacalcidol(um) [1α-Hydroxy-Vit.D_3]	: Vitamin
Alfadolon(um)	: Prä- u. Kurznarkotikum
Alfaxalon(um)	: Prä- u. Kurznarkotikum
Alimemazin(um)	: Antihistaminikum, Sedativum

Alizaprid(um)	: Antiemetikum
Allobarbital(um)	: Hypnotikum, Sedativum
Allopurinol(um)	: Antiarthritikum
Allylestrenol(um)	: Gestagen
Aloxiprin(um)	: Analgetikum
Alphaprodin(um)	: Analgetikum
Alprenolol(um)	: Beta-Rezeptorenblocker, Vasoprotektivum
Altretamin(um)	: Zytostatikum (Alkylans)
Aluminii clofibras, Aluminiumclofibrat	: Antihyperlipidämikum
Alverin(um)	: Spasmolytikum
Amantadin(um)	: Virustatikum, Parkinsonmittel
Ambazon(um)	: Antiseptikum, Desinfiziens
Ambenonii chloridum, Ambenoniumchlorid	: Cholinesterasehemmer
Ambroxol(um)	: Sekretolytikum, Antitussivum
Ambucetamid(um)	: Spasmolytikum
Amcinonid(um)	: Steroidhormon
Amezinii metilsulfas, Ameziniummetilsulfat	: Antihypertonikum
Amfepramon(um) [Diethylpropion]	: Appetithemmer
Amfomycin(um)	: Antibiotikum (Polypeptid)
Amidefrini mesilas, Amidefrinmesylat	: Vasokonstringens
Amikacin(um)	: Antibiotikum (Aminoglykosid)
Amilorid(um)	: Diuretikum
Aminoacridin(um)	: Antiseptikum, Desinfiziens
Aminoglutethimid(um)	: Zytostatikum
Aminophenazon(um)	: Antipyretikum, Analgetikum
[Aminophyllin(um)], (Theophyllin-Ethylendiamin)	: Bronchospasmolytikum
Aminopromazin(um)	: Spasmolytikum
Aminopterin(um)	: Zytostatikum
Aminorex(um)	: Appetithemmer
[Aminosidin]	: s. Paromomycin(um)
Amiodaron(um)	: Vasoprotektivum
Amiphenazol(um)	: Analeptikum, Antidotum
Amitriptylinoxid(um)	: Antidepressivum
Amitriptylin(um)	: Antidepressivum
Amixetrin(um)	: Spasmolytikum
Amobarbital(um)	: Sedativum, Hypnotikum
Amodiaquin(um)	: Chemotherapeutikum (bes. Malaria)
Amoxapin(um)	: Antidepressivum
Amoxicillin(um)	: Antibiotikum (Aminopenicillin)
Amphetaminil(um), Amfetaminil	: Psychotonikum
Amphetamin(um)	: Psychostimulans
Amphotericin(um) B	: Antibiotikum, Antimykotikum
Ampicillin(um)	: Antibiotikum (Aminopenicillin)
Anageston(um)	: Gestagen
Ancrod(um) [fibrinogenolyt. Enzym]	: Antikoagulans
Androstanolon(um)	: Androgen, Anabolikum
Angiotensinamid(um) [synthet. Angiotensin-Derivat; Oktapeptidamid]	: Hypertensivum
Anileridin(um)	: Analgetikum
Anisindion(um)	: Antikoagulans
Antazolin(um)	: Antiallergikum, Antiarrhythmikum
Apalcillin(um)	: Antibiotikum (Penicillin)
Apramycin(um)	: Antibiotikum

Aprindin(um)	: Antiarrhythmikum
Aprobarbital(um)	: Hypnotikum, Sedativum
Aprotinin(um)	: Proteinasen(Kallikrein)-Hemmer
Arginin(um) [Aminosäure]	: Substitutionsmittel
Argipressin(um) [8-Arginin-vasopressin; synthet. HHL-Hormon]	: Hypotensivum
Atenolol(um)	: Beta-Rezeptorenblocker
Atromepin(um)	: Anticholinergikum
Atropini methonitras, Atropinmethonitrat	: Anticholinergikum (Spasmolytikum, Mydriatikum)
Auranofin(um)	: Antiarthritikum
Azaclorzin(um)	: Koronarvasodilatans
Azacosterol(um)	: Kontrazeptivum
Azacyclonol(um)	: Tranquilizer
Azamethonii bromidum, Azamethoniumbromid	: Hypotensivum, Ganglioplegikum
Azaperon(um)	: Tranquilizer
Azapropazon(um)	: Antiphlogistikum
Azaspirii chloridum, Azaspiriumchlorid	: Bronchospasmolytikum
Azatadin(um)	: Antiallergikum
Azathioprin(um)	: Zytostatikum (Antimetabolit)
Azelastin(um)	: Antiallergikum
Azidamfenicol(um)	: Antibiotikum (Chloramphenicol)
Azidocillin(um)	: Antibiotikum (Penicillin)
Azintamid(um)	: Choleretikum
Azlocillin(um)	: Antibiotikum (Penicillin)
Bacampicillin(um)	: Antibiotikum (Aminopenicillin)
Bacitracin(um)	: Antibiotikum (Polypeptid)
Baclofen(um)	: Muskelrelaxans, Spasmolytikum
Bamethan(um)	: Vasodilatans, Sympathikomimetikum
Bamifyllin(um)	: Koronarvasodilatans, Analeptikum
Bamipin(um)	: Antihistaminikum
Barbexaclon(um)	: Antiepileptikum
Barbital(um)	: Hypnotikum, Sedativum
Barbitalum natricum, Barbital-Natrium	: Hypnotikum, Sedativum
Batroxobin(um) [Hämokoagulase]	: Antihämorrhagikum
Beclamid(um)	: Antikonvulsivum, Psychopharmakon
Beclobrat(um)	: Antihyperlipidämikum
Beclometason(um)	: Glukokortikoid; Broncholytikum
Bemegrid(um)	: Antidotum (Hypnotika), Analeptikum
Bemetizid(um)	: Diuretikum
Benactyzin(um)	: Anticholinergikum
Bencyclan(um)	: Vasostimulans u. -dilatans
Bendazac(um)	: Antiphlogistikum
Bendroflumethiazid(um)	: Saluretikum
Benethaminum penicillinum, Benethamin-Penicillin	: Antibiotikum
Benfotiamin(um) [Vitamin-B_1-Derivat]	: neurotropes Analgetikum
Benfurodili hemisuccinas, Benfurodilhemisuccinat	: Vasodilatans
Benmoxin(um)	: Antidepressivum
Benoxaprofen(um)	: Antirheumatikum, Analgetikum
Benorilat(um)	: Analgetikum, Antirheumatikum

Benperidol(um)	: Neuroleptikum
Benproperin(um)	: Antitussivum
Benserazid(um)	: Dekarboxylase-Hemmer, Parkinsonmittel
Bentiamin(um)	: Analgetikum
Benzalkonii chloridum, Benzalkoniumchlorid	: Antiseptikum, Desinfiziens
Benzaron(um)	: Venenmittel, Vasoprotektivum
Benzathini benzylpenicillinum, Benzathin-Benzylpenicillin	: Antibiotikum
Benzatropin(um)	: Parasympathikolytikum
Benzbromaron(um)	: Urikosurikum
Benzestrol(um)	: Östrogen
Benzethonii chloridum, Benzethoniumchlorid	: Antiseptikum, Desinfiziens
Benzetimid(um)	: Anticholinergikum
Benzilonii bromidum, Benziloniumbromid	: Anticholinergikum, Spasmolytikum
Benziodaron(um)	: Koronarvasodilatans, Urikosurikum
Benzocain(um)	: Lokalanästhetikum
Benzoctamin(um)	: Tranquilizer
Benzododecinii chloridum, Benzododeciniumchlorid	: Antiseptikum, Desinfiziens
Benzonatat(um)	: Antitussivum
Benzoxonii chloridum, Benzoxoniumchlorid	: Antiseptikum, Desinfiziens
Benzphetamin(um)	: Appetithemmer
Benzquinamid(um)	: Antiemetikum, Tranquilizer
Benzthiazid(um)	: Diuretikum
Benzydamin(um)	: Analgetikum, Antiphlogistikum, Antipyretikum
Bephenii hydroxynaphthoas, Bepheniumhydroxynaphthoat	: Anthelminthikum
Betacaroten(um) [β, β-Carotin]	: Therapeutikum bei Vitiligo, Lichtdermatosen etc.
Betahistin(um)	: Diaminooxidasehemmer mit histaminähnlicher Wirkung
Betamethason(um)	: Glukokortikoid
Betamethasoni acibutas, Betamethason-acibutat	: Glukokortikoid
Betanidin(um)	: Antihypertonikum
Betaprodin(um)	: Analgetikum
Betazol(um)	: Diagnostikum (Magensäuresekretion)
Bevonii metilsulfas, Bevoniummethylsulfat	: Anticholinergikum, Spasmolytikum
Bezafibrat(um)	: Antihyperlipidämikum
Bibrocathol(um)	: Antiseptikum, Desinfiziens
Bietamiverin(um)	: Spasmolytikum
Biotin(um) [„Vitamin H"]	: Vitamin
Biperiden(um)	: Spasmolytikum, Parkinson-Mittel
Bisacodyl(um)	: Laxativum
Bisbentiamin(um) [Vitamin-B_1-Derivat]	: Vitamin, Neurotropikum
Bithionol(um)	: Antiseptikum, Desinfiziens
Bitoscanat(um)	: Anthelminthikum
Bleomycin(um)	: Zytostatikum, Antibiotikum
Boldenon(um)	: Androgen, Anabolikum
Bornaprin(um)	: Spasmolytikum, Parkinson-Mittel
Brallobarbital(um)	: Hypnotikum, Sedativum
Bretylii tosilas, Bretyliumtosylat	: Antihypertonikum
Bromazepam(um)	: Tranquilizer

Bromazin(um)	: Antihistaminikum
Bromelain(a) [proteolyt. Enzyme aus Ananas-Spezies]	: Antiphlogistikum
Bromhexin(um)	: Sekretolytikum
Bromisoval(um)	: Sedativum, Hypnotikum
Bromociclen(um)	: Insektizid
Bromocriptin(um) [2-Brom-α-ergokryptin]	: Prolaktinhemmer, Parkinson-Mittel
Bromoprid(um)	: Magen-Darm-Mittel
Bromperidol(um)	: Neuroleptikum
Brompheniramin(um)	: Antihistaminikum
Broquinaldol(um)	: Antimykotikum, Antiseptikum
Brotianid(um)	: Anthelminthikum
Broxaldin(um)	: Chemotherapeutikum, Desinfiziens
Broxyquinolin(um)	: Chemotherapeutikum (Amöbizid, Desinfiziens)
Bucetin(um)	: Analgetikum
Buclizin(um)	: Antihistaminikum
Buclosamid(um)	: Antimykotikum
Budesonid(um)	: Glukokortikoid
Bufeniod(um)	: Vasodilatans
Bufexamac(um)	: Analgetikum, Antiphlogistikum
Buflomedil(um)	: vasoaktiver Wirkstoff
Bufogenin(um)	: Antiasthmatikum
Buformin(um)	: Antidiabetikum
Bumadizon(um)	: Antipyretikum, Antiphlogistikum
Bumetanid(um)	: Diuretikum
Bunamidin(um)	: Anthelminthikum (vet.)
Bunamiodyl(um)	: Röntgenkontrastmittel
Bunitrolol(um)	: Beta-Rezeptorenblocker
Buphenin(um)	: Vasodilatans
Bupivacain(um)	: Leitungs- u. Lokalanästhetikum
Bupranolol(um)	: Beta-Rezeptorenblocker, Hypotensivum
Buprenorphin(um)	: Analgetikum
Buserelin(um) [LH-RH; Releasing-Faktor]	: Hormontherapeutikum
Busulfan(um)	: Zytostatikum (Alkylans)
Butacain(um)	Lokalanästhetikum
Butalamin(um)	: Vasodilatans u. -protektivum
Butalbital(um)	: Hypnotikum, Sedativum
Butamirat(um)	: Antitussivum
Butanilicain(um)	: Lokalanästhetikum
Butaperazin(um)	: Neuroleptikum
Butaverin(um)	: Spasmolytikum
Butetamat(um)	: Spasmolytikum
Buthalitalum natricum, Buthalital-Natrium	: Anästhetikum, Kurznarkotikum
Butidrin(um)	: Beta-Rezeptorenblocker
Butinolin(um)	: Spasmolytikum
Butizid(um)	: Salidiuretikum, Hypotensivum
Butorphanol(um)	: Analgetikum, Antitussivum
Butriptylin(um)	: Antidepressivum
Buzepidi metiodidum, Buzepidmetiodid	: Anticholinergikum
Cactinomycin(um) [Actinomycin C]	: Zytostatikum
Cafaminol(um)	: Rhinologikum
Cafedrin(um)	: Analeptikum

Calcifediol(um) [25-Hydroxycolecalciferol]	: Vitamin D-Derivat
Calcii carbimidum, Calciumcarbimid [Calciumcyanamid]	: Alkoholentzugsmittel (tox.!)
Calcii dobesilas, Calciumdobesilat	: Vasoprotektivum
Calcii folinas, Calciumfolinat	: Antianämikum, Antidotum für Folsäureantagonisten
Calcii glubionas, Calciumglubionat	: Calcium-Therapeutikum
Calcii natrii ferriclas, Calciumnatriumferriclat	: Eisen(III)-Therapeutikum
Calcii pantothenas, Calciumpantothenat	: Dermatikum, Stoffwechselregulans
Calcii trinatrii pentetas, Calciumtrinatriumpentetat	: Antidotum (Schwermetalle)
Calcitonin(um) [Schilddrüsenhormon (Schwein)]	: Hypokalzämikum
Calcitriol(um) [Dihydroxy-colecalciferol]	: Calcium-Regulans
Calusteron(um)	: Zytostatikum
Camazepam(um)	: Tranquilizer
Cambendazol(um)	: Anthelminthikum
Camylofin(um)	: Spasmolytikum
Canrenon(um)	: Aldosteron-Antagonist
Capreomycin(um)	: Tuberkulostatikum (Aminoglykosid – Antibiotikum)
Captopril(um)	: Antihypertonikum
Caramiphen(um)	: Spasmolytikum
Carazolol(um)	: Beta-Rezeptorenblocker
Carbachol(um)	: Parasympathikomimetikum
Carbamazepin(um)	: Antikonvulsivum
Carbasalatum calcicum, Carbasalat-Calcium	: Analgetikum
Carbazochrom(um)	: Hämostyptikum
Carbenicillin(um)	: Antibiotikum (Penicillin)
Carbenoxolon(um)	: Ulkus-Therapeutikum
Carbidopum, Carbidopa	: Dekarboxylase-Hemmer
Carbimazol(um)	: Thyreostatikum
Carbinoxamin(um)	: Antiallergikum, Antihistaminikum (H_1-Rezeptor-Antagonist)
Carbocistein(um)	: Expektorans, Sekretolytikum
Carbocromen(um)	: Koronarvasodilatans
Carbomycin(um)	: Antibiotikum (Makrolid)
Carbromal(um)	: Hypnotikum, Sedativum
Carbutamid(um)	: Antidiabetikum
Carbuterol(um)	: Bronchodilatans
Carfecillin(um)	: Antibiotikum (Penicillin)
Carfenazin(um)	: Neuroleptikum
Carindacillin(um)	: Antibiotikum (Penicillin)
Carisoprodol(um)	: Muskelrelaxans
Carmustin(um)	: Zytostatikum (Alkylans)
Carnitin(um)	: Tonikum, Appetitstimulans
Caroverin(um)	: Spasmolytikum
Carprofen(um)	: Antirheumatikum, Analgetikum
Carsalam(um)	: Analgetikum
Carteolol(um)	: Beta-Rezeptorenblocker
Carticain(um)	: Lokalanästhetikum
Carzenid(um)	: Diuretikum
Cefacetril(um)	: Antibiotikum (Cephalosporin)
Cefaclor(um)	: Antibiotikum (Cephalosporin)

Cefadroxil(um)	: Antibiotikum (Cephalosporin)
Cefalexin(um)	: Antibiotikum (Cephalosporin)
Cefaloglycin(um)	: Antibiotikum (Cephalosporin)
Cefaloram(um)	: Antibiotikum (Cephalosporin)
Cefaloridin(um)	: Antibiotikum (Cephalosporin)
Cefalotin(um)	: Antibiotikum (Cephalosporin)
Cefamandol(um)	: Antibiotikum (Cephalosporin)
Cefapirin(um)	: Antibiotikum (Cephalosporin)
Cefatrizin(um)	: Antibiotikum (Cephalosporin)
Cefazedon(um)	: Antibiotikum (Cephalosporin)
Cefazolin(um)	: Antibiotikum (Cephalosporin)
Cefoperazon(um)	: Antibiotikum (Cephalosporin)
Ceforanid(um)	: Antibiotikum (Cephalosporin)
Cefotaxim(um)	: Antibiotikum (Cephalosporin)
Cefotiam(um)	: Antibiotikum (Cephalosporin)
Cefoxazol(um)	: Antibiotikum (Cephalosporin)
Cefoxitin(um)	: Antibiotikum (Cephalosporin)
Cefradin(um)	: Antibiotikum (Cephalosporin)
Cefsulodin(um)	: Antibiotikum (Cephalosporin)
Ceftezol(um)	: Antibiotikum (Cephalosporin)
Cefuroxim(um)	: Antibiotikum (Cephalosporin)
Ceruletid(um) [mit Gastrin II u.a. struktur- u. wirkungsverwandtes (synthet.) Dekapeptid]	: Diagnostikum (Pankreasfunktion, intraop. Cholangiographie)
Cetalkonii chloridum, Cetalkoniumchlorid	: Antiseptikum, Desinfiziens
Cetiedil(um)	: Vasodilatans
Cetobemidon(um), Ketobemidon	: Analgetikum
Cetrimonii bromidum, Cetrimoniumbromid	: Antiseptikum, Desinfiziens
Cetylpyridinii chloridum, Cetylpyridiniumchlorid	: Antiseptikum, Desinfiziens
Chaulmosulfon(um)	: Lepramittel
[Chenodiol(um)]	: s. Acidum chenodeoxycholicum
Chiniofon(um)	: Antiseptikum, Desinfiziens
Chloralodol(um)	: Hypnotikum, Sedativum
Chlorambucil(um)	: Zytostatikum (Alkylans)
Chloramphenicol(um)	: Antibiotikum
Chlorazanil(um)	: Diuretikum
Chlorbenzoxamin(um)	: Anticholinergikum
Chlorcyclizin(um)	: Antihistaminikum
Chlordiazepoxid(um)	: Tranquilizer
Chlorhexidin(um)	: Antiseptikum, Desinfiziens
Chlorisondamini chloridum, Chlorisondaminchlorid	: Hypotensivum
Chlormadinon(um)	: Gestagen
Chlormerodrin(um)	: Diuretikum
Chlormethin(um) [Nitrogen mustard; N-Lost]	: Zytostatikum (Alkylans)
Chlormezanon(um)	: Tranquilizer
Chlormidazol(um)	: Antimykotikum
Chlornaphazin(um)	: Zytostatikum (Alkylans)
Chlorobutanol(um)	: Hypnotikum, Lokalanästhetikum
Chlorocresol(um)	: Antiseptikum, Desinfiziens
Chloroprocain(um)	: Anästhetikum
Chloropyramin(um)	: Antihistaminikum
Chloroquin(um) [Chlorochin]	: Chemotherapeutikum, Antirheumatikum
Chlorothiazid(um)	: Diuretikum

Chlorotrianisen(um)	: Östrogen
Chloroxylenol(um)	: Antiseptikum, Desinfiziens
Chlorozotocin(um)	: Zytostatikum (Antibiotikum)
Chlorphenamin(um)	: Antihistaminikum
Chlorphenesin(um)	: Antimykotikum
Chlorphenoxamin(um)	: Parkinsonmittel
Chlorphentermin(um)	: Appetithemmer
Chlorpromazin(um)	: Neuroleptikum
Chlorpropamid(um)	: Antidiabetikum
Chlorprothixen(um)	: Neuroleptikum
Chlorquinaldol(um)	: Antiseptikum, Desinfiziens
Chlortalidon(um)	: Saluretikum
Chlortetracyclin(um)	: Antibiotikum
Chlorthenoxazin(um)	: Analgetikum, Antipyretikum
Chlorzoxazon(um)	: Spasmolytikum, Muskelrelaxans
Cholini chloridum, Cholinchlorid	: Hepatikum, Tonikum
Cholini salicylas, Cholinsalicylat	: Antiphlogistikum, Antipyretikum
Cholini theophyllinas, Cholintheophyllinat	: Kardiotonikum, Parasympathikomimetikum
Chymotrypsin(um)	: antiinflammator. wirksames Enzym
Cianidanol(um)	: Lebertherapeutikum
Ciclacillin(um)	: Antibiotikum (Aminopenicillin)
Ciclafrin(um)	: Hypotensivum
Ciclonicat(um)	: Vasodilatans
Ciclonii bromidum, Cicloniumbromid	: Anticholinergikum, Spasmolytikum
Ciclopiroxolamin(um)	: Chemotherapeutikum, Antimykotikum
Cimetidin(um)	: Antihistaminikum (H_2-Rezeptorenblocker)
Cinchocain(um)	: Lokalanästhetikum
Cinchophen(um)	: Antiphlogistikum
Cinecromen(um)	: Koronarvasodilatans
Cinepazid(um)	: Vasodilatans
Cinnarizin(um)	: Antihistaminikum, Vasodilatans
Cinoxacin(um)	: Antibiotikum
Cisplatin(um) [cis-Diammindichloroplatin]	: Zytostatikum
Citicolin(um) [Cytidindiphosphat-Cholin]	: Tonikum, Stimulans
Citiolon(um)	: Hepatikum
Clanobutin(um)	: Choleretikum
Clemastin(um)	: Antiallergikum
Clemizol(um)	: Antihistaminikum
Clemizolum penicillinum, Clemizol-Penicillin	: Antibiotikum
Clenbuterol(um)	: Bronchospasmolytikum, Tokolytikum (vet.)
Clibucain(um)	: Lokalanästhetikum
Clidinii bromidum, Clidiniumbromid	: Spasmolytikum
Clindamycin(um)	: Antibiotikum (Oligosaccharid)
Clioquinol(um)	: Chemotherapeutikum (Amöbizid)
Clioxanid(um)	: Anthelminthikum
Clobazam(um)	: Tranquilizer
Clobetasol(um)	: Glukokortikoid
Clobetason(um)	: Kortikoid
Clobutinol(um)	: Antitussivum
Clocortolon(um)	: Kortikoid
Clodacain(um)	: Lokalanästhetikum
Clodantoin(um)	: Antimykotikum
Clofazimin(um)	: Chemotherapeutikum (Lepra, Tbk)
Clofedanol(um)	: Antitussivum

Clofenamid(um)	: Diuretikum
Clofenciclan(um)	: Psychostimulans
Clofenotan(um) [DDT]	: Insektizid
Clofexamid(um)	: Analgetikum, Antiphlogistikum
Clofezon(um)	: Antiphlogistikum
Clofibrat(um)	: Antihyperlipidämikum
Clofibrid(um)	: Antihyperlipidämikum
Clomethiazol(um)	: Hypnotikum, Sedativum
Clomifen(um)	: Östrogen
Clomipramin(um)	: Antidepressivum
Clonazepam(um)	: Antikonvulsivum
Clonidin(um)	: Hypotensivum
Clopamid(um)	: Hypotensivum
Clopenthixol(um)	: Neuroleptikum
Clopidol(um)	: Antiinfektivum
Cloprednol(um)	: Glukokortikoid
Cloprostenol(um)	: Prostaglandin-Derivat
Clorexolon(um)	: Diuretikum
Clorindanol(um)	: Spermatizid
Clorindion(um)	: Antikoagulans
Clostebol(um)	: Androgen, Anabolikum
Clotiapin(um)	: Neuroleptikum
Clotiazepam(um)	: Tranquilizer
Clotrimazol(um)	: Chemotherapeutikum (Antimykotikum)
Clovoxamin(um)	: Antidepressivum
Cloxacillin(um)	: Antibiotikum (Isoxazol-Penicillin, penicillinasefest)
Cloxazolam(um)	: Tranquilizer
Cloxiquin(um)	: Antiseptikum, Desinfiziens
Clozapin(um)	: Neuroleptikum
Cobamamid(um) [Coenzym B_{12}]	: Anabolikum, Tonikum
Cocarboxylasum, Cocarboxylase [Thiaminpyrophosphat]	: metabol. Stimulans
Colecalciferol(um) [Vitamin D_3]	: Vitamin
Colestipol(um)	: Antihypercholesterinämikum
Colestyramin(um)	: Antihyperlipidämikum
Colistin(um)	: Antibiotikum (Polypeptid)
Conessin(um) [Holarrhena-Alkaloid]	: Antiinfektivum
Corbadrin(um)	: Vasokonstringens
Corticotrophin(um), Corticotropin [ACTH]	: HVL-Hormon
Corticotrophinum-Zinci hydroxydum, Corticotrop(h)in-Zinkhydroxid	: HVL-Hormon
Cortison(um)	: Glukokortikoid
Cortodoxon(um)	: Kortikoid(antiinflammator.)
Coumafos(um)	: Cholinesterasehemmer, vet. Antiparasitikum
Creatinolfosfat(um)	: Vasoprotektivum, Tonikum
Cresotamid(um)	: Muskelrelaxans
Cropropamid(um)	: Analeptikum
Crotamiton(um)	: Antiinfektivum, Skabizid
Crotetamid(um)	: Analeptikum
Crufomat(um)	: Anthelminthikum (vet.)
Cryofluoran(um)	: Anästhetikum
Cyacetacid(um)	: Tuberkulostatikum

Cyamemazin(um) : Antihistaminikum
Cyanocobalamin(um) [Vitamin B_{12}] : Vitamin
Cyclandelat(um) : Vasodilatans
Cyclazocin(um) : Analgetikum
Cyclizin(um) : Antihistaminikum, Antiemetikum
Cyclobarbital(um) : Sedativum, Hypnotikum
Cyclobenzaprin(um) : Antidepressivum, Spasmolytikum
Cyclobutyrol(um) : Choleretikum
Cyclofenil(um) : HVL-Hormon(gonadotrop)
Cycloguanili embonas, Cycloguanilembonat : Antiinfektivum
Cyclomethycain(um) : Lokalanästhetikum
Cyclopentamin(um) : Vasokonstringens
Cyclopenthiazid(um) : Diuretikum
Cyclopentolat(um) : Anticholinergikum (Mydriatikum)
Cyclophosphamid(um) : Zytostatikum (Alkylans)
Cyclopropan(um) : Anästhetikum
Cycloserin(um) : Tuberkulostatikum
Cyclothiazid(um) : Diuretikum
Cyclovalon(um) : Choleretikum
Cycrimin(um) : Parkinsonmittel
Cynarin(um) : Choleretikum
Cyproheptadin(um) : Antiallergikum; Appetithemmer
Cyproteron(um) : Antiandrogen
Cytarabin(um) : Viru- u. Zytostatikum (Pyrimidin-Antagonist)

Dacarbazin(um) : Zytostatikum
Dactinomycin(um) [Actinomycin D] : Zytostatikum (Antibiotikum)
Danazol(um) : HVL-Hemmer
Dantrolen(um) : Muskelrelaxans
Dantron(um) : Laxativum
Dapson(um) : Lepramittel
Daunorubicin(um) : Zytostatikum (Antibiotikum)
Deanoli aceglumas, Deanol-aceglumat : Psychostimulans
Debrisoquin(um) : Hypotensivum
Decamethonii bromidum, Decamethoniumbromid : Muskelrelaxans
Dectaflur(um) : Kariesprophylaktikum
Deferoxamin(um) : Antidotum
Defosfamid(um) : Zytostatikum (Alkylans)
Dehydroemetin(um) : Antiinfektivum (Amöbizid)
Delmadinon(um) : Gestagen
Demecarii bromidum, Demecariumbromid : Cholinesterase-Hemmer
Demeclocyclin(um) [Demethylchlortetracyclin] : Antibiotikum
Demecolcin(um) [Desacetyl-N-methylcolchicin] : Zytostatikum
Demecyclin(um) [Demethyltetracyclin] : Antibiotikum (Tetracyclin)
Demelverin(um) : Spasmolytikum
Demoxytocin(um) : Oxytocin-Derivat
Denaverin(um) : Spasmolytikum
Dequalinii chloridum, Dequaliniumchlorid : Antiseptikum, Desinfinziens
Descinolon(um) : Kortikoid
Deserpidin(um) : Neuroleptikum
Desipramin(um) : Antidepressivum

Deslanosid(um) [Desacetyl-lanatosid C]	Herzglykosid
Desmopressin(um) [synthet. Vasopressinderivat]	: Antidiuretikum
Desogestrel(um)	: Gestagen
Desomorphin(um)	: Analgetikum
Desonid(um)	: Kortikoid
Desoximetason(um)	: Kortikoid
Desoxycorton(um)	: Mineralokortikoid
Dexamethason(um)	: Glukokortikoid
Dexamphetamin(um)	: Psychostimulans
Dexbrompheniramin(um)	: Antihistaminikum
Dexchlorpheniramin(um)	: Antihistaminikum
Dexetimid(um)	: Anticholinergikum, Parkinsonmittel
[Dexnorgestrel(um)]	: s. Levonorgestrel(um), Norgestrel(um)
Dexpanthenol(um) [d-Pantothenylalkohol]	: Vitamin, Dermatikum, Wuchsstoff
Dextranomer(um) [Reaktionsprod. aus quervernetzt. Dextran mit Epichlorhydrin]	: Wundheilmittel
Dextran(um)	: Blut- u. Plasmavolumersatz, Osmotherapeutikum
Dextrofemin(um)	: Spasmolytikum, Muskelrelaxans
Dextromethorphan(um)	: Antitussivum (vgl. Racemethorphan)
Dextromoramid(um)	: Analgetikum
Dextropropoxyphen(um)	: Analgetikum
Dextrorphan(um)	: Antitussivum
Dextrothyroxinum natricum, Dextrothyroxin-Natrium	: Antihyperlipidämikum
Diazepam(um)	: Tranquilizer
Diazoxid(um)	: Hypotensivum
Dibekacin(um)	: Antibiotikum (Aminoglykosid)
Dibenzepin(um)	: Antidepressivum
Dibrompropamidin(um)	: Antiseptikum, Desinfiziens
Dichlorison(um)	: Antiallergikum, Antiphlogistikum
Dichlorophen(um)	: Antiseptikum, Anthelminthikum
Dichlorvos(um)	: Anthelminthikum (vet.)
Diclofenac(um)	: Antirheumatikum, Antiphlogistikum
Diclofenamid(um)	: Glaukom-Mittel (Karboanhydrase-Hemmer)
Dicloxacillin(um)	: Antibiotikum (Isoxazol-Penicillin, penicillinasefest)
Dicoumarol(um)	: Antikoagulans
Dicycloverin(um)	: Spasmolytikum
Didrovaltrat(um)	: Hypnotikum, Sedativum
Dieldrin(um)	: Insektizid
Dienestrol(um)	: Östrogen
Diethazin(um)	: Parkinsonmittel
Diethylcarbamazin(um)	: Anthelminthikum
[Diethylpropin]	: s. Amfepramon(um)
Diethylstilbestrol(um)	: Östrogen [vgl. Fosfestrol(um)]
Diethylthiambuten(um)	: Analgetikum
Difebarbamat(um)	: Sedativum
Difemerin(um)	: Spasmolytikum
Difemetorex(um)	: Appetithemmer
Difenidol(um)	: Antiemetikum
Difenoxin(um)	: Antidiarrhoikum
Diflorason(um)	: Glukokortikoid

Diflucortolon(um)	: Kortikoid
Diflunisal(um)	: Analgetikum, Antiphlogistikum
Digitoxin(um) [aus Digitalis purpurea]	: Herzglykosid
Digoxin(um) [aus Digitalis lanata]	: Herzglykosid
Dihexyverin(um)	: Spasmolytikum
Dihydralazin(um)	: Hypotensivum
Dihydrocodein(um)	: Antitussivum
Dihydroergotamin(um)	: Sympathikolytikum (Migräne, Herpes, Magen-Darm-Atonie etc.)
Dihydrostreptomycin(um)	: Antibiotikum
Dihydrotachysterol(um) [„Kalzinose-Faktor"; Vitamin-D-Derivat]	: Vitamin
Diiodohydroxyquinolin(um), Dijodhydroxyquinolin	: Antidiarrhoikum, Antiseptikum
Diisopromin(um)	: Spasmolytikum
Dikalii clorazepas, Dikaliumclorazepat	: Tranquilizer
Dilazep(um)	: Koronarvasodilatans
Diloxanid(um)	: Antiinfektivum (Protozoen)
Diltiazem(um)	: Antihypertonikum
Dimazol(um) [Diamthazol]	: Antimykotikum
Dimeflin(um)	: Analeptikum
Dimenhydrinat(um)	: Antihistaminikum, Antiemetikum
Dimepheptanol(um)	: Analgetikum
Dimercaprol(um)	: Antidotum (div. Schwermetalle)
Dimetacrin(um)	: Antidepressivum
Dimetamfetamin(um)	: Psychostimulans
Dimethinden(um)	: Antihistaminikum
Dimethiodalum natricum, Dimethiodal-Natrium	: Röntgenkontrastmittel
Dimethisteron(um)	: Gestagen
Dimethocain(um)	: Lokalanästhetikum
Dimethoxanat(um)	: Antitussivum
Dimethyli sulfoxidum, Dimethylsulfoxid [DMSO]	: Antiphlogistikum
Dimethylthiambuten(um)	: Analgetikum
Dimethyltubocurarinii chloridum, Dimethyltubocurariniumchlorid	: Muskelrelaxans
Dimeticon(um) [Polydimethylsiloxan]	: Magen-Darm-Mittel (Meteorismus, Flatulenz)
Dimetinden(um)	: Antihistaminikum
Dimetotiazin(um)	: Antihistaminikum, Migränemittel
Dimoxylin(um)	: Spasmolytikum
Dimpylat(um)	: Insektizid
Dinoproston(um) [Prostaglandin E_2)	: Uterotonikum
Dinoprost(um) [Prostaglandin $F_{2\alpha}$]	: Uterotonikum
Diodon(um)	: Röntgenkontrastmittel
Diosmin(um) [Bioflavonoid]	: Venenmittel
Dioxaphetyli butyras, Dioxaphetylbutyrat	: Analgetikum
Dioxethedrin(um)	: Bronchodilatans
Dioxopromethazin(um)	: Antiallergikum
Diphemanili metilsulfas, Diphemanilmetilsulfat	: Anticholinergikum
Diphenadion(um)	: Antikoagulans
Diphenan(um)	: Anthelminthikum

Diphenhydramin(um)	: Antihistaminikum, Antiallergikum
Diphenoxylat(um)	: Antidiarrhoikum
Diphenylpyralin(um)	: Antiallergikum
Dipipanon(um)	: Analgetikum
Dipiproverin(um)	: Spasmolytikum
Dipivefrin(um)	: Glaukom-therapeutikum
Diponii bromidum, Diponiumbromid	: Spasmolytikum
Diprofen(um)	: Spasmolytikum
Diprophyllin(um)	: Vasodilatans
Diproqualon(um)	: Analgetikum
Dipyridamol(um)	: Koronarvasodilatans
Dipyrithion(um)	: Antiseptikum, Antimykotikum
Disopyramid(um)	: Antiarrhythmikum
Distigmini bromidum, Distigminbromid	: Spasmolytikum
Disulfiram(um)	: Alkoholentwöhnungsmittel
Dithiazanini iodidum, Dithiazaniniodid	: Anthelminthikum
Dithranol(um)	: Antiseptikum, Desinfiziens
Dixanthogen(um)	: Antiparasitikum
Dobutamin(um)	: Kardiotonikum
Docusatum	: Laxativum
Dofamii chloridum, Dofamiumchlorid	: Antiseptikum, Desinfiziens
Dosulepin(um)	: Antidepressivum
Domipheni bromidum, Domiphenbromid	: Antiseptikum, Desinfiziens
Domperidon(um)	: Antiemetikum
Dopamin(um)	: Hypotensivum
Doxapram(um)	: Analeptikum
Doxepin(um)	: Antidepressivum
Doxorubicin(um) [14-Hydroxy-daunorubicin]	: Zytostatikum (Antibiotikum)
Doxycyclin(um)	: Antibiotikum (Tetracyclin)
Doxylamin(um)	: Antiallergikum, Sedativum
Drofenin(um)	: Spasmolytikum
Dropempin(um)	: Spasmolytikum (Ulkus)
Droperidol(um)	: Neuroleptikum, Pränarkotikum
Dropropizin(um)	: Antitussivum
Drostanolon(um)	: Androgen
Drotaverin(um)	: Spasmolytikum
Duazomycin(um)	: Zytostatikum (Antibiotikum)
Dyclonin(um)	: Lokalanästhetikum
Dydrogesteron(um)	: Gestagen
Econazol(um)	: Antimykotikum
Ecothiopati iodidum, Ecothiopatiodid	: Cholinesterase-Hemmer
Ectylurea, Ectylharnstoff	: Tranquilizer
Edrabarbital(um)	: Spasmolytikum
Edrophonii chloridum, Edrophoniumchlorid	: Curare-Antagonist
Efloxat(um)	: Vasodilatans
Embramin(um)	: Antiallergikum
Emepronii bromidum, Emeproniumbromid	: Anticholinergikum
Emylcamat(um)	: Tranquilizer
Endomid(um)	: Analeptikum
Endralazin(um)	: Antihypertonikum
Enfluran(um)	: Anästhetikum
Eniclobrat(um)	: Antihyperlipidämikum
Enoxolon(um)	: Antiphlogistikum

Epicillin(um)	: Antibiotikum (Aminopenicillin)
Epiestriol(um)	: Östrogen
Epimestrol(um)	: Östrogen
Epinephrin(um) [Adrenalin]	: Vasokonstringens
Epitiostanol(um)	: Zytostatikum, Antiöstrogen
Eprazinon(um)	: Antitussivum
Eprozinol(um)	: Antiasthmatikum
Ergocalciferol(um) [Vitamin D_2]	: Vitamin
Ergometrin(um)	: Oxytocicum
Ergotamin(um)	: Oxytocicum; Antihämorrhagikum
Eritrityli tetranitras, Eritrityltetranitrat	: Vasodilatans
Erythromycin(um)	: Antibiotikum (Makrolid)
Estazolam(um)	: Sedativum, Hypnotikum
Estradiol(um)	: Östrogen
Estradioli benzoas, Estradiolbenzoat	: Östrogen
Estradioli undecylas, Estradiolundecylat	: Östrogen
Estradioli valeras, Estradiolvalerat	: Östrogen
Estramustin(um)	: Zytostatikum (Alkylans)
Estrioli succinas, Estriolsuccinat	: Östrogen
Estriol(um)	: Östrogen
Estron(um)	: Östrogen
Etafedrin(um)	: Sympathikomimetikum, Broncholytikum
Etafenon(um)	: Koronarvasodilatans, Beta-Rezeptorenblocker
Etaminil(um)	: Antitussivum
Etamiphyllin(um)	: Analeptikum, Diuretikum
Etamivan(um)	: Analeptikum
Etamsylat(um)	: Antihämorrhagikum
Etaqualon(um)	: Tranquilizer
Ethacridin(um)	: Antiseptikum, Desinfiziens
Ethambutol(um)	: Tuberkulostatikum
Ethaverin(um)	: Spasmolytikum
Ethchlorvynol(um)	: Hypnotikum, Sedativum
Ethenzamid(um)	: Analgetikum
Ethiazid(um)	: Diuretikum
Ethinamat(um)	: Hypnotikum, Sedativum
Ethinylestradiol(um)	: Östrogen
Ethionamid(um)	: Tuberkulostatikum
Ethisteron(um)	: Gestagen
Ethoheptazin(um)	: Analgetikum
Ethosuximid(um)	: Antiepileptikum
Ethotoin(um)	: Antiepileptikum
Ethoxazorutosid(um)	: Vasoprotektivum
Ethylestrenol(um)	: Androgen, Anabolikum
Ethylis biscoumacetas, Ethylbiscoumacetat	: Antikoagulans
Ethylphenacemid(um) [„Pheneturide"]	: Antiepileptikum, Sedativum
Etidocain(um)	: Lokalanästhetikum
Etifelmin(um)	: Antihypotonikum
Etilamfetamin(um)	: Appetithemmer
Etilefrin(um)	: Sympathikomimetikum
Etiroxat(um)	: Antihyperlipidämikum
Etodroxizin(um)	: Hypnotikum, Sedativum
Etofenamat(um)	: Analgetikum, Antiphlogistikum
Etofibrat(um)	: Antihyperlipidämikum

Etofyllini clofibras, Etofyllinclofibrat	: Antihyperlipidämikum
Etofyllin(um)	: Kardiotonikum, Diuretikum
Etomidat(um)	: Hypnotikum
Etoperidon(um)	: Sedativum
Etoposid(um)	: Zytostatikum
Etoxazen(um)	: Analgetikum
Etozolin(um)	: Diuretikum
Etretinat(um) [Vit. A-Deriv.]	: Dermatikum
Etryptamin(um)	: Antidepressivum
Etybenzatropin(um)	: Anticholinergikum
Etynodiol(um)	: Gestagen
Eucatropin(um)	: Anticholinergikum, Mydriatikum
Euprocin(um)	: Anästhetikum
Exiproben(um)	: Choleretikum
Famprofazon(um)	: Analgetikum
Febantel(um)	: Anthelminthikum
Febarbamat(um)	: Hypnotikum, Antiepileptikum
Febuprol(um)	: Choleretikum
Febuverin(um)	: Spasmolytikum
Feclobuzon(um)	: Analgetikum, Antiphlogistikum
Fedrilat(um)	: Antitussivum
Felypressin(um) [2-Phenylalanin-8-lysin-vasopressin]	: Oxytocicum, Vasokonstringens
Fenbufen(um)	: Antirheumatikum
Fenbutrazat(um)	: Appetithemmer
Fencamfamin(um)	: Psychostimulans
Fencarbamid(um)	: Spasmolytikum
Fenclofenac(um)	: Analgetikum, Antiphlogistikum
Fenclofos(um)	: Insektizid
Fenclonin(um)	: Zytostatikum
Fendilin(um)	: Koronarvasodilatans
Fenethazin(um)	: Antiallergikum
Fenetyllin(um)	: Psychotonikum
Fenfluramin(um)	: Appetithemmer
Fenipentol(um)	: Choleretikum
Fenofibrat(um)	: Antihyperlipidämikum
Fenoprofen(um)	: Analgetikum, Antiphlogistikum
Fenoterol(um)	: Bronchospasmolytikum
Fenoxazolin(um)	: Vasokonstringens
Fenpipramid(um)	: Spasmolytikum
Fenpipran(um)	: Spasmolytikum
Fenpiverinii bromidum, Fenpiveriniumbromid	: Spasmolytikum
Fenproporex(um)	: Appetithemmer
Fentanyl(um)	: Analgetikum, Pränarkotikum
Fentiazac(um)	: Analgetikum, Antipyretikum, Antiphlogistikum
Fenticlor(um)	: Antimykotikum
Fentonii bromidum, Fentoniumbromid	: Parasympathikolytikum (Magen-Darm)
Fenyramidol(um)	: Muskelrelaxans, Analgetikum
Feprazon(um)	: Analgetikum, Antiphlogistikum, Antirheumatikum
Fibrinogen(um) [Gerinnungsfaktor]	: Substitutionsmittel
Fibrinolysinum humanum, Fibrinolysin(human)	: Fibrinolytikum

Flavoxat(um)	: Spasmolytikum
Flecainid(um)	: Antiarrhythmikum
Floctafenin(um)	: Analgetikum, Antirheumatikum
Flopropion(um)	: Spasmolytikum (Serotonin-Antagonist)
Florantyron(um)	: Choleretikum
Floxuridin(um)	: Viruzid
Fluanison(um)	: Neuroleptikum
Flubendazol(um)	: Antiparasitikum
Flucloxacillin(um)	: Antibiotikum (Isoxazol-Penicillin, penicillinasefest)
Flucytosin(um) [5-Fluorcytosin]	: Antimykotikum
Fludrocortison(um)	: Kortikoid
Fludroxycortid(um)	: Kortikoid
Flugeston(um)	: Gestagen
Flumedroxon(um)	: Migränemittel, Gestagen
Flumetason(um)	: Glukokortikoid
Flunarizin(um)	: Vasodilatans
Flunisolid(um)	: Antiallergikum
Flunitrazepam(um)	: Hypnotikum, Pränarkotikum
Fluocinoloni acetonidum, Fluocinolon-acetonid	: Glukokortikoid
Fluocinonid(um)	: Glukokortikoid
[Fluocortinbutyl(um)]	: Dermatikum
Fluocortin(um)	: Kortikoid
Fluocortolon(um)	: Glukokortikoid
Fluorometholon(um)	: Glukokortikoid
Fluorouracil(um) [5-Fluoruracil]	: Zytostatikum (top. auch bei Strahlenkeratosen; Pyrimidin-Antagonist)
Fluoxymesteron(um)	: Androgen
Flupentixol(um)	: Psychopharmakon
Fluperolon(um)	: Kortikoid
Fluphenazin(um)	: Psychopharmakon
Fluprednideni acetas, Fluprednidenacetat	: Kortikoid
Flupredniden(um)	: Glukokortikoid
Fluprednisolon(um)	: Kortikoid
Fluprednyliden(um)	: Dermatikum
Fluprostenol(um)	: Mittel gegen Infertilität (vet.)
Flurazepam(um)	: Hypnotikum
Flurbiprofen(um)	: Analgetikum, Antiphlogistikum, Antipyretikum
Fluspirilen(um)	: Neuroleptikum
Folescutol(um)	: Vasoprotektivum
Fominoben(um)	: Antitussivum
Fomocain(um)	: Lokalanästhetikum
Formocortal(um)	: Antiphlogistikum
Fosfestrol(um) [Diethylstilbestrol-diphosphat]	: Zytostatikum [vgl. Diethylstilbestrol(um)]
Fosfomycin(um)	: Antibiotikum
Framycetin(um) [„Neomycin B"]	: Antibiotikum (Aminoglykosid)
Fructosum ferricum, Fructoseferrat	: Antianämikum
Ftivazid(um)	: Tuberkulostatikum
Fumagillin(um)	: Antibiotikum
Furaltadon(um)	: Antiparasitikum
Furazolidon(um)	: Antiinfektivum, Trichomonazid
Furosemid(um)	: Diuretikum

Furostilbestrol(um)	: Östrogen
Fursultiamin(um) [Vitamin-B_1-Derivat]	: neurotropes Analgetikum
Furtrethonii iodidum, Furtrethoniumiodid	: Cholinesterase-Hemmer
Fusafungin(um)	: Antibiotikum
Gabexat(um) [„Antikallikrein"]	: Proteasen-Hemmer
Galantamin(um)	: Cholinesterase-Hemmer
Gallamini triethiodidum, Gallamintriethiodid	: Muskelrelaxans
Gallopamil(um)	: Koronarmittel
Gefarnat(um)	: Spasmolytikum
Gentamicin(um)	: Antibiotikum (Aminoglykosid), Antimykotikum
Gepefrin(um)	: Antihypotonikum
Gestonoroni caproas, Gestonoroncaproat	: Gestagen
Gitalinum amorphum, amorphes Gitalin	: Herzglykosid
Gitaloxin(um)	: Herzglykosid
Gitoformat(um) [Gitoxinpentaformiat]	: Herzglykosid
Glafenin(um)	: Analgetikum, Antiphlogistikum
Glibenclamid(um)	: Antidiabetikum
Glibornurid(um)	: Antidiabetikum
Gliclazid(um)	: Antidiabetikum
Glipizid(um)	: Antidiabetikum
Gliquidon(um)	: Antidiabetikum
Glisoxepid(um)	: Antidiabetikum
Glucagon(um)	: Insulin-Antagonist
Glucametacin(um)	: Antiphlogistikum
Glucosamin(um)	: Adjuvans zur Antibiotikatherapie
Glucosulfamid(um)	: Antiinfektivum
Glucosulfon(um)	: Lepramittel
Glucurolacton(um)	: Analgetikum, Antiphlogistikum
Glutaral(um)	: Antiseptikum, Desinfiziens
Glutethimid(um)	: Hypnotikum
Glybuthiazol(um)	: Antidiabetikum
Glybuzol(um)	: Antidiabetikum
Glycerol(um) [Glycerin]	: Osmotherapeutikum, pharmazeut. Hilfsstoff
Glycobiarsol(um)	: Chemotherapeutikum (Amöbizid)
Glyconiazid(um)	: Tuberkulostatikum
Glycopyronii bromidum, Glycopyrroniumbromid	: Spasmolytikum, Anticholinergikum
Glymidinum natricum, Glymidin-Natrium	: Antidiabetikum
Glyoctamid(um)	: Antidiabetikum
Glypinamid(um)	: Antidiabetikum
Glyprothiazol(um)	: Antidiabetikum
Glysobuzol(um)	: Antidiabetikum
Gonadorelin(um) [Releasing-Hormon (Faktor) für das luteinisierende Hormon; LH-RH]	: endokrines Diagnostikum
Gonadotrophinum chorionicum, Choriongonadotrop(h)in [gonadotropes Proteohormon]	: Diagnostikum, Therapeutikum
Gonadotrophinum sericum, Serumgonadotrop(h)in [gonadotropes Proteohormon]	: Diagnostikum, Therapeutikum
Gramicidin(um)	: Antibiotikum
Griseofulvin(um)	: Antibiotikum, Antimykotikum

Guafecainol(um)	: Antiarrhythmikum, Lokalanästhetikum
Guaiapat(um)	: Antitussivum
Guaifenesin(um)	: Expektorans, Muskelrelaxans
Guanaclin(um)	: Hypotensivum
Guanethidin(um)	: Hypotensivum
Guanfacin(um)	: Hypotensivum
Guanoclor(um)	: Hypotensivum
Guanoxan(um)	: Hypotensivum
Hachimycin(um)	: Antibiotikum
Halcinonid(um)	: Kortikoid
Halocarban(um)	: Antiseptikum, Desinfiziens
Haloperidol(um)	: Psychopharmakon
Haloprogin(um)	: Antiseptikum, Desinfiziens
Halothan(um)	: Anästhetikum (Inhalation)
Haloxon(um)	: Anthelminthikum
Heparin(um)	: Antikoagulans
Heptabarb(um)	: Hypnotikum, Sedativum
Heptaminol(um)	: Kardiotonikum, Sympathikomimetikum
Hetacillin(um)	: Antibiotikum (Aminopenicillin)
Hexachlorophen(um)	: Antiseptikum, Desinfiziens
Hexafluronii bromidum, Hexafluroniumbromid	: Muskelrelaxans
Hexamethonii bromidum, Hexamethoniumbromid	: Hypotensivum, Ganglienblocker
Hexamidin(um)	: Antiseptikum, Desinfiziens
Hexcarbacholini bromidum, Hexcarbacholinbromid	: Muskelrelaxans
Hexestrol(um)	: Östrogen
Hexetidin(um)	: Antiseptikum, Antimykotikum
Hexobarbital(um)	: Hypnotikum, Sedativum
Hexobendin(um)	: Koronarvasodilatans
Hexocyclii metilsulfas, Hexocycliummethylsulfat, H. metilsulfat	: Anticholinergikum
Hexoprenalin(um)	: Bronchodilatans
Hexylcain(um)	: Lokalanästhetikum
Histapyrrodin(um)	: Antihistaminikum
Homatropini methylbromidum, Homatropinmethylbromid	: Anticholinergikum
Homofenazin(um)	: Neuroleptikum
Hyaluronidasum, Hyaluronidase	: fibrinolytisches Enzym
Hydralazin(um)	: Hypotensivum
Hydrargaphen(um)	: Antiseptikum, Antimykotikum
Hydrochlorothiazid(um)	: Diuretikum
Hydrocodon(um) [Dihydrocodeinon]	: Antitussivum
Hydrocortamat(um)	: Kortikoid
Hydrocortison(um)	: Glukokortikoid
Hydroflumethiazid(um)	: Diuretikum
Hydromadinon(um)	: Gestagen
Hydromorphon(um) [Dihydromorphinon]	: Analgetikum
Hydrotalcit(um)	: Antacidum
Hydroxocobalamin(um) [Vitamin $B_{12\alpha}$]	: Vitamin
Hydroxyamphetamin(um)	: Hypertensivum
Hydroxycarbamid(um)	: Zytostatikum (Antimetabolit)

Hydroxychloroquin(um)	: Antirheumatikum, Malariamittel
Hydroxydioni natrii succinas, Hydroxydion-Natriumsuccinat	: Anästhetikum
Hydroxyprocain(um)	: Lokalanästhetikum
Hydroxyprogesteroni caproas, Hydroxyprogesteroncaproat	: Gestagen
Hydroxyprogesteron(um)	: Gestagen
Hydroxystilbamidin(um)	: Chemotherapeutikum
Hydroxytetracain(um)	: Lokalanästhetikum
Hydroxyzin(um)	: Tranquilizer
Hymecromon(um)	: Choleretikum
Ibrotamid(um)	: Hypnotikum, Sedativum
Ibuprofen(um)	: Antiphlogistikum, Antirheumatikum
Idoxuridin(um)[Iod-desoxy-uridin]	: Virustatikum (Herpes)
Ifenprodil(um)	: Vasodilatans
Ifosfamid(um)	: Zytostatikum (Alkylans)
Imiclopazin(um)	: Neuroleptikum
Imipraminoxid(um)	: Antidepressivum
Imipramin(um)	: Antidepressivum
Imolamin(um)	: Vasodilatans
Indanazolin(um)	: Rhinologikum
Indapamid(um)	: Diuretikum, Hypotensivum
Indometacin(um)	: Antirheumatikum, Antiphlogistikum
Indoprofen(um)	: Analgetikum, Antiphlogistikum
Indoramin(um)	: Antihypertonikum
Inositoli nicotinas, Inositolnicotinat	: Vasodilatans; Aknemittel
Inproquon(um)	: Zytostatikum (Alkylans)
Insulini cum zinco (amorphi) suspensio, Insulin(amorph)-Zink-Suspension	: Antidiabetikum
Insulini cum zinco (crystallisati) suspensio, Insulin(kristallin)-Zink-Suspension	: Antidiabetikum
Insulini cum zinco suspensio composita, zusammengesetzte Insulin-Zink-Suspension	: Antidiabetikum
Insulini injectio biphasica, zweiphasische Insulin-Injektion	: Antidiabetikum
Insulini injectio neutralis, neutrale Insulin-Injektion	: Antidiabetikum
Insulini zinci globinati injectio, Insulin-Zink-Humanglob(ul)in-Injektion	: Antidiabetikum
Insulini zinci protaminati injectio, Insulin-Zink-Protamin-Injektion	: Antidiabetikum
Insulinum dalanatum, Dal-Insulin(um) [I. ohne den in der B-Kette abgespaltenen endständigen Alaninrest]	: Antidiabetikum
Interferon(um)	: Virustatikum
Intermedin(um)	: HML-Gewebshormon
Iodamid(um)	: Röntgenkontrastmittel
Iodetryl(um)	: Röntgenkontrastmittel
Iodophthaleinum natricum, Iodphthalein-Natrium	: Röntgenkontrastmittel
Iofendylat(um)	: Röntgenkontrastmittel
Iohexol(um)	: Röntgenkontrastmittel
Iopamidol(um)	: Röntgenkontrastmittel

Iopydol(um)	: Röntgenkontrastmittel
Iopydon(um)	: Röntgenkontrastmittel
Ipratropii bromidum, Ipratropiumbromid	: Bronchodilatans
Iproclozid(um)	: Antidepressivum
Iproniazid(um)	: Tuberkulostatikum, Psychotonikum
Ipronidazol(um)	: Chemotherapeutikum (Protozoen)
Isoaminil(um)	: Antitussivum
Isocarboxazid(um)	: Antidepressivum
Isoconazol(um)	: Chemotherapeutikum
Isoetarin(um)	: Bronchodilatans
Isomethadon(um)	: Analgetikum
Isomethepten(um)	: Spasmolytikum
Isoniazid(um) [INH]	: Tuberkulostatikum
Isophanum insulinum, Isophaninsulin	: Antidiabetikum
Isoprenalin(um) [N-Isopropyl-noradrenalin]	: Broncholytikum, Sympathikomimetikum
Isopromethazin(um)	: Antiallergikum
Isopropamidi iodidum, Isopropamidiodid	: Anticholinergikum
Isosorbidi dinitras, Isosorbiddinitrat	: Koronartherapeutikum
Isothipendyl(um)	: Antihistaminikum
Isoxsuprin(um)	: Vasodilatans
Itramini tosilas, Itramintosylat	: Koronarvasodilatans
Josamycin(um)	: Antibiotikum (Makrolid)
Kalii canrenoas, Kaliumcanrenoat, Canrenoat-Kalium	: Antihypertonikum (Aldosteron-Antagonist)
Kallidinogenasum, Kallidinogenase [„Kallikrein"]	: Vasodilatans, Kreislaufmittel
Kanamycin(um)	: Tuberkulostatikum, Antibiotikum (Aminoglykosid)
Kebuzon(um)	: Antiphlogistikum, Antirheumatikum
Keracyanin(um)	: Ophthalmikum (Sehpurpur-Regenerator)
Ketamin(um)	: Anästhetikum, Narkotikum
Ketazolam(um)	: Tranquilizer
Ketobemidon	: s. Cetobemidon(um)
Ketoconazol(um)	: Chemotherapeutikum
Ketoprofen(um)	: Antiphlogistikum
Ketotifen(um)	: Antiallergikum, Antiasthmatikum
Khellin(um)	: Vasodilatans
Khellosid(um)	: Koronarvasodilatans
Kitasamycin(um)	: Antibiotikum (Makrolid)
Labetalol(um)	: Antihypertonikum (Alpha- u. Beta-Rezeptorenblocker)
Lactulosum, Lactulose	: Laxativum
Lamoxactam(um) [s. Latamofex(um)]	: Antibiotikum (Oxa-beta-lactam)
Lanatosid(um) C	: Herzglykosid [aus Digitalis lanata]
Lasalocid(um)	: Chemotherapeutikum (Coccidiose)
Latamoxef(um)	: neu für Lamoxactam(um)
Lauralkonii chloridum, Lauralkoniumchlorid	: Antiseptikum, Desinfiziens
Lauroguadin(um)	: Antiseptikum, Desinfiziens
Leucinocain(um)	: Anästhetikum
Leucocianidol(um)	: Vasoprotektivum
Levallorphan(um)	: Antidotum (Morphin)
Levamfetamin(um)	: Appetithemmer, Sympathikomimetikum

Levamisol(um)	: Anthelminthikum
[Levarterenol(um)]	: = Norepinephrin(um)
Levisoprenalin(um)	: Hypertensivum, Antiasthmatikum
Levodopum, Levodopa [L-Dopa]	: Parkinson-Mittel
Levoglutamid(um)	: Tonikum, Stimulans
Levomepromazin(um)	: Neuroleptikum
Levomethadon(um)	: Analgetikum
Levonorgestrel(um)	: Gestagen
Levopropicillin(um)	: Antibiotikum (Penicillin)
Levopropoxyphen(um)	: Antitussivum
Levopropylhexedrin(um)	: Appetithemmer
Levorphanol(um)	: Analgetikum
Levothyroxinum natricum, Levothyroxin-Natrium [Tetraiodthyronin; T_4]	: Schilddrüsen-Therapeutikum
Lidocain(um) [Lignocain]	: Anästhetikum (Leitungs-, Lokal-Anästhesie)
Lidoflazin(um)	: Koronarvasodilatans
Lifibrat(um)	: Antihyperlipidämikum
Lincomycin(um)	: Antibiotikum [aus Streptomyces lincolnensis]
Liothyronin(um) [Triiodthyronin; T_3]	: Schilddrüsen-Therapeutikum
Lisurid(um)	: Antiallergikum, Migränemittel
Lobelin(um)	: Analeptikum
Lofendazam(um)	: Tranquilizer
Lofepramin(um)	: Antidepressivum
Lofexidin(um)	: Antihypertonikum
Lomustin(um)	: Zytostatikum (Alkylans)
Lonazolac(um)	: Analgetikum
Loperamid(um)	: Antidiarrhoikum
Lorajmin(um)	: Antiarrhythmikum
Lorazepam(um)	: Tranquilizer
Lorcainid(um)	: Antiarrhythmikum
Lormetazepam(um)	: Hypnotikum
Loxapin(um)	: Neuroleptikum
Lucanthon(um)	: Chemotherapeutikum (Schistosomen)
Lymecyclin(um)	: Antibiotikum (Tetracyclin)
Lynestrenol(um) [Ethinylestrenol]	: Gestagen
Lypressin(um) [8-Lysin-vasopressin]	: Antidiuretikum, Vasokonstringens
Lysergid(um)	: Sympathikolytikum, Psychotomimetikum
Mafenid(um)	: Chemotherapeutikum
Magaldrat(um)	: Antazidum
Mannitoli hexanitras, Mannitolhexanitrat	: Vasodilatans
Mannomustin(um)	: Zytostatikum (Alkylans)
Maprotilin(um)	: Antidepressivum
Mazindol(um)	: Antidepressivum, Appetithemmer
Mazipredon(um)	: Antiphlogistikum
Mebendazol(um)	: Anthelminthikum
Mebeverin(um)	: Muskelrelaxans
Mebhydrolin(um)	: Antiallergikum
Mebutamat(um)	: Hypotensivum
Mebutizid(um)	: Diuretikum
Mecamylamin(um)	: Hypotensivum
Mecillinam(um)	: Antibiotikum (Penicillin)
Meclocyclin(um)	: Antibiotikum (Tetracyclin)
Meclofenoxat(um)	: Psychostimulans

Mecloxamin(um)	: Anticholinergikum
Meclozin(um)	: Antihistaminikum
Mecystein(um)	: Antitussivum
Medazepam(um)	: Tranquilizer
[Medigoxin(um)]	= Metildigoxin(um)
Medrogeston(um)	: Gestagen
Medroxyprogesteron(um)	: Gestagen
Medrylamin(um)	: Antihistaminikum
Medryson(um)	: Antiphlogistikum
Mefenorex(um)	: Appetithemmer
Mefexamid(um)	: Psychostimulans
Mefrusid(um)	: Diuretikum
Megestrol(um)	: Gestagen
Meglumin(um) [N-Methylglucamin]	: Salzbildende Komponente, v. a. in Röntgenkontrastmitteln
Melarsoprol(um)	: Chemotherapeutikum
Melitracen(um)	: Antidepressivum
Melperon(um)	: Neuroleptikum
Melphalan(um)	: Zytostatikum (Alkylans)
Memantin(um)	: Myotonolytikum
Menadioli natriii sulfas, Menadiolnatriumsulfat [„Vitamin K_4“]	: Antihämorrhagikum
Menadioni natrii bisulfis, Menadionnatriumbisulfit [„Vitamin K_3“]	: Antihämorrhagikum
Menbuton(um)	: Choleretikum
Menglytat(um)	: Antitussivum
Mepacrin(um)	: Chemotherapeutikum (z. B. Abetrin®)
Mepartricin(um)	: Antimykotikum (Polyenantibiotikum aus Streptomyces aureofaciens)
Mepenzolati bromidum, Mepenzolatbromid	: Anticholinergikum
Mephenesin(um)	: Muskelrelaxans
Mephenoxalon(um)	: Spasmolytikum
Mephentermin(um)	: Vasokonstringens
Mephenytoin(um)	: Antiepileptikum
Mepindolol(um)	: Beta-Rezeptorenblocker
Mepiprazol(um)	: Tranquilizer
Mepivacain(um)	: Anästhetikum (Infiltrations- u. Leitungs-Anästhesie)
Meprednison(um)	: Kortikoid
Meprobamat(um)	: Tranquilizer
Meproscillarin(um) [Proscillaridin-4′-methylether]	: Herzglykosid
Meptazinol(um)	: Analgetikum
Mepyramin(um)	: Antihistaminikum
Mequinol(um)	: Dermatikum (Hyperpigmentation)
Mequitazin(um)	: Antihistaminikum
Meralluri(um)	: Diuretikum
Merbromin(um)	: Antiseptikum, Desinfiziens
Mercaptamin(um)	: Antidotum, Strahlenschutzmittel
Mercaptomerin(um)	: Diuretikum
Mercaptopurin(um)	: Zytostatikum (Antimetabolit)
Mercurobutol(um)	: Antiseptikum, Desinfiziens
Mercurophyllin(um)	: Diuretikum
Mersalyl(um)	: Diuretikum

Mesnum, Mesna	: Rhinologikum, Mukolytikum, Antidotum
Mesoridazin(um)	: Neuroleptikum
Mestanolon(um)	: Androgen, Anabolikum
Mesterolon(um)	: Androgen
Mestranol(um)	: Östrogen
Mesulfen(um)	: Chemotherapeutikum (Skabizid)
Mesuximid(um)	: Antiepileptikum
Metacyclin(um)	: Antibiotikum (Tetracyclin)
Metahexamid(um)	: Antidiabetikum
[Metamizol-Natrium]	= Noramidopyrini methanosulfonas natricum
Metampicillin(um)	: Antibiotikum (Penicillin)
Metandienon(um)	: Androgen, Anabolikum
Metaraminol(um)	: Vasokonstringens
Metaxalon(um)	: Tranquilizer
Metenolon(um)	: Androgen, Anabolikum
Metergolin(um)	: Serotonin-Antagonist
Metformin(um)	: Antidiabetikum
Methacholini chloridum, Methacholinchlorid	: Cholinomimetikum
Methadon(um)	: Analgetikum
Methallenestril(um)	: Östrogen
Methamphetamin(um)	: Sympathikomimetikum, Psychoanaleptikum
Methandriol(um)	: Androgen
Methaniazid(um)	: Tuberkulostatikum
Methanthelinii bromidum, Methantheliniumbromid	: Anticholinergikum
Methaphenylen(um)	: Antiallergikum
Methapyrilen(um)	: Antiallergikum
Methaqualon(um)	: Hypnotikum, Sedativum
Metharbital(um)	: Antiepileptikum
Methazolamid(um)	: Diuretikum
Methdilazin(um)	: Antiallergikum
Methenamin(um) [Hexamethylentetramin]	: Harn-Antiseptikum
Methiodalum natricum, Methiodal-Natrium	: Röntgenkontrastmittel
Methiomeprazin(um)	: Antiallergikum
Methionin(um)	: Choleretikum
Methitural(um)	: Hypnotikum, Sedativum
Methocarbamol(um)	: Spasmolytikum
Methocidin(um)	: Antibiotikum
Methohexital(um)	: Hypnotikum, Sedativum
Methopromazin(um)	: Neuroleptikum
Methoserpidin(um)	: Neuroleptikum
Methotrexat(um)	: Zytostatikum (Antimetabolit)
Methoxamin(um)	: Vasokonstringens
Methoxyfluran(um)	: Anästhetikum (Inhalation)
Methoxyphenamin(um)	: Bronchodilatans
Methyclothiazid(um)	: Diuretikum
Methylbenzethonii chloridum, Methylbenzethoniumchlorid	: Antiseptikum, Desinfiziens
Methylcellulosum, Methylcellulose	: Laxativum, Hilfsstoff
β-Methyldigoxin	: s. Metildigoxin(um)
Methyldopum, Methyldopa [L-α-Methyldopa]	: Antihypertonikum
Methylergometrin(um)	: Oxytocicum
Methylpentynol(um)	: Hypnotikum, Sedativum
Methylphenidat(um)	: Psychostimulans

Methylphenobarbital(um)	: Hypnotikum, Sedativum, Antiepileptikum
Methylprednisolon(um)	: Glukokortikoid
Methylrosanilinii chloridum, Methylrosaniliniumchlorid [Gentiana-, Kristall-, Methylviolett; Pyoctanin. caeruleum]	: Anthelminthikum, Antiseptikum, Desinfiziens
Methyltestosteron(um)	: Androgen
Methylthionii chloridum, Methylthioniniumchlorid [Methylenblau]	: Harnantiseptikum
Methylthiouracil(um)	: Thyreostatikum
Methyprylon(um)	: Hypnotikum, Sedativum
Methysergid(um)	: Migränemittel; bei Karzinoid-Syndrom
Meticillin(um)	: Antibiotikum (Isoxazol-Penicillin, penicillinasefest)
Metildigoxin(um) [β-Methyldigoxin; Medigoxin(um)]	: Herzglykosid
Metipranolol(um)	: Hypotensivum
Metisazon(um)	: Virustatikum (Pocken)
Metixen(um)	: Spasmolytikum, Parkinsonmittel
Metochalcon(um)	: Choleretikum
Metoclopramid(um)	: Antiemetikum (Laktations-fördernd); Magen-Darm-Mittel
Metofolin(um)	: Analgetikum
Metolazon(um)	: Natriuretikum, Antihypertonikum
Metomidat(um)	: Hypnotikum, Sedativum
Metopimazin(um)	: Antiemetikum
Metopon(um)	: Analgetikum
Metoprolol(um)	: Antihypertonikum
Metrifonat(um)	: Antiparasitikum (Cholinesterase-Hemmer)
Metrizamid(um)	: Kontrastmittel
Metronidazol(um)	: Chemotherapeutikum (Amöbizid, Trichomonazid)
Meturedepum, Meturedepa	: Zytostatikum (Alkylans)
Metyrapon(um)	: Diuretikum (Kortikoidsynthesehemmer); HVL/NNR-Diagnostikum
Mexenon(um)	: Lichtschutzmittel (UV)
Mexiletin(um)	: Antiarrhythmikum
Mezlocillin(um)	: Antibiotikum (Penicillin)
Mianserin(um)	: Antidepressivum
Miconazol(um)	: Antimykotikum
Midecamycin(um)	: Antibiotikum (Makrolid)
Midodrin(um)	: Hypertensivum
Milipertin(um)	: Neuroleptikum
Minocyclin(um)	: Antibiotikum (Tetracyclin)
Minoxidil(um)	: Antihypertonikum
Mithramycin(um)	: Zytostatikum (Antibiotikum)
Mitobronitol(um)	: Zytostatikum (Alkylans)
Mitolactol(um)	: Zytostatikum
Mitomycin(um)	: Zytostatikum (Antibiotikum)
Mitopodozid(um) [Podophyllinsäure-ethylhydrazid]	: Zytostatikum
Mitotan(um)	: Zytostatikum
Mofebutazon(um)	: Analgetikum
Molindon(um)	: Antidepressivum

Molsidomin(um)	: Koronartherapeutikum
Monalazon(um) [Dinatrium-Salz]	: Spermatizid
Monensin(um)	: Antibiotikum
Monobenzon(um)	: Dermatikum (depigmentierend)
Monoethanolamini oleas, Monoethanolaminoleat	: Antivarikosum
Monophosphothiamin(um)	: Vitamin-B_1-Derivat (Antineuritikum)
Moperon(um)	: Neuroleptikum
Mopidamol(um)	: Kanzerostatikum
Moracizin(um)	: Antiarrhythmikum
Morazon(um)	: Analgetikum, Antipyretikum
Morclofon(um)	: Antitussivum
Morocromen(um)	: Koronarvasodilatans
Moroxydin(um)	: Viruzid
Morpheridin(um)	: Analgetikum
Motretinid(um)	: Keratolytikum; Aknemittel
Moxastin(um)	: Antiallergikum
Moxaverin(um)	: Spasmolytikum
Moxestrol(um)	: Östrogen
Moxisylyt(um)	: Vasodilatans
Myrophin(um)	: Analgetikum
Myrtecain(um)	: Lokalanästhetikum, Spasmolytikum
Nadid(um)	: Antidotum
Nadolol(um)	: Betasympathikolytikum (Anw. bei Hypertonie, Angina pectoris)
Nafcillin(um)	: Antibiotikum (Penicillin)
Nafoxidin(um)	: Antiöstrogen
Naftalofos(um)	: Anthelminthikum
Naftazon(um)	: Antihämorrhagikum
Naftidrofuryl(um)	: Vasodilatans
Nalorphin(um)	: Antidotum (Morphinomimetika)
Naloxon(um)	: Antidotum (Morphinomimetika, Alkohol)
Nandrolon(um)	: Androgen, Anabolikum
Naphazolin(um)	: Vasokonstringens
Naproxen(um)	: Analgetikum, Antipyretikum
[Narcotin]	: = Noscapin(um)
Natamycin(um)	: Antibiotikum (Polyen), Antimykotikum
Natrii acetrizoas, Natriumacetrizoat	: Röntgenkontrastmittel
Natrii amidotrizoas, Natriumamidotrizoat	: Röntgenkontrastmittel
Natrii apolas, Natriumapolat	: Venenmittel
Natrii ascorbas, Natriumascorbat	: Vitamin
Natrii aurothiomalas, Natriumaurothiomalat, Aurothiomalat-Natrium	: Antirheumatikum
Natrii calcii edetas, Natrium-Calciumedetat	: Antidotum, Calciumtherapeutikum
Natrii cyclamas, Natriumcyclamat	: Süßstoff, Diätetikum
Natrii dibunas, Natriumdibunat	: Antitussivum
Natrii dioctylis sulfosuccinas, Natriumdioctylsulfosuccinat	: s. Docusatum
Natrii feredetas, Natriumferedetat	: Antianämikum
Natrii gentisas, Natriumgentisat	: Antirheumatikum
Natrii gualenas, Natriumgualenat	: Antiphlogistikum
Natrii hexacyclonas, Natriumhexacyclonat	: Antidepressivum
Natrii iopodas, Natriumiopodat	: Röntgenkontrastmittel

Natrii metrizoas, Natriummetrizoat, Metrizoat-Natrium	: Röntgenkontrastmittel
Natrii morrhuas, Natriummorrhuat	: Antivarikosum
Natrii picosulfas, Natriumpicosulfat	: Laxativum
Natrii stibogluconas, Natriumstibogluconat	: Chemotherapeutikum (Schistosomen)
Natrii timerfonas, Natriumtimerfonat	: Antiseptikum, Desinfiziens
Natrii tyropanoas, Tyropanoat-Natrium, Natriumtyropanoat	: Röntgenkontrastmittel
Nealbarbital(um)	: Hypnotikum, Sedativum
Nefopam(um)	: Analgetikum
Neoarsphenamin(um)	: Chemotherapeutikum
Neocinchophen(um)	: Analgetikum, Antiphlogistikum
Neomycin(um)	: Antibiotikum (Aminoglykosid)
Neostigmini bromidum, Neostigminbromid	: Parasympathikomimetikum
Netilmicin(um)	: Antibiotikum (Aminoglykosid; Sisomycinderivat)
Nialamid(um)	: Antidepressivum
Nicametat(um)	: Vasodilatans
Nicergolin(um)	: vasoaktiver Wirkstoff
Niceritrol(um)	: Antihyperlipidämikum
Nicethamid(um)	: Analeptikum
Niclofolan(um)	: Anthelminthikum
Niclosamid(um)	: Anthelminthikum
Nicocodin(um)	: Antitussivum
Nicofuranosum, Nicofuranose	: Vasodilatans, Triglyceridsenker
Nicomorphin(um)	: Analgetikum
Nicotafuryl(um)	: Vasodilatans
Nicotinamid(um)	: Vitamin
Nifedipin(um)	: Koronarvasodilatans
Nifenalol(um)	: Beta-Rezeptorenblocker
Nifenazon(um)	: Analgetikum, Antipyretikum
Nifuraldezon(um)	: Chemotherapeutikum (vet.)
Nifuratel(um)	: Chemotherapeutikum (Trichomonazid)
Nifuroxazid(um)	: Chemotherapeutikum
Nifurprazin(um)	: Chemotherapeutikum
Nifurtimox(um)	: Chemotherapeutikum (Trypanosomen)
Nifurtoinol(um)	: Chemotherapeutikum
Niludipin(um)	: Vasodilatans
Nimorazol(um)	: Chemotherapeutikum (Trichomonazid)
Niridazol(um)	: Chemotherapeutikum (Amöbizid)
Nitracin(um)	: Zytostatikum
Nitrazepam(um)	: Hypnotikum
Nitrefazol(um)	: Entwöhnungsmittel (Alkohol)
Nitrofural(um)	: Antiseptikum, Desinfiziens
Nitrofurantoin(um)	: Chemotherapeutikum (Harnwege)
Nitroscanat(um)	: Anthelminthikum
Nitroxinil(um)	: Antiparasitikum
Nitroxolin(um)	: Harn-Antiseptikum
Nomifensin(um)	: Antidepressivum
Nonoxinol(um) (9)	: Spermatizid; Antiseptikum
[Noradrenalin]	: = Norepinephrin(um)
Noramidopyrini methanosulfonas natricum, Noramidopyrin(ium)methansulfonat-Natrium (Metamizol-Natrium)	: Analgetikum, Antiphlogistikum

Nordazepam(um)	: Tranquilizer
Norepinephrin(um) [bisher Levarterenol(um)]	: Hypotensivum
Norethandrolon(um)	: Androgen, Anabolikum
Norethisteron(um)	: Gestagen
Noretynodrel(um)	: Gestagen
Norfenefrin(um)	: Analeptikum, Sympathikomimetikum
Norgestrel(um)	: Gestagen [s. a. Levonorgestrel(um)]
Norgestrienon(um)	: Gestagen
Normethadon(um)	: Analgetikum
Norpipanon(um)	: Analgetikum
[Norpseudoephedrin]	: = Octopamin(um)
Nortriptylin(um)	: Antidepressivum (Thymoleptikum)
Noscapin(um) [„Narcotin"]	: Antitussivum
Novobiocin(um)	: Antibiotikum
Noxiptilin(um)	: Antidepressivum
Nystatin(um)	: Antibiotikum (Polyen), Antimykotikum
Obidoximi chloridum, Obidoximchlorid	: Antidotum (tox. Phosphorsäureester)
Octacain(um)	: Lokalanästhetikum
Octamylamin(um)	: Spasmolytikum
Octatropini methylbromidum, Octatropinmethylbromid	: Anticholinergikum
Octodrin(um)	: Vasokonstringens, Lokalanästhetikum
Octopamin(um) [Nor-pseudoephedrin]	: Hypertensivum (α-Sympathikomimetikum)
Octotiamin(um) [Vitamin-B_1-Derivat]	: neurotropes Analgetikum
Olaflur(um)	: Kariesprophylaktikum
Oleandomycin(um)	: Antibiotikum (Makrolid)
Ontianil(um)	: Anthelminthikum, Antimykotikum
Opipramol(um)	: psychovegetatives Harmonans
Orazamid(um)	: Hepatikum
Orciprenalin(um)	: Bronchospasmolytikum
Orgotein(um)	: Antiphlogistikum, Antirheumatikum
Ornidazol(um)	: Chemotherapeutikum (Amöbizid, Trichomonazid)
Ornipressin(um) [8-Ornithin-vasopressin]	: Vasokonstringens
Orphenadrin(um)	: Spasmolytikum, Parkinsonmittel
Osalmid(um)	: Choleretikum
Oxaboloni cipionas, Oxaboloncipionat	: Anabolikum, Androgen
Oxaceprol(um)	: Antiphlogistikum
Oxacillin(um)	: Antibiotikum (Isoxazol-Penicillin, penicillinasefest)
Oxamniquin(um)	: Chemotherapeutikum (Schistosomen)
Oxandrolon(um)	: Androgen, Anabolikum
Oxantel(um)	: Anthelminthikum (vet.)
Oxatomid(um)	: Antihistaminikum
Oxazepam(um)	: Tranquilizer
Oxazolam(um)	: Tranquilizer
Oxeladin(um)	: Antitussivum
Oxetacain(um)	: Anästhetikum
Oxetoron(um)	: Kopfschmerzmittel
Oxfendazol(um)	: Anthelminthikum
Oxibetain(um)	: Antihyperlipidämikum
Oxipurinol(um)	: Zytostatikum
Oxitriptylin(um)	: Antikonvulsivum

Oxolamin(um)	: Antitussivum
Oxomemazin(um)	: Antiallergikum, Sedativum
Oxophenarsin(um)	: Chemotherapeutikum (Spirochäten)
Oxprenolol(um)	: kardioprotektiver Beta-Rezeptorenblocker
Oxybenzon(um)	: Lichtschutzmittel
Oxybuprocain(um)	: Lokalanästhetikum
Oxyclozanid(um)	: Anthelminthikum
Oxycodon(um)	: Analgetikum
Oxyfedrin(um)	: Koronarvasodilatans
Oxymesteron(um)	: Androgen, Anabolikum
Oxymetazolin(um)	: Vasokonstringens (Rhinologikum)
Oxymetholon(um)	: Androgen, Anabolikum
Oxymorphon(um)	: Analgetikum
Oxypendyl(um)	: Antiemetikum
Oxypertin(um)	: Neuroleptikum
Oxyphenbutazon(um)	: Analgetikum, Antipyretikum
Oxyphencyclimin(um)	: spasmolyt. Anticholinergikum
Oxyphenisatin(um)	: Laxativum
Oxyphenonii bromidum, Oxyphenoniumbromid	: Anticholinergikum, Spasmolytikum
Oxytetracyclin(um)	: Antibiotikum (Tetracyclin)
Oxytocin(um)	: synthet. HHL-Hormon (Geburtseinleitung, Wehenverstärkung, Förderung der Milchentleerung)
Pamaquin(um)	: Chemotherapeutikum (Malaria)
Pancuronii bromidum, Pancuroniumbromid	: Muskelrelaxans
Panthenol(um) [racem. Pantothenylalkohol]	: Vitamin; vgl. Dexpanthenol(um)
Paracetamol(um)	: Analgetikum, Antipyretikum
Paraflutizid(um)	: Diuretikum
Paramethadion(um)	: Antiepileptikum
Paramethason(um)	: Glukokortikoid
Parapenzolati bromidum, Parapenzolatbromid	: Anticholinergikum
Pararosanilini embonas, Pararosanilinembonat(-pamoat)	: Chemotherapeutikum (Schistosomen)
Parbendazol(um)	: Anthelminthikum
Pargeverin(um)	: Anticholinergikum
Pargylin(um)	: Antidepressivum
Paromomycin(um) [Aminosidin]	: Antibiotikum (Aminoglykosid)
Paroxypropion(um)	: HVL-Inhibitor (Hormonbildung u. -sekretion)
Pasiniazid(um)	: Tuberkulostatikum
Pecazin(um)	: Neuroleptikum
Pecilocin(um)	: Antibiotikum, Antimykotikum
Pemolin(um)	: Psychoenergetikum
Pempidin(um)	: Hypotensivum
Penbutolol(um)	: Beta-Rezeptorenblocker
Penethacillin(um)	: Antibiotikum (Penicillin)
Penfluridol(um)	: Neuroleptikum
Penflutizid(um)	: Diuretikum
Pengitoxin(um) [Pentaacetylgitoxin]	: Herzglykosid
Penicillamin(um) [Dimethylcystein]	: Antidotum (Schwermetalle), Antiarthritikum
Penicillasum, Penicill(in)ase	: Antiallergikum
Penimepicyclin(um)	: Antibiotikum (Tetracyclin)

Penoctonii bromidum, Penoctoniumbromid	: Antimykotikum
Pentaerithrityli tetranitras, Pentaerythrit(yl)tetranitrat	: Vasodilatans
Pentagastrin(um) [synthet. Polypeptid]	: Diagnostikum (Magensekretion)
Pentamethonii bromidum, Pentamethoniumbromid	: Vasodilatans, Antidotum (Decamethonium)
Pentamidin(um)	: Chemotherapeutikum (Protozoen)
Pentapiperid(um)	: Spasmolytikum
Pentazocin(um)	: Analgetikum
Pentetrazol(um)	: Analeptikum
Pentifyllin(um) [Hexyltheobromin]	: Vasodilatans
Pentobarbital(um)	: Hypnotikum, Sedativum
Pentolonii tartras, Pentoloniumtartrat	: Hypotensivum
Pentorex(um)	: Appetithemmer
Pentoxifyllin(um) [Xanthinderivat]	: Vasodilatans; bei Durchblutungsstörungen
Pentoxyverin(um)	: Antitussivum
Perhexilin(um)	: Koronarvasodilatans
Periciazin(um)	: Neuroleptikum
Perphenazin(um)	: Neuroleptikum
Pethidin(um)	: Analgetikum
Petrichloral(um)	: Hypnotikum, Sedativum
Phanquinon(um)	: Chemotherapeutikum (Amöbizid)
Phenacain(um)	: Lokalanästhetikum
Phenacemid(um)	: Antiepileptikum
Phenacetin(um)	: Antipyretikum
Phenadoxon(um)	: Analgetikum
Phenaglycodol(um)	: Tranquilizer, Antiepileptikum
Phenazocin(um)	: Analgetikum
Phenazon(um)	: Analgetikum, Antipyretikum
Phenazopyridin(um)	: Harnantiseptikum
Phencyclidin(um)	: Analgetikum
Phendimetrazin(um)	: Appetithemmer, Psychostimulans
Phenelzin(um)	: Antidepressivum
Pheneticillin(um)	: Antibiotikum (Penicillin)
[Pheneturide]	: s. Ethylphenacemid(um)
Phenformin(um)	: Antidiabetikum
Phenglutarimid(um)	: Parkinsonmittel, Anticholinergikum
Phenindamin(um)	: Antiallergikum
Phenindion(um)	: Antikoagulans
Pheniodolum natricum, Pheniodol-Natrium	: Röntgenkontrastmittel
Pheniramin(um)	: Antihistaminikum
Phenmetrazin(um)	: Appetithemmer
Phenobarbital(um)	: Hypnotikum, Sedativum
Phenobarbitalum natricum, Phenobarbital-Natrium	: Hypnotikum, Sedativum
Phenobutiodil(um)	: Röntgenkontrastmittel
Phenododecinii bromidum, Phenododeciniumbromid	: Antiseptikum, Desinfiziens
Phenolphthalein(um)	: Laxativum
Phenomorphan(um)	: Analgetikum
Phenoperidin(um)	: Analgetikum
Phenothiazin(um)	: Anthelminthikum
Phenoxybenzamin(um)	: Vasodilatans, Alpha-Rezeptorenblocker
Phenoxymethylpenicillin(um) [Penicillin V]	: Antibiotikum (Penicillin)

Phenprobamat(um)	: Tranquilizer, Muskelrelaxans
Phenprocoumon(um)	: Antikoagulans
Phensuximid(um)	: Antiepileptikum
Phentermin(um)	: Appetithemmer
Phentolamin(um)	: Vasodilatans (α-Rezeptorenhemmer)
Phenylbutazon(um)	: Analgetikum, Antipyretikum
Phenylephrin(um)	: Vasokonstringens
Phenylhydrargyri boras, Phenylquecksilberborat, Phenylmercuriborat	: Antiseptikum, Desinfiziens
Phenylpropanolamin(um)	: Hypertensivum
Phenyltoloxamin(um)	: Antihistaminikum
Phenyracillin(um)	: Antibiotikum (Penicillin)
Phenytoin(um)	: Antiepileptikum
Phetharbital(um)	: Antiepileptikum
Pholcodin(um)	: Antitussivum
Pholedrin(um)	: Analeptikum, Mydriatikum
Phoxim(um)	: Antiparasitikum (Cholinesterasehemmer)
Phthalylsulfamethizol(um)	: Chemotherapeutikum
Phthalylsulfathiazol(um)	: Chemotherapeutikum
Phytomenadion(um) [„Vitamin K_1"]	: Antihämorrhagikum
Phytonadiol(um) [Dihydrovitamin K_1]	: Antihämorrhagikum
Pifexol(um)	: Muskelrelaxans
Pimeclon(um)	: Analeptikum
Pimefyllin(um)	: Vasodilatans
Pimethixen(um)	: Antiallergikum, Sedativum
Pimozid(um)	: Neuroleptikum
Pinazepam(um)	: Tranquilizer
Pindolol(um)	: Antihypertonikum
Pipacyclin(um)	: Antibiotikum (Tetracyclin)
Pipamazin(um)	: Antiemetikum
Pipamperon(um)	: Neuroleptikum
Pipazetat(um)	: Antitussivum
Pipenzolati bromidum, Pipenzolatbromid	: Anticholinergikum, Spasmolytikum
Piperacetazin(um)	: Antihistaminikum, Neuroleptikum
Piperacillin(um)	: Antibiotikum (Penicillin)
Piperazini calcii edetas, Piperazin-Calciumedetat	: Anthelminthikum
Piperidolat(um)	: Spasmolytikum (Magen-Darm)
Piperocain(um)	: Lokalanästhetikum
Piperoxan(um)	: Antisympathikomimetikum (Diagnostikum bei Hypertonie)
Piperylon(um)	: Analgetikum
Pipobroman(um)	: Antineoplastikum
Pipotiazin(um)	: Neuroleptikum
Pipoxolan(um)	: Spasmolytikum
Pipradol(um)	: Psychostimulans
Pipratecol(um)	: Vasodilatans
Piprinhydrinat(um)	: Antihistaminikum, Antiemetikum
Piprocurarii iodidum, Piprocurariumiodid	: Muskelrelaxans
Piprozolin(um)	: Choleretikum
Piracetam(um)	: Neuroleptikum (bei Zerebralsklerose)
Pirenzepin(um)	: Antacidum
Piretanid(um)	: Diuretikum
Piribedil(um)	: Vasoprotektivum

Piridocain(um)	: Lokalanästhetikum
Piridoxilat(um)	: Koronarvasodilatans
Pirisudanol(um)	: Psychoaktivator
Piritramid(um)	: Analgetikum
Pirlindol(um)	: Psychopharmakon
Piroxicam(um)	: Antirheumatikum (nichtsteroidal)
Pirprofen(um)	: Antirheumatikum, Analgetikum
Pitofenon(um)	: Spasmolytikum
Pivampicillin(um)	: Antibiotikum (Aminopenicillin)
Pivmecillinam(um)	: Antibiotikum (Aminopenicillin)
Pizotifen(um)	: Migränemittel
Polidocanol(um)	: Antivarikosum, Anästhetikum
Poloxamer(um)	: Laxativum
Polyestradioli phosphas, Polyestradiolphosphat	: Östrogen (Kanzerostatikum)
Polygelin(um)	: Blutplasmaersatz
Polymyxin(um) B	: Antibiotikum (Polypeptid)
Polynoxylin(um)	: Antiseptikum, Desinfiziens
Polythiazid(um)	: Saluretikum
Polyvidon(um) [Polyvinylpyrrolidon]	: Blutplasmaersatz; pharmazeut. Hilfsstoff
Practolol(um)	: Beta-Rezeptorenblocker
Prajmalii bitartras, Prajmaliumbitartrat	: Antiarrhythmikum
Pralidoximi iodidum, Pralidoximiodid	: Antidotum (Alkylphosphate)
Pramiverin(um)	: Spasmolytikum
Pramocain(um)	: Lokalanästhetikum
Prasteron(um)	: Androgen, Anabolikum
Prazepam(um)	: Tranquilizer
Praziquantel(um)	: Antiparasitikum (Bilharziose)
Prazosin(um)	: Antihypertonikum; Anthelminthikum (vet.)
Prednimustin(um)	: Zytostatikum
Prednisolon(um)	: Glukokortikoid
Prednison(um)	: Glukokortikoid
Prednyliden(um)	: Glukokortikoid
Pregnenolon(um)	: Glukokortikoid
Prenylamin(um)	: Koronarvasodilatans
Pridinol(um)	: Spasmolytikum, Parkinsonmittel
Prilocain(um)	: Leitungs-, Infiltrations- u. Lokalanästhetikum
Primaperon(um)	: Vasodilatans
Primaquin(um)	: Chemotherapeutikum (Malaria)
Primidon(um)	: Antiepileptikum
Pristinamycin(um)	: Antibiotikum (Peptolid)
Probarbital natricum, Probarbital-Natrium	: Sedativum, Hypnotikum
Probenecid(um)	: Antiarthritikum, Urikosurikum
Probucol(um)	: Antihyperlipidämikum
Procainamid(um)	: Antiarrhythmikum
Procain(um)	: Anästhetikum, Geriatrikum
Procarbazin(um)	: Zytostatikum
Prochlorperazin(um)	: Neuroleptikum, Antiemetikum
Procyclidin(um)	: Parkinsonmittel
Profenamin(um)	: Neuroleptikum, Parkinsonmittel
Proflavin(um)	: Antiseptikum, Desinfiziens
Progesteron(um)	: Gestagen
Proglumid(um)	: Antazidum, Ulkusmittel
Proguanil(um)	: Chemotherapeutikum (Malaria)

Proligeston(um)	: Gestagen, Kontrazeptivum
Prolintan(um)	: Analeptikum, Stimulans
Prolonii iodidum, Proloniumiodid	: Thyreostatikum, Jod-Therapeutikum
Promazin(um)	: Neuroleptikum, Sedativum, Antiemetikum
Promestrion(um)	: Östrogen
Promethazin(um)	: Antihistaminikum, Sedativum
Promolat(um)	: Antitussivum
Propafenon(um)	: Antiarrhythmikum
Propamidin(um)	: Chemotherapeutikum (Protozoen), Antiseptikum
Propanidid(um)	: Anästhetikum, Kurznarkotikum
Propanthelini bromidum, Propanthelinbromid	: Anticholinergikum (Magen-Darm)
Propatylnitrat(um)	: Vasodilatans
Properidin(um)	: Analgetikum
Propicillin(um)	: Antibiotikum (Penicillin)
Propiolacton(um)	: Desinfiziens
Propiomazin(um)	: Antiallergikum, Sedativum
Propipocain(um)	: Lokalanästhetikum
Propiram(um)	: Analgetikum
Propoxycain(um)	: Lokalanästhetikum
Propoxyphen(um)	: Analgetikum
Propranolol(um)	: Beta-Rezeptorenblocker
Propylhexedrin(um)	: Appetithemmer, Hypertensivum
Propyliodon(um)	: Röntgenkontrastmittel
Propylthiouracil(um)	: Thyreostatikum
Propyphenazon(um)	: Analgetikum
Propyromazini bromidum, Propyromazinbromid	: Antiallergikum
Proquazon(um)	: Antirheumatikum
Proscillaridin(um)	: Herzglykosid (aus Scilla maritima)
Prostalen(um)	: Luteolytikum
Prosultiamin(um)	: Analgetikum
Protamini sulfas, Protaminsulfat	: Antikoagulans
Protheobromin(um)	: Diuretikum
Prothipendyl(um)	: Neuroleptikum, Sedativum
Protionamid(um)	: Tuberkulostatikum
Protirelin(um) [Thyreoliberin; Thyrotropin-Releasinghormon; TRH]	: thyreotropes Diagnostikum
Protokylol(um)	: Bronchodilatans
Protriptylin(um)	: Antidepressivum
Proxazol(um)	: Spasmoanalgetikum, Antitussivum
Proxibarbal(um)	: Migränemittel
Proxifezon(um)	: Analgetikum, Antiphlogistikum
Proxymetacain(um)	: Lokalanästhetikum
Proxyphyllin(um)	: Vasodilatans, Spasmolytikum
Pseudoephedrin(um)	: Sympathikomimetikum, Bronchodilatans
Psilocybin(um)	: Psychomimetikum
Pyrantel(um)	: Anthelminthikum
Pyrazinamid(um)	: Tuberkulostatikum
Pyridostigmini bromidum, Pyridostigminbromid	: Cholinesterasehemmer, Antimyasthenikum, Antidotum (Curare)
Pyridoxin(um) [Vitamin B_6; Pyridoxol]	: Vitamin
Pyrimethamin(um)	: Chemotherapeutikum (Malaria, Toxoplasmose)

Pyrithionum zincicum, Zinkpyrithion, Pyrithion-Zink	: Antiseborrhoikum
Pyrithyldion(um)	: Sedativum, Hypnotikum
Pyritinol(um)	: Neurodynamikum
Pyrovaleron(um)	: Psychostimulans
Pyroxylin(um) [Nitrozellulose]	: pharmazeut. Hilfsstoff, histolog. Reagens
Pyrrocain(um)	: Lokalanästhetikum
Pyrvinii chloridum, Pyrviniumchlorid	: Anthelminthikum
Quindecamin(um)	: top. Bakteriostatikum
Quinestradol(um)	: Östrogen
Quinestrol(um)	: Östrogen
Quinetalat(um)	: Broncholytikum
Quinethazon(um)	: Saliuretikum
Quinisocain(um)	: Lokalanästhetikum
Quintiofos(um)	: Insektizid, Parasitizid
Racefemin(um)	: Spasmolytikum (Uterus), Muskelrelaxans
Racefenicol(um)	: Antibiotikum (Chloramphenicol)
Racemethorphan(um) [vgl. Dextromethorphan]	: Analgetikum, Antitussivum
Racemoramid(um)	: Analgetikum
Racemorphan(um)	: Analgetikum
Ranitidin(um)	: Histamin-H_2-Rezeptorantagonist (gastrointestinale Ulkustherapie)
Reproterol(um)	: Bronchodilatans
Rescinnamin(um) [Reserpinin]	: Neuroleptikum, Hypotensivum
Reserpin(um)	: Hypotensivum, Tranquilizer
Resorantel(um)	: Anthelminthikum
Retinol(um) [Vitamin A_1]	: Vitamin
Ribavirin(um)	: Viruzid
Riboflavin(um) [Vitamin B_2]	: Vitamin
Ribostamycin(um)	: Antibiotikum
Rifampicin(um)	: Tuberkulostatikum, Antibiotikum (Makrolid)
Rifamycin(um)	: Antibiotikum (Tbk)
Rimantadin(um)	: Viruzid
Rimiterol(um)	: Bronchodilatans
Ristocetin(um)	: Antibiotikum
Ritodrin(um)	: Muskelrelaxans (Uterus)
Rizolipasum, Rizolipase	: Digestivum (Enzym)
Rolitetracyclin(um)	: Antibiotikum
Rosoxacin(um)	: Antibiotikum
Rufocromomycin(um)	: Antineoplastikum (Antibiotikum)
Rutosid(um) [Bioflavonoid]	: Vasoprotektivum
Salacetamid(um)	: Antipyretikum, Antineuralgikum
Salazosulfapyridin(um)	: Chemotherapeutikum
Salbutamol(um)	: Bronchodilatans
Saletamid(um)	: Analgetikum
Salicylamid(um)	: Antipyretikum
Salinazid(um)	: Tuberkulostatikum
Salsalat(um)	: Analgetikum
Salverin(um)	: Analgetikum, Spasmolytikum
Saralasin(um) [Angiotensin II-Analogon]	: Diagnostikum (Hypertonie)

Sarcolysin(um)	: Zytostatikum (Alkylans)
Secbutabarbital(um)	: Hypnotikum, Sedativum
Secobarbital(um)	: Hypnotikum
Secretin(um) [Enzym der Duodenalschleimhaut]	: Diagnostikum (Pankreasfunktion)
Seractid(um) [α-Kortikotropin-Präp.]	: HVL-Hormon
Silibinin(um) [Silymarin]	: Leberschutzmittel
Sincalid(um)	: Cholezystokinetikum, Diagnostikum
Sisomicin(um)	: Antibiotikum (Aminoglykosid)
Somatostatin(um)	: Antihämorrhagikum (Inhibitor der Freisetzung von gastrointestinalen Hormonen, TSH u. Somatotropin)
Sotalol(um)	: Antihypertonikum
Sparsomycin(um)	: Zytostatikum (Antibiotikum)
Spartein(um)	: Kardiakum, Uterinum
Spectinomycin(um)	: Antibiotikum (Aminoglykosid)
Spiramycin(um)	: Antibiotikum (Makrolid)
Spironolacton(um)	: Aldosteron-Antagonist: Antihypertonikum, Diuretikum (Na^+)
Stallimycin(um)	: Viruzid, Zytostatikum
Stanozolol(um)	: Androgen, Anabolikum
Stibosamin(um)	: Chemotherapeutikum (Leishmaniase)
Stilbamidin(um)	: Chemotherapeutikum (Protozoen)
Stilonii iodidum, Stiloniumiodid	: Ganglioplegikum
Streptodornasum, Streptodornase	: Desoxyribonuklease zur Fibrino- und Thrombolyse
Streptokinasum, Streptokinase	: proteolytisches Enzym (Anw. ähnl. Streptodornase)
Streptomycin(um)	: Antibiotikum (Aminoglykosid)
Succinylsulfathiazol(um)	: Chemotherapeutikum
Sucralfat(um)	: Antacidum
Sulbentin(um)	: Antiseptikum, Desinfiziens
Sulfabenzamid(um)	: Chemotherapeutikum
Sulfacarbamid(um)	: Chemotherapeutikum
Sulfacetamid(um)	: Chemotherapeutikum
Sulfachlorpyridazin(um)	: Chemotherapeutikum
Sulfachrysoidin(um)	: Chemotherapeutikum
Sulfadiazin(um)	: Chemotherapeutikum
Sulfadicramid(um)	: Chemotherapeutikum
Sulfadimethoxin(um)	: Chemotherapeutikum
Sulfadimidin(um)	: Chemotherapeutikum
Sulfadoxin(um)	: Chemotherapeutikum
Sulfaethidol(um)	: Chemotherapeutikum
Sulfafurazol(um) [Sulfisoxazol]	: Chemotherapeutikum
Sulfaguanidin(um)	: Chemotherapeutikum
Sulfaguanol(um)	: Chemotherapeutikum
Sulfalen(um)	: Chemotherapeutikum
Sulfamerazin(um)	: Chemotherapeutikum
Sulfamethizol(um)	: Chemotherapeutikum
Sulfamethoxazol(um)	: Chemotherapeutikum
Sulfamethoxypyridazin(um)	: Chemotherapeutikum
Sulfametomidin(um)	: Chemotherapeutikum
Sulfametoxydiazin(um)	: Chemotherapeutikum
Sulfametoyl(um)	: Chemotherapeutikum

Sulfametrol(um)	: Chemotherapeutikum
Sulfamoxol(um)	: Chemotherapeutikum
Sulfanilamid(um)	: Chemotherapeutikum
Sulfaperin(um)	: Chemotherapeutikum
Sulfaphenazol(um)	: Chemotherapeutikum
Sulfaproxylin(um)	: Chemotherapeutikum
Sulfapyrazol(um)	: Chemotherapeutikum
Sulfapyridin(um)	: Chemotherapeutikum
Sulfarsphenamin(um)	: Chemotherapeutikum
Sulfasymazin(um)	: Chemotherapeutikum
Sulfathiazol(um)	: Chemotherapeutikum
Sulfathiourea, Sulfathioharnstoff	: Chemotherapeutikum
Sulfatolamid(um)	: Chemotherapeutikum
Sulfinpyrazon(um)	: Urikosurikum; bei thrombozytären Dysfunktionen
Sulfiram(um)	: Chemotherapeutikum, Skabizid
Sulfisomidin(um)	: Chemotherapeutikum
[Sulfisoxazol]	= Sulfafurazol(um)
Sulfogaiacol(um)	: Expektorans
Sulfomyxin(um)	: Antibiotikum
Sulfoniazid(um)	: Tuberkulostatikum
Sulforidazin(um)	: Neuroleptikum
Sulglicotid(um)	: Gastritis-Mittel
Sulindac(um)	: Antiphlogistikum
Sulnidazol(um)	: Chemotherapeutikum (Trichomonazid)
Suloctidil(um)	: Vasodilatans
Suloxifen(um)	: Spasmolytikum, Bronchodilatans
Sulpirid(um)	: Neuroleptikum, Spasmolytikum
Sulproston(um)	: Prostaglandin (E_2-Derivat)
Sultiam(um)	: Antiepileptikum
Suprofen(um)	: Antiphlogistikum
Suraminum natricum, Suramin-Natrium [z. B. Germanin®]	: Chemotherapeutikum (Trypanozid)
Suxamethonii chloridum, Suxamethoniumchlorid	: Muskelrelaxans
Suxibuzon(um)	: Analgetikum, Antiphlogistikum, Antipyretikum
Syrosingopin(um) [Rauwolfia-Alkaloid]	: Hypotensivum
Talampicillin(um)	: Antibiotikum (Penicillin)
Talbutal(um)	: Hypnotikum, Sedativum
Talinolol(um)	: Beta-Rezeptorenblocker
Tamoxifen(um)	: Antiöstrogen
Taurolidin(um)	: Antiinfektiosum, Chemotherapeutikum
Teclothiazid(um)	: Diuretikum
Tegafur(um)	: Zytostatikum
Temazepam(um)	: Tranquilizer
Teniposid(um) [Podophyllinderivat]	: Zytostatikum
Terbutalin(um)	: Bronchodilatans
Terfenadin(um)	: Antihistaminikum
Terizidon(um)	: Chemotherapeutikum
Terlipressin(um) [N_α-Triglycyl-8-lysinvasopressin]	: HHL-Hormon (Hämostyptikum)
Ternidazol(um)	: Trichomonazid

Testolacton(um)	: Zytostatikum
Testosteron(um)	: Androgen
Tetrabarbital(um)	: Hypnotikum, Sedativum
Tetracain(um)	: Lokalanästhetikum
Tetracosactid(um) [synthet. β^{1-24}-Kortikotropin(ACTH)]	: HVL-Hormon
Tetracyclin(um)	: Antibiotikum
Tetramisol(um)	: Anthelminthikum (vet.)
Tetrazepam(um)	: Tranquilizer
Tetroquinon(um)	: Dermatikum (Keloidtherapie)
Tetroxoprim(um)	: Chemotherapeutikum
Tetrylammonii bromidum, Tetrylammoniumbromid	: Hypotensivum, Ganglioplegikum
Tetryzolin(um)	: Vasokonstringens
Thalidomid(um)	: Lepramittel; (Hypnotikum, Sedativum)
Thebacon(um)	: Antitussivum
Thenalidin(um)	: Antihistaminikum
Thenyldiamin(um)	: Antihistaminikum
Theodrenalin(um)	: Analeptikum
[Theophyllin-Ethylendiamin]	: s. [Aminophyllin(um)]
Thialbarbital(um)	: Anästhetikum, Narkotikum
Thiamazol(um)	: Thyreostatikum
Thiambutosin(um)	: Lepramittel
Thiamin(um) [Vitamin B_1]	: Vitamin
Thiamphenicol(um)	: Antibiotikum
Thiazinamii metilsulfas, Thiazinamiummetilsulfat	: Antihistaminikum, Spasmolytikum
Thiethylperazin(um)	: Antihistaminikum, Antiemetikum
Thioacetazon(um)	: Tuberkulostatikum
Thiocolchicosid(um)	: Muskelrelaxans
Thiodiglycol(um)	: Zytostatikum (Alkylans)
Thiomersal(um)	: Antiseptikum, Desinfiziens
Thiopentalum natricum, Thiopental-Natrium	: Anästhetikum, Narkotikum
Thiopropazat(um)	: Neuroleptikum
Thioproperazin(um)	: Neuroleptikum, Antiemetikum
Thioridazin(um)	: Neuroleptikum
Thiotepum, Thiotepa	: Zytostatikum (Alkylans)
Thiotetrabarbital(um)	: Anästhetikum, Narkotikum
Thiram(um)	: Antimykotikum
Thonzylamin(um)	: Antiallergikum
Thyroglobulin(um) [tier. Schilddrüsenhormon]	: Hormontherapeutikum
Thyrotrophin(um) [thyreotropes Hormon]	: Hormontherapeutikum
Tiabendazol(um)	: Anthelminthikum
Tiadenol(um)	: Antihyperlipidämikum
Tiamulin(um)	: Antibiotikum (vet.)
Tiaprid(um)	: Neuroleptikum
Tibenzonii iodidum, Tibenzoniumiodid	: top. Antiphlogistikum
Ticarcillin(um)	: Antibiotikum (Penicillin)
Ticlaton(um)	: Antimykotikum
Ticlopidin(um)	: Thrombozytenaggregationshemmer
Tiemonii iodidum, Tiemoniumiodid	: Spasmolytikum
Tigestol(um)	: Gestagen
Tilidin(um)	: Analgetikum
Timolol(um)	: Beta-Rezeptorenblocker, Glaukommittel, Hypotensivum

Timonacic(um)	: Choleretikum
Tinidazol(um)	: Chemotherapeutikum (Trichomonazid)
Tinofedrin(um)	: Vasodilatans
Tiocarlid(um)	: Tuberkulostatikum
Tioguanin(um)	: Zytostatikum (Antimetabolit)
Tiomesteron(um)	: Androgen, Anabolikum
Tiopronin(um)	: Hepatikum, Mukolytikum
Tiosinamin(um)	: Dermatikum
Tiotixen(um)	: Neuroleptikum
Tioxolon(um)	: Antiseborrhoikum, Antimykotikum
Tisopurin(um)	: Urikosurikum, Antiarthritikum
Tobramycin(um)	: Antibiotikum (Aminoglykosid)
Tocainid(um)	: Antiarrhythmikum
Tocamphyl(um)	: Choleretikum
Tocofersolan(um)	: Vitamin E-Derivat
Tofenacin(um)	: Antidepressivum, Spasmolytikum
Tolazamid(um)	: Antidiabetikum
Tolazolin(um)	: Alpha-Rezeptorenblocker, Hypotensivum
Tolbutamid(um)	: Antidiabetikum
Tolciclat(um)	: Antimykotikum
Toliprolol(um)	: Beta-Rezeptorenblocker, Adrenergikum
Tolmetin(um)	: Antiphlogistikum
Tolnaftat(um)	: Antimykotikum
Toloconii metilsulfas, Toloconiummethylsulfat	: Antiseptikum, Desinfiziens
Tolonii chloridum, Toloniumchlorid [Toluidinblau]	: Antihämorrhagikum, Antidotum (Antikoagulantien)
Tolperison(um)	: Muskelrelaxans, Spasmolytikum
Tolpropamin(um)	: Antiallergikum, Sedativum
Tolycain(um)	: Lokalanästhetikum
Tosactid(um) [β^{1-28}-Kortikotropin; synthet. Human-ACTH]	: HVL-Hormon
Tosylchloramidum natricum, Tosylchloramid-Natrium [Chloramin (T)]	: Antiseptikum, Desinfiziens
Tramadol(um)	: Analgetikum
Tramazolin(um)	: Vasokonstringens
Tranylcypromin(um)	: Antidepressivum
Trapidil(um)	: Koronarvasodilatans
Trazodon(um)	: Tranquilizer, Antidepressivum
Trenbolon(um)	: Androgen, Anabolikum
Trengeston(um)	: Gestagen
Treosulfan(um)	: Zytostatikum (Alkylans)
Tretamin(um) [Triethylenmelamin; TEM]	: Zytostatikum
Tretinoin(um) [Vitamin-A-Säure]	: top. Aknemittel, Keratolytikum
Tretoquinol(um)	: Antiasthmatikum
Triacetin(um) [Glyceryltriacetat]	: Fungizid, Lösungsmittel, Reagens
Triamcinolon(um)	: Glukokortikoid
Triamcinoloni hexacetonidum, Triamcinolonhexacetonid	: Glukokortikoid
Triamteren(um)	: Diuretikum (Na^+)
Triaziquon(um)	: Zytostatikum (Alkylans)
Triazolam(um)	: Hypnotikum, Sedativum
Tribenosid(um)	: Vasoprotektivum
Trichlormethiazid(um)	: Diuretikum
Trichlormethin(um)	: Zytostatikum (Alkylans)

Trichloroethylen(um) [Trichloräthylen]	: Narkotikum, Anästhetikum
Triclobisonii chloridum, Triclobisoniumchlorid	: Antiseptikum, Desinfiziens
Triclocarban(um)	: Antiseptikum, Desinfiziens
Triclosan(um)	: Desinfiziens
Tridihexethyli iodidum, Tridihexethyliodid	: Spasmolytikum
Trifluoperazin(um)	: Neuroleptikum, Antiallergikum
Trifluperidol(um)	: Neuroleptikum
Triflupromazin(um)	: Neuroleptikum, Antiemetikum
Trifluridin(um) [Trifluorthymidin]	: Viruzid
Trihexyphenidyl(um)	: Spasmolytikum, Parkinsonmittel
Trimebutin(um)	: Spasmolytikum
Trimecain(um)	: Lokalanästhetikum
Trimetaphani camsilas, Trimetaphancamsilat [Tr. camphersulfonat]	: Hypotensivum
Trimetazidin(um)	: Koronarvasodilatans
Trimethadion(um)	: Antiepileptikum
Trimethidinii methosulfas, Trimethidiniummethosulfat	: Hypotensivum, Ganglioplegikum
Trimethobenzamid(um)	: Antiemetikum
Trimethoprim(um)	: Chemotherapeutikum (Protozoen)
Trimetozin(um)	: Tranquilizer
Trimipramin(um)	: Antidepressivum
Trioxysalen(um)	: Strahlenschutzmittel
Triparanol(um)	: Antihypercholesterinämikum
Tripelennamin(um)	: Antihistaminikum
Triprolidin(um)	: Antihistaminikum
Tritoqualin(um)	: Antiallergikum
Trofosfamid(um)	: Zytostatikum (Alkylans)
Troleandomycin(um) [Oleandomycin-triacetat]	: Antibiotikum (Makrolid)
Trolnitrat(um)	: Vasodilatans
Tromantadin(um)	: Viruzid
Trometamol(um)	: Diuretikum, Antidotum (Salicylate, Barbiturate)
Tropenzilini bromidum, Tropenzilinbromid	: Spasmolytikum
Tropicamid(um)	: Parasympathikolytikum, Mydriatikum
Trospii chloridum, Trospiumchlorid	: Spasmolytikum
Troxerutin(um)	: Vasoprotektivum
Tryparsamid(um)	: Chemotherapeutikum
Tuaminoheptan(um)	: Vasokonstringens
Tubocurarini chloridum, Tubocurarinchlorid	: Muskelrelaxans
Tybamat(um)	: Tranquilizer
Tylosin(um)	: Antibiotikum (Makrolid)
Tyloxapol(um)	: oberflächenaktive Substanz; Sekretolytikum
Tyromedan(um)	: Thyreomimetikum
Tyrothricin(um)	: Antibiotikum (Polypeptid)

Ubisindin(um)	: Antitussivum
Uramustin(um)	: Zytostatikum
Urapidil(um)	: Hypotensivum
Uredepum, Uredepa	: Zytostatikum (Alkylans)
Uredofos(um)	: Anthelminthikum (vet.)
Urethan(um)	: Hypnotikum, Sedativum
Urokinasum, Urokinase	: fibrinolyt. Enzym

Valnoctamid(um)	: Tranquilizer
Valofan(um)	: Migränemittel
Valtrat(um)	: Hypnotikum, Sedativum
Vancomycin(um)	: Antibiotikum
Vanyldisulfamid(um)	: Chemotherapeutikum
Vasopressini injectio, Vasopressininjektion [HHL-Hormon, Adiuretin]	: Hypertensivum
Verapamil(um)	: Koronarvasodilatans
Verazid(um)	: Tuberkulostatikum
Vetrabutin(um)	: Spasmolytikum (Uterus)
Vidarabin(um)	: Viruzid
Viloxazin(um)	: Antidepressivum
Viminol(um)	: Analgetikum
Vinbarbital(um)	: Hypnotikum, Sedativum
Vinblastin(um)	: Zytostatikum (Vinca rosea-Alkaloid)
Vincamin(um)	: Hypotensivum;
Vincofos(um)	: Anthelminthikum
Vincristin(um)	: Zytostatikum (Vinca rosea-Alkaloid)
Vindesin(um)	: Zytostatikum
Vinglycinat(um)	: Zytostatikum
Vinleurosin(um)	: Zytostatikum
Vinpocetin(um)	: Zytostatikum
Vinrosidin(um)	: Zytostatikum
Vinylbital(um)	: Hypnotikum, Sedativum
Viomycin(um)	: Tuberkulostatikum, Antibiotikum (Peptid)
Viquidil(um)	: Vasodilatans (bes. zerebral)
Virginiamycin(um)	: Antibiotikum (Peptolid)
Viridofulvin(um)	: Antibiotikum
Visnadin(um)	: Koronarvasodilatans
Visnafyllin(um)	: Koronarvasodilatans
Warfarin(um) [Cumarinderivat]	: Antikoagulans
Xanthiol(um)	: Neuroleptikum
Xantinoli nicotinas, Xantinolnicotinat	: Vasodilatans
Xantocillin(um)	: Antibiotikum
Xantofyli palmitas, Xantofylpalmitat [Helenien]	: Blendschutzsubstanz (Sehpurpurregenerator)
Xenytropii bromidum, Xenytropiumbromid	: Spasmolytikum
Xipamid(um)	: Diuretikum
Xylamidini tosilas, Xylamidintosylat	: Serotonin-Antagonist
Xylazin(um)	: Analgetikum (vet.)
Xylometazolin(um)	: Vasokonstringens
Zeranol(um)	: Anabolikum
Zimelidin(um)	: Antidepressivum
Zipeprol(um)	: Antitussivum
Zomepirac(um)	: Analgetikum, Antiphlogistikum
Zorubicin(um)	: Zytostatikum
Zoxazolamin(um)	: Muskelrelaxans, Antirheumatikum

Pharmacopoea Internationalis 2. Ed. (1967)

Die nachfolgende, mit den Kennbuchstaben **PI** von 1–562 durchgehend numerierte Liste enthält die lateinischen Monographiebezeichnungen (und Synonyme) des Internationalen Arzneibuches in authentischer Folge (z. B. Busulfanum vor Busulfani Compressi, d. h. Wirkstoff vor Zubereitung). Sie wurden – mit Kennbuchstaben und Kennziffer – in das Hauptregister I dieses Buches aufgenommen. – Lt. Vorwort zur Pharmacopoea Internationalis (2. Aufl. 1967) wurden als Monographiebezeichnungen die International Non-proprietary Names (INN) verwendet, einfache chemische Substanzen ausgenommen (z. B. Acidum benzoicum). Bei pflanzlichen Drogen wird zuerst die Pflanze, dann deren Teil genannt (z. B. Digitalis folium), bei Salzen – im allgemeinen – zuerst das salzbildende Element (im Genitiv), dann die Salzkomponente (z. B. Calcii lactas); analog wird bei Zubereitungen verfahren.

1 Acetarsolum
2 Acidum Acetrizoicum
3 Natrii Acetrizoatis Injectio
4 Acidum Acetylsalicylicum
5 Acidi Acetylsalicylici Compressi
6 Acidi Acetylsalicylici Compressi Solubiles
7 Acidum Ascorbicum
8 Acidi Ascorbici Compressi
9 Acidum Benzoicum
10 Acidum Boricum
11 Acidum Folicum
12 Acidum Hydrochloricum
13 Acidum Hydrochloricum Dilutum
14 Acidum Iopanoicum
15 Acidi Iopanoici Compressi
16 Acidum Lacticum
17 Acidum Mersalylicum
18 Acidum Nicotinicum
19 Acidum Salicylicum
20 Acidum Tartaricum
21 Acidum Undecylenicum
22 Aluminii Monostearas
23 Aminophenazonum
24 Aminophenazoni Compressi
25 Aminophyllinum
26 Aminophyllini Compressi
27 Aminophyllini Injectio
28 Amobarbitalum
29 Amobarbitali Compressi
30 Amobarbitalum Natricum
31 Amodiaquini Hydrochloridum
32 Amphetamini Sulfas
33 Amphetamini Sulfatis Compressi
34 Ampicillinum
35 Ampicillinum Trihydratum
36 Ampicillini Capsulae
37 Ampicillinum Natricum
38 Ampicillini Natrici Injectio
39 Amyleni Hydras
40 Amylis Nitris
41 Antazolini Hydrochloridum
42 Apomorphini Hydrochloridum
43 Apomorphini Hydrochloridi Injectio
44 Aqua Demineralisata
45 Aqua Destillata
46 Aqua pro Injectione
47 Argenti Nitras
48 Argentum Proteinicum
49 Arseni Trioxydum
50 Atropini Methonitras
51 Atropini Sulfas
52 Atropini Sulfatis Compressi
53 Atropini Sulfatis Injectio
54 Bacitracinum
55 Bacitracini Injectio
56 Barbitalum Natricum
57 Barbitali Natrici Compressi
58 Barii Sulfas
59 Belladonnae Herbae Pulvis
60 Belladonnae Herbae Pulvis Standardisatus
61 Bemegridum
62 Bemegridi Injectio
63 Bendroflumethiazidum
64 Bendroflumethiazidi Compressi
65 Benzalkonii Chloridum
66 Benzalkonii Chloridi Solutio
67 Benzathini Benzyplenicillinum
68 Benzethonii Chloridum
69 Benzethonii Chloridi Solutio
70 Benzylis Benzoas
71 Benzylpenicillinum Kalicum
72 Benzylpenicillinum Natricum
73 Bismuthi Subcarbonas
74 Bismuthi Subnitras
75 Bismuthi Subsalicylas
76 Bismuthi Subsalicylatis Injectio
77 Busulfanum
78 Busulfani Compressi
79 Calcii Chloridum Crystallisatum
80 Calcii Gluconas
81 Calcii Gluconatis Compressi
82 Calcii Gluconatis Injectio
83 Calcii Lactas
84 Calcii Lactatis Compressi
85 Calcii Para-aminosalicylas
86 Calcii Saccharas
87 Camphora
88 Capsulae
89 Carbacholum
90 Carbacholi Injectio
91 Carbarsonum
92 Carbarsoni Compressi
93 Carbimazolum
94 Carbimazoli Compressi
95 Carbonei Dioxydum
96 Cascarae Sagradae (Pulvis)
97 Cetrimonii Bromidum
98 Cetylpyridinii Chloridum
99 Chlorali Hydras
100 Chloramphenicolum
101 Chlorcyclizini Hydrochloridum
102 Chlorcyclizini Hydrochloridi Compressi
103 Chlorobutanolum; Chlorbutolum
104 Chlorocresolum
105 Chloroformium Anesthesicum
106 Chloroquini Diphosphas

107 Chloroquini Diphosphatis Compressi
108 Chloroquini Sulfas
109 Chloroquini Sulfatis Compressi
110 Chlorothiazidum
111 Chlorothiazidi Compressi
112 Chlorpromazini Hydrochloridum
113 Chlorpromazini Hydrochloridi Compressi
114 Chlortetracyclini Hydrochloridum
115 Cloxacillinum Natricum
116 Cloxacillini Natrici Capsulae
117 Cloxacillini Natrici Injectio
118 Cocaini Hydrochloridum
119 Codeinum
120 Codeini Phosphas
121 Codeini Phosphatis Compressi
122 Coffeinum
123 Coffeinum et Natrii Benzoas
124 Coffeini et Natrii Benzoatis Injectio
125 Coffeinum et Natrii Salicylas
126 Coffeini et Natrii Salicylatis Injectio
127 Colchicinum
128 Colchicini Compressi
129 Compressi
130 Cortisoni Acetas
131 Cortisoni Acetatis Compressi
132 Cortisoni Acetatis Injectio
133 Cresolum
134 Cyanocobalaminum
135 Cyclizini Hydrochloridum
136 Cyclizini Hydrochloridi Compressi
137 Cyclobarbitalum Calcicum
138 Cyclobarbitali Calcici Compressi
139 Cycloserinum
140 Desoxycortoni Acetas
141 Desoxycortoni Acetatis Injectio
142 Dexamethasonum
143 Dexamethasoni Compressi
144 Dexamethasoni Acetas
145 Dexamphetamini Sulfas
146 Dexamphetamini Sulfatis Compressi
147 Diaphenylsulfonum
148 Diaphenylsulfoni Compressi
149 Dicoumarolum
150 Dicoumaroli Compressi
151 Dienestrolum
152 Dienestroli Compressi
153 Diethylcarbamazini Citras
154 Diethylcarbamazini Citratis Compressi
155 Diethylstilbestrolum
156 Diethylstilbestroli Compressi
157 Digitalis Folium (u. Digitalis Folii Pulvis)
158 Digitalis Folii Pulvis Standardisatus
159 Digitalis Compressi
160 Digitalis Tinctura
161 Digitoxinum
162 Digitoxini Compressi
163 Digoxinum
164 Digoxini Compressi
165 Digoxini Injectio
166 Diiodohydroxyquinolinum
167 Dimercaprolum
168 Dimercaproli Injectio
169 Diphenhydramini Hydrochloridum
170 Diphenhydramini Teoclas
171 Diphenhydramini Teoclatis Compressi
172 Diphenhydramini Teoclatis Injectio
173 Edrophonii Chloridum
174 Emetini Hydrochloridum
175 Emetini Hydrochloridi Injectio
176 Ephedrini Hydrochloridum
177 Ephedrini Hydrochloridi Compressi
178 Epinephrinum; Adrenalinum
179 Epinephrini Bitartras
180 Epinephrini Injectio
181 Ergocalciferolum
182 Ergometrini Maleas
183 Ergometrini Maleatis Compressi
184 Ergometrini Maleatis Injectio
185 Ergotamini Tartras
186 Ergotamini Tartratis Compressi
187 Ergotamini Tartratis Injectio
188 Erythromycinum
189 Estradioli Benzoas
190 Estradioli Benzoatis Injectio
191 Ethanolum; Alcoholum
192 Ethanolum Absolutum
193 Ethanolum Dilutum
194 Ether Anesthesicus
195 Ether Vinylicus
196 Ethinylestradiolum
197 Ethisteronum
198 Ethisteroni Compressi
199 Ethylenediamini Hydras
200 Ethylis Aminobenzoas
201 Ethylis Biscoumacetas
202 Ethylis Chloridum
203 Ethylis Oleas
204 Ferrosi Gluconas
205 Ferrosi Gluconatis Compressi
206 Ferrosi Sulfas
207 Ferrosi Sulfatis Compressi
208 Ferrosi Sulfas Exsiccatus
209 Filix Mas (u. Filicis Maris Pulvis); Aspidium
210 Filicis Maris Oleoresina; Aspidii Oleoresina

211 Fludrocortisoni Acetas
212 Fludrocortisoni Acetatis Compressi
213 Fluoresceinum Natricum
214 Formaldehydi Solutio
215 Ftivazidum
216 Gallamini Triethiodidum
217 Glucosum; Dextrosum
218 Glucosi Injectio
219 Glutethimidum
220 Glutethimidi Compressi
221 Glycerolum
222 Glycerolum Dilutum
223 Glycerylis Trinitratis Compressi
224 Griseofulvinum
225 Gummi Arabicum
226 Helium
227 Heparinum
228 Heparini Injectio
229 Hexamethonii Tartras
230 Hexamethonii Tartratis Injectio
231 Hexobarbitalum
232 Hexobarbitalum Natricum
233 Histamini Phosphas
234 Histamini Phosphatis Injectio
235 Homatropini Hydrobromidum
236 Hydralazini Hydrochloridum
237 Hydralazini Hydrochloridi Compressi
238 Hydrargyri Aminochloridum
239 Hydrargyri Oxycyanidum
240 Hydrargyri Oxydum Flavum
241 Hydrochlorothiazidum
242 Hydrochlorothiazidi Compressi
243 Hydrocodoni Bitartras
244 Hydrocortisonum
245 Hydrocortisoni Acetas
246 Hydroflumethiazidum
247 Hydroflumethiazidi Compressi
248 Hydromorphoni Hydrochloridum
249 Hydromorphoni Hydrochloridi Compressi
250 Hydromorphoni Hydrochloridi Injectio
251 Hyoscini Hydrobromidum; Scopolamini Hydrobromidum
252 Hyoscini Hydrobromidi Compressi
253 Hyoscini Hydrobromidi Injectio
254 Hyoscyami Herba (u. Hyoscyami Herbae Pulvis)
255 Hyoscyami Mutici Herba (u. Hyoscyami Mutici Herbae Pulvis)
256 Hyoscyami Tinctura
257 Injectiones
258 Insulini Injectio
259 Insulini Zinci Protaminati Injectio
260 Insulini cum Zinco (Amorphi) Suspensio
261 Insulini cum Zinco (Crystallisati) Suspensio
262 Insulini cum Zinco Suspensio Composita
263 Iodum
264 Iodi Solutio Aquosa; Lugoli Solutio
265 Iodi Solutio Spirituosa
266 Ipecacuanhae Radix (u. Ipecacuanhae Radicis Pulvis)
267 Ipecacuanhae Radicis Pulvis Standardisatus
268 Ipecacuanhae Tinctura
269 Isoniazidum
270 Isoniazidi Compressi
271 Iosprenalini Hydrochloridum
272 Isoprenalini Sulfas
273 Isoprenalini Sulfatis Compressi
274 Kalii Arsenitis Solutio; Fowleri Solutio
275 Kalii Bromidum
276 Kalii Chloridum
277 Kalii Hydroxidum
278 Kalii Iodidum
279 Kalii Nitras
280 Lanatosidum C
281 Lanatosidi C Compressi
282 Lanatosidi C Injectio
283 Levarterenoli Bitartras; Norepinephrini Bitartras
284 Levarterenoli Injectio
285 Levothyroxinum Natricum
286 Levothyroxini Natrici Compressi
287 Lidocainum
288 Lidocaini Hydrochloridum
289 Lidocaini Hydrochloridi Injectio
290 Liothyroninum Natricum
291 Liothyronini Natrici Compressi
292 Lobelini Hydrochloridum
293 Lobelini Hydrochloridi Injectio
294 Lucanthoni Hydrochloridum
295 Lucanthoni Hydrochloridi Compressi
296 Mecamylamini Hydrochloridum
297 Mecamylamini Hydrochloridi Compressi
298 Meclozini Hydrochloridum
299 Meclozini Hydrochloridi Compressi
300 Menadionum
301 Menadioni Compressi
302 Menadioni Injectio
303 Mepacrini Hydrochloridum
304 Mepacrini Hydrochloridi Compressi
305 Mephentermini Sulfas
306 Mephentermini Sulfatis Injectio
307 Meprobamatum
308 Meprobamati Compressi

309 Mepyramini Maleas
310 Mepyramini Maleatis Compressi
311 Mercaptopurinum
312 Mersalyli et Theophyllini Injectio
313 Methadoni Hydrochloridum
314 Methamphetamini Hydrochloridum
315 Methamphetamini Hydrochloridi Compressi
316 Methoxamini Hydrochloridum
317 Methyltestosteronum
318 Methyltestosteroni Compressi
319 Methylthioninii Chloridum
320 Methylthiouracilum
321 Meticillinum Natricum
322 Meticillini Natrici Injectio
323 Morphini Hydrochloridum
324 Morphini Injectio
325 Morphini Sulfas
326 Nafcillinum Natricum
327 Nafcillini Natrici Capsulae
328 Nafcillini Natrici Injectio
329 Nalorphini Hydrochloridum
330 Nalorphini Hydrochloridi Injectio
331 Natrii Biphosphas
332 Natrii Bromidum
333 Natrii Calcii Edetas
334 Natrii Chloridum
335 Natrii Chloridi Injectio
336 Natrii Chloridi Injectio Composita; Ringeri Injectio
337 Natrii Citras
338 Natrii Iodidum
339 Natrii Lactatis Injectio Composita; Ringeri Lactata Injectio
340 Natrii Para-aminosalicylas
341 Natrii Para-aminosalicylatis Compressi
342 Natrii Pyrosulfis; Natrii Metabisulfis
343 Natrii Radiochromatis (^{51}Cr) Injectio
344 Natrii Radio-iodidi (^{131}I) Injectio
345 Natrii Radio-iodidi (^{131}I) Solutio
346 Natrii Radiophosphatis (^{32}P) Injectio
347 Natrii Salicylas
348 Natrii Salicylatis Compressi
349 Natrii Tetraboras; Borax
350 Neoarsphenaminum
351 Neomycini Sulfas
352 Neostigmini Bromidum
353 Neostigmini Bromidi Compressi
354 Neostigmini Methylsulfas
355 Neostigmini Methylsulfatis Injectio
356 Nicethamidum
357 Nicethamidi Injectio
358 Nicotinamidum
359 Nicotinamidi Compressi
360 Nicotinamidi Injectio
361 Nitrofurantoinum
362 Nitrofurantoini Compressi
363 Noscapinum
364 Novobiocinum Calcicum
365 Novobiocinum Natricum
366 Nystatinum
367 Oleum Arachidis
368 Oleum Hydnocarpi; Oleum Chaulmoograe
369 Oleum Jecoris Aselli
370 Oleum Jecoris Hippoglossi
371 Oleum Ricini
372 Oleum Sesami
373 Opium
374 Opii Pulvis Standardisatus
375 Opii Tinctura; Thebaica Tinctura
376 Opii Tinctura Benzoica; Opii Camphorata Tinctura
377 Ouabainum; Strophanthinum G
378 Oxacillinum Natricum
379 Oxacillini Natrici Capsulae
380 Oxacillini Natrici Injectio
381 Oxophenarsini Hydrochloridum
382 Oxycodoni Hydrochloridum
383 Oxydum Nitrosum
384 Oxygenium
385 Oxytetracyclini Hydrochloridum
386 Oxytocini Injectio
387 Papaverini Hydrochloridum
388 Pentamidini Isethionas
389 Pentetrazolum
390 Pentetrazoli Injectio
391 Pethidini Hydrochloridum
392 Pethidini Hydrochloridi Compressi
393 Pethidini Hydrochloridi Injectio
394 Phenacetinum
395 Phenacetini Compressi
396 Phenazonum
397 Pheneticillinum Kalicum
398 Pheneticillini Kalici Capsulae
399 Pheneticillini Kalici Compressi
400 Phenindamini Tartras
401 Phenindamini Tartratis Compressi
402 Phenobarbitalum
403 Phenobarbitali Compressi
404 Phenobarbitalum Natricum
405 Phenobarbitali Natrici Compressi
406 Phenolum
407 Phenoxymethylpenicillinum
408 Phenoxymethylpenicillinum Calcicum
409 Phenoxymethylpenicillinum Kalicum
410 Phentolamini Hydrochloridum
411 Phentolamini Hydrochloridi Compressi

412 Phentolamini Mesylas
413 Phentolamini Mesylatis Injectio
414 Phenylbutazonum
415 Phenylbutazoni Compressi
416 Phenylhydrargyri Nitras
417 Phenytoinum
418 Pholcodinum
419 Phthalylsulfathiazolum
420 Physostigmini Salicylas; Eserini Salicylas
421 Picrotoxinum
422 Picrotoxini Injectio
423 Pilocarpini Nitras
424 Piperazini Adipas
425 Piperazini Citras
426 Piperazini Phosphas
427 Piperocaini Hydrochloridum
428 Podophylli Resina; Podophyllinum
429 Polymyxini B Sulfas
430 Pralidoximi Iodidum
431 Prednisolonum
422 Prednisoloni Compressi
433 Prednisoloni Acetas
434 Prednisonum
435 Prednisoni Compressi
436 Prednisoni Acetas
437 Primaquini Diphosphas
438 Primidonum
439 Primidoni Compressi
440 Probenecidum
441 Probenecidi Compressi
442 Procainamidi Hydrochloridum
443 Procainamidi Hydrochloridi Injectio
444 Procaini Benzylpenicillinum
445 Procaini Hydrochloridum
446 Procaini Hydrochloridi Injectio
447 Prochlorperazini Maleas
448 Prochlorperazini Maleatis Compressi
449 Prochlorperazini Mesylas
450 Prochlorperazini Mesylatis Injectio
451 Procyclidini Hydrochloridum
452 Profenamini Hydrochloridum
453 Progesteronum
454 Progesteroni Injectio
455 Proguanili Hydrochloridum
456 Proguanili Hydrochloridi Compressi
457 Promethazini Hydrochloridum
458 Promethazini Hydrochloridi Compressi
459 Propanthelini Bromidum
460 Propanthelini Bromidi Compressi
461 Propicillinum Kalicum
462 Propicillini Kalici Capsulae
463 Propicillini Kalici Compressi
464 Propyleneglycolum
465 Propylthiouracilum
466 Psyllii Semen; Psyllium
467 Pyridostigmini Bromidum
468 Pyridostigmini Bromidi Compressi
469 Pyridostigmini Bromidi Injectio
470 Pyridoxini Hydrochloridum
471 Pyrimethaminum
472 Pyrimethamini Compressi
473 Quinidini Sulfas
474 Quinidini Sulfatis Compressi
475 Quinini Hydrochloridum
476 Quinini Hydrochloridi Compressi
477 Quinini Sulfas
478 Quinini Sulfatis Compressi
479 Reserpinum
480 Riboflavinum
481 Riboflavini Compressi
482 Riboflavini Injectio
483 Santoninum
484 Santonini Compressi
485 Sarcolysini Hydrochloridum
486 Secale Cornutum; Ergota
487 Secalis Cornuti Pulvis Standardisatus
488 Secobarbitalum Natricum
489 Secobarbitali Natrici Compressi
490 Sennae Folium
491 Sennae Folii Pulvis
492 Sennae Fructus
493 Solasulfonum
494 Stibophenum
495 Stibopheni Injectio
496 Stramonii Herba (u. Stramonii Herbae Pulvis)
497 Stramonii Tinctura
498 Streptomycini Sulfas
499 Succinylsulfathiazolum
500 Succinylsulfathiazoli Compressi
501 Sulfacetamidum Natricum
502 Sulfadiazinum
503 Sulfadiazini Compressi
504 Sulfadiazinum Natricum
505 Sulfadiazini Natrici Injectio
506 Sulfadimidinum
507 Sulfadimidini Compressi
508 Sulfafurazolum
509 Sulfafurazoli Compressi
510 Sulfaguanidinum
511 Sulfaguanidini Compressi
512 Sulfamerazinum
513 Sulfamerazini Compressi
514 Sulfamerazinum Natricum
515 Sulfamerazini Natrici Injectio
516 Sulfamethoxypyridazinum
517 Sulfamethoxypyridazini Compressi

518 Sulfanilamidum
519 Sulfanilamidi Compressi
520 Sulfathiazolum
521 Sulfathiazoli Compressi
522 Sulfathiazolum Natricum
523 Sulfathiazoli Natrici Injectio
524 Suraminum Natricum
525 Suxamethonii Chloridum
526 Suxamethonii Chloridi Injectio
527 Testosteroni Propionas
528 Testosteroni Propionatis Injectio
529 Tetracaini Hydrochloridum
530 Tetrachloroethylenum
531 Tetracyclini Hydrochloridum
532 Theobrominum Natricum et Natrii Acetas
533 Theobromini Natrici et Natrii Acetatis Compressi
534 Theobrominum Natricum et Natrii Salicylas
535 Theophyllinum
536 Theophyllinum Natricum et Natrii Acetas
537 Thiamini Hydrochloridum
538 Thiopentalum Natricum cum Natrii Carbonate
539 Thymolum
540 Thyroidea
541 Tincturae
542 Tolbutamidum
543 Tolbutamidi Compressi
544 Tribromoethanolum
545 Trichloroethylenum
546 Trihexyphenidyli Hydrochloridum
547 Trimetaphani Camsylas
548 Trimethadionum
549 Tripelennamini Hydrochloridum
550 Tryparsamidum
551 Tubocurarini Chloridum
552 Tubocurarini Chloridi Injectio
553 Urethanum
554 Vancomycini Hydrochloridum
555 Vancomycini Hydrochloridi Injectio
556 Vasopressini Injectio
557 Viomycini Sulfas
558 Viomycini Sulfatis Injectio
559 Warfarinum Natricum
560 Warfarini Natrici Compressi
561 Zinci Oxydum
562 Zinci Sulfas

Hauptregister II

Es enthält in alphabetischer Ordnung die Namen der in den Tabellen 1–9 von Teil II aufgeführten Arznei-, Wirk- und Hilfsstoffe sowie Arbeitsstoffe und damit zusammenhängender Stoffe mit Angabe ihrer Herkunft.

Nr. 1	A	Österreich. Arzneibuch
Nr. 2	CH	Schweizer. Arzneibuch
Nr. 3	DAB 6	Deutsches Arzneibuch 6. Ausgabe
Nr. 4	DAB 7	Deutsches Arzneibuch 7. Ausgabe
Nr. 5	DAB 8	Deutsches Arzneibuch 8. Ausgabe
Nr. 6	Erg.-B. 6	Ergänzungsbuch 6 zum DAB 6
Nr. 7	DAC (u. Nr.)	Deutsches Arzneimittel-Codex
Nr. 8	PI	Pharmacop. Internationalis
Nr. 9	MAK	Maximale Arbeitsplatzkonzentrationen **(MAK)**, Technische Richtkonzentrationen **(TRK)** und Biologische Arbeitsstofftoleranzwerte **(BAT)** (lt. Mitt. der Senatskommission zur Prüfung gesundheitsschädlicher Arbeitsstoffe Mitt. XVIII, 1982)

1) A: Maximaldosen der Arzneistoffe in g

(Anlage IX Österr. Arzneibuch 9 m. Nachtrr.)

Die angegebenen Maximaldosen gelten für den erwachsenen Menschen. Die Maximaldosen für Kinder und Jugendliche betragen im allgemeinen 5% der Erwachsenendosis je Lebensjahr, sofern bei **den einzelnen Artikeln keine** besonderen Angaben gemacht werden.

1 Teetasse faßt ca.	150 ml
1 Eßlöffel faßt ca.	15 ml
1 Kinderlöffel faßt ca.	10 ml
1 Tee- oder Kaffeelöffel	5 ml

Arzneistoff	Orale Verabreichung		Parenterale Verabreichung					
			subkutan		intravenös		intramuskulär	
	Einzelmaximaldosis	Tagesmaximaldosis	Einzelmaximaldosis	Tagesmaximaldosis	Einzelmaximaldosis	Tagesmaximaldosis	Einzelmaximaldosis	Tagesmaximaldosis
Acetanilidum	0,3	1,0						
Acetarsolum	0,3	1,0						
Acetylcholinium chloratum	–	–	0,2	0,4	–	–	–	–
α-Acetyldigoxinum	0,0005	0,00075	–	–	0,0004	0,0006	0,0004	0,0006
Acidum agaricinicum	0,03	0,1						
Acidum cyclohexenylaethylbarbituricum	0,4	0,8						
Acidum diaethylbarbituricum	0,5	1,5						
Acidum diallylbarbituricum	0,3	0,6						
Acidum methyl-cyclohexenylmethylbarbituricum	0,75	2,0						
Acidum methyl-phenylaethylbarbituricum	0,3	0,6						
Acidum nicotinicum	0,1	0,5	–	–	–	–	0,1	0,5
Acidum phenylaethylbarbituricum	0,3	0,6						
Acidum phenylchinolincarbonicum	0,75	2,0						
Aconitinum	0,0002	0,0006						
Adrenalinum bitartaricum	–	–	0,001	–	0,00025	–	–	–
Aethyldimethylmethanolum	4,0	8,0						
Aethylmorphinum hydrochloricum	0,1	0,3						
Aethylum *para*-aminobenzoicum	1,0	2,0						
Apomorphinum hydrochloricum	0,02	0,06	0,01	0,02	–	–	–	–
Argentum nitricum	0,03	0,1						
Arsenum trioxydatum	000,5	0,015						
Atropinum sulfuricum	0,001	0,003	0,001	0,003				

Benzylimidazolinum hydrochloricum	0,05	0,1	0,03	0,06	0,02	0,04	–	–
Benzylpenicillini Dibenzyl-aethylendiaminum	–	–	–	–	–	–	2 Mill. I. E.	4 Mill. I. E.
Benzylpenicillini Kalium	–	–	–	–	10 Mill. I. E.	40 Mill. I. E.	10 Mill. I. E.	40 Mill. I. E.
Benzylpenicillini Natrium	–	–	–	–	10 Mill. I. E.	40 Mill. I. E.	10 Mill. I. E.	40 Mill. I. E.
Benzylpenicillini Procainum	–	–	–	–	–	–	5 Mill. I. E.	10 Mill. I. E.
Benzylum benzoicum	0,5	1,5						
Bromdiaethylacetylcarbamidum	1,5	3,0						
Bromisovalerianylcarbamidum	1,0	2,0						
Calcium cyclohexenylaethylbarbituricum	0,4	0,8						
Cantharis	0,03	0,06						
Carbaminoylcholinium chloratum	0,004	0,012	0,0005	0,001	–	–	–	–
Carboneum tetrachloratum	2,5	2,5 (nicht wiederholen)						
Cerium oxalicum	0,2	0,6						
Chinidinum sulfuricum	0,5	1,5	–	–	0,3	0,9	–	–
Chininum bisulfuricum	0,5	2,0						
Chininum dihydrochloricum	0,5	2,0	–	–	0,5	2,0	–	–
Chininum hydrochloricum	0,5	2,0						
Chininum sulfuricum	0,5	2,0						
Chloralum hydratum	2,0	6,0						
Chloramphenicolum	0,5	4,0						
Chlorjodhydroxychinolinum	0,75	2,0						
Chlorochinum diphosphoricum	1,0	1,5	–	–	–	–	0,5	1,0
Chloroformium	0,5	1,5						
Chlortetracyclinum hydrochloricum	0,5	3,0	–	–	0,5	1,0	0,25	0,5
Cholecalciferolum	zur Stoßthera-pie: 0,015 (600.000 I. E.) (nicht wiederholen)	bei wiederholter Anwendung: 0,0015 (60.000 I.E.)						
Cinchocainum hydrochloricum	0,02	0,04	0,02	0,04	–	–	–	–
Cobaltum chloratum	0,05	0,1						

Arzneistoff	Orale Verabreichung		Parenterale Verabreichung					
			subkutan		intravenös		intramuskulär	
	Einzelmaximaldosis	Tagesmaximaldosis	Einzelmaximaldosis	Tagesmaximaldosis	Einzelmaximaldosis	Tagesmaximaldosis	Einzelmaximaldosis	Tagesmaximaldosis
Cocainum hydrochloricum	zur Schleimhautanästhesie							
	0,05	0,1						
Codeinum hydrochloricum	0,1	0,3						
Codeinum phosphoricum	0,1	0,3						
Coffeinum	0,5	1,5						
Coffeinum citricum	0,75	2,5						
Coffeinum-Natrium benzoicum	1,0	3,0	1,0	3,0	–	–	–	–
Coffeinum-Natrium salicylicum	1,0	3,0	1,0	3,0	–	–	–	–
Colchicinum	0,002	0,005						
Cortisonum acetylatum	0,15	0,3	–	–	–	–	0,15	0,3
Cotarninium chloratum	0,1	0,2	0,1	0,2	–	–	–	–
Desoxycorticosteronum acetylatum	0,01	0,02	–	–	–	–	0,01	0,02
Diaminoazobenzolsulfonamidum	2,0	5,0						
Digitoxinum	0,001	0,001	–	–	0,0005	0,001	0,0005	0,001
Dihydrocodeinonum bitartaricum	0,02	0,06						
Dihydrocodeinum bitartaricum	0,03	0,1						
Dihydromorphinonum hydrochloricum	0,005	0,015	0,003	0,01	–	–	0,003	0,01
Dihydrostreptomycinum sulfuricum	–	–	–	–	–	–	1,25	2,5
Dihydroxyphenylaminopropanolum hydrochloricum	–	–	0,003	–	–	–	–	–
Dihydroxypropyltheophyllinum	0,5	1,5	0,5	1,5	0,5	1,5	0,5	1,5
Dijodtyrosinum	0,3	0,3						
Dimercaptopropanolum	–	–	–	–	–	–	0,2	0,6
Dimethylaminophenazonum	0,6	1,5						
Diphenhydraminum hydrochloricum	0,2	0,2						
Diphenylhydantoinum	0,4	1,0						
Disulfiramum	0,5	0,5						

Emetinum hydrochloricum	0,1	0,1	0,1	0,1	–	–	–	–
Ephedrinum hydrochloricum	0,06	0,15	0,06	0,12	–	–	–	–
Ergocalciferolum	zur Stoßtherapie: 0,015 (600.000 I.E.) (nicht wiederholen)	bei wiederholter Anwendung: 0,0015 (60.000 I.E.)						
Ergometrinum maleicum	0,001	0,002	0,0005	0,001	0,0002	0,0004	0,0005	0,001
Ergotaminum tartaricum	0,002	0,004	0,0005	0,002	–	–	–	–
Extractum Belladonnae	0,05	0,15						
Extractum Filicis maris	10,0	10,0						
Extractum Opii	0,075	0,25						
Extractum Strychni	0,05	0,1						
Folium Belladonnae	0,2	0,6						
Folium Digitalis lanatae titratum	0,3	1,0						
Folium Digitalis purpureae titratum	0,3	1,0						
Folium Stramonii	0,2	0,6						
Guajacolum glycerolatum	0,5	1,5	–	–	–	–	–	–
Herba Adonidis	1,0	3,0						
Herba Lobeliae	0,1	0,3						
Hexylresorcinolum	1,0	1,0						
Histaminum diphosphoricum	–	–	0,001	0,002	–	–	–	–
Histidinum hydrochloricum	–	–	0,4	0,8	–	–	–	–
Homatropinum hydrobromicum	0,001	0,003						
Hydrocortisonum	0,08	0,08	–	–	–	–	0,08	0,08
Hydrocortisonum acetylatum	0,08	0,08	–	–	–	–	0,08	0,08
Hydroxyaethyltheophyllinum	0,5	1,5	–	–	0,5	1,5	0,5	1,5
Hydroxydihydrocodeinonum hydrochloricum	0,03	0,1	0,03	0,1	–	–	–	–
para-Hydroxyphenylmethylaminoaethanolum tartaricum	0,2	0,6						
Hydroxytetracyclinum hydrochloricum	0,5	1,0	0,2	0,6	–	–	–	–

Arzneistoff	Orale Verabreichung		Parenterale Verabreichung					
	Einzelmaximaldosis	Tagesmaximaldosis	subkutan		intravenös		intramuskulär	
			Einzelmaximaldosis	Tagesmaximaldosis	Einzelmaximaldosis	Tagesmaximaldosis	Einzelmaximaldosis	Tagesmaximaldosis
Injectio Heparini	–	–	–	–	20000 I.E.	60000 I.E.	–	–
Injectio Hypophysis cerebri partis posterioris	–	–	10 I.E.	20 I.E.	–	–	–	–
Isoamylum nitrosum	zur Inhalation 0,2	0,5						
Isoniazidum	0,4	0,8	–	–	–	–	0,4	0,6
Jalapa	0,5	1,5						
Kalium jodatum	2,0	6,0						
Kalium stibyltartaricum	0,1	0,2						
Khellinum	0,1	0,3	–	–	–	–	0,1	0,3
Lanatosidum C	0,001	0,0015	–	–	0,0005	0,0008	0,0005	0,0008
Lidocainum hydrochloricum	–	–	0,2	0,4	–	–	–	–
Lobelinum hydrochloricum	–	–	0,02	0,1	0,006	0,02	–	–
Mercamphoramidum	–	–	–	–	–	–	0,2, mit 0,1 Theophyllin	0,2, mit 0,1 Theophyllin
Mersalylum	0,4 (rektal), mit 0,2 Theophyllin	0,4 (rektal), mit 0,2 Theophyllin	–	–	0,2, mit 0,1 Theophyllin	0,2, mit 0,1 Theophyllin	0,2, mit 0,1 Theophyllin	0,2, mit 0,1 Theophyllin
Methadonum hydrochloricum	0,015	0,03	0,015	0,03	–	–	0,015	0,03
Methylatropinium bromatum	0,002	0,004						
Methylatropinium nitricum	0,002	0,004						
Methylhomatropinium bromatum	0,01	0,03						
Methylnaphtochinonum	0,015	0,04						
Methyl-phenylaethylhydantoinum	0,2	0,6						
Methylthiouracilum	0,2	0,4						
Methylum phenylchinolincarbonicum	1,0	3,0						
Morphinum hydrochloricum	0,03	0,1	0,03	0,06	–	–	–	–

Naphthylmethylimidazolinum hydrochloricum	als Nasentropfen 0,0004	0,0012						
Naphthylmethylimidazolinum nitricum	als Nasentropfen 0,0004	0,0012						
Natrium cyclohexenylallylthiobarbituricum	–	–	–	–	2,0	2,0	–	–
Natrium diaethylbarbituricum	0,75	1,5	0,5	1,5	–	–	–	–
Natrium dimethylaminophenazonsulfonicum	1,0 (auch rektal)	3,0	–	–	1,0	3,0	1,0	3,0
Natrium isopentylaethylthiobarbituricum (cum Natrio carbonico)	–	–	–	–	1,0	1,0	–	–
Natrium jodatum	2,0	6,0						
Natrium kakodylicum	0,1	0,2	0,1	0,2	–	–	–	–
Natrium methyl-cyclohexenylmethylbarbituricum	–	–	–	–	1,0	1,0	–	–
Natrium nitrosum	0,2	0,6	0,05	0,15	–	–	–	–
Natrium phenylaethylbarbituricum	0,3	0,6	–	–	–	–	0,3	0,6
Nicotinyldiaethylamidum	0,5	1,0	0,5	1,0	–	–	–	–
Nitroerythrolum trituratum	0,1	0,3						
Nitropentaerythrolum trituratum	0,15	0,45						
Noradrenalinum bitartaricum	–	–	0,001	–	0,00025	–	–	–
Oleum Jecoris Hippoglossi	4,0	4,0						
Opium titratum	0,15	0,5						
Papaverinum hydrochloricum	0,2	0,6	0,1	0,3	–	–	0,1	0,3
Paraldehydus	5,0	10,0						
Pentamethylentetrazolum	0,3	0,6						
Pethidinum hydrochloricum	0,15	0,3	0,15	0,3	–	–	0,15	0,3
Phenacetinum	0,75	1,5						
Phenazonum	1,0	3,0						
Phenazonum Coffeinum citricum	1,0	3,0						
Phenazonum salicylicum	1,5	5,0						
Phenoxymethylpenicillini Dibenzylaethylendiaminum	–	–	–	–	–	–	3 Mill. I.E.	6 Mill. I.E.

Arzneistoff	Orale Verabreichung		Parenterale Verabreichung					
	Einzelmaxi-maldosis	Tagesmaxi-maldosis	subkutan		intravenös		intramuskulär	
			Einzelmaxi-maldosis	Tagesmaxi-maldosis	Einzelmaxi-maldosis	Tagesmaxi-maldosis	Einzelmaxi-maldosis	Tagesmaxi-maldosis
Phenoxymethylpenicillinum	10 Mill. I.E.	40 Mill. I.E.	–	–	–	–	10 Mill. I.E.	40 Mill. I.E.
Phenylaminopropanum racemicum sulfuricum	0,015	0,03						
Phenylhydrargyrum boricum	Maximale Konzentration in Augentropfen und Augenwasser 0,004% Maximale Konzentration in Augensalben 0,02%							
Phenylmethylaminopropanum hydrochloricum	0,009	0,02						
Phenylum salicylicum	2,0	6,0						
Physostigminum salicylicum	0,001	0,003						
Pilocarpinum hydrochloricum	0,02	0,04						
Plumbum aceticum	0,1	0,3						
Podophyllinum	0,1	0,2						
Procainamidum hydrochloricum	1,0	3,0	–	–	–	–	1,0	2,0
Procainum hydrochloricum	–	–	0,2	0,6	–	–	–	–
Promethazinum hydrochloricum	0,075	0,15						
Propylthiouracilum	0,2	0,4						
Pulvis Ipecacuanhae opiatus	1,5	5,0						
Radix Belladonnae	0,2	0,6						
Radix Ipecacuanhae titrata	1,0	3,0						
Radix Jalapae	1,5	4,5						
Reserpinum	0,0015	0,003						
Santoninum	0,1	0,3						
Scopolaminum hydrobromicum	0,001	0,003	0,0005	0,0015	–	–	–	–
Secale cornutum desoleatum titratum	1,5	3,0						
Semen Arecae	3,0	6,0						
Semen Strychni	0,1	0,2						

Solutio Adrenalini bitartarici	–	–	1 ml	3 ml	–	–	–	–
Solutio Benzaldehydcyanhydrini	2,0	6,0						
Solutio Kalii arsenicosi	0,5	1,5						
Solutio Nitroglyceroli spirituosa	0,1	0,4						
Streptomycinum sulfuricum	–	–	–	–	–	–	1,25	2,5
g-Strophanthinum	0,005	0,015	–	–	0,0005	0,001	–	–
k-Strophanthinum	0,005	0,015	–	–	0,0005	0,001	–	–
Strychninum nitricum	0,005	0,01	0,003	0,01	–	–	–	–
Succinyldicholinium chloratum	–	–	–	–	0,1	0,3	–	–
Sulfadiazini Natrium	4,0	12,0	–	–	4,0	8,0	–	–
Sulfadiazinum	4,0	12,0						
Sulfadimidini Natrium	–	–	–	–	4,0	10,0		
Sulfadimidinum	4,0	10,0						
Sulfaguanidinum	3,0	12,0						
Sulfamerazini Natrium	4,0	8,0	–	–	3,0	6,0	–	–
Sulfanilacetamidum	4,0	12,0						
Sulfanilacetamidum phthalylatum	5,0	15,0	–	–	–	–	–	
Sulfanilamidum	3,0	12,0						
Sulfathiazoli Natrium	3,0	8,0	–	–	3,0	8,0	–	–
Sulfathiazolum	3,0	8,0						
Synstigminium bromatum	0,05	0,1	0,002	0,004	–	–	–	–
Synstigminium methylsulfuricum	0,05	0,1	0,002	0,004	–	–	–	–
Tetracainum hydrochloricum	0,02	0,04	0,02	0,04	–	–	–	–
Tetrachloraethylenum	6,0	6,0						
Tetracyclinum hydrochloricum	0,5	1,0						
Theobromini Calcium-Calcium salicylicum	1,5	6,0						
Theobromini Natrium-Natrium salicylicum	1,5	6,0						
Theobrominum	0,75	3,0						
Theophyllini Natrium-Natrium aceticum	0,75	2,0						
Theophyllinum	0,5	1,5						
Theophyllinum Aethylendiaminum	0,5	1,5	–	–	0,25	0,75	0,5	1,5
Thymolum	1,0	4,0						
Thyreoidea siccata	0,5	1,0						

Arzneistoff	Orale Verabreichung		Parenterale Verabreichung					
			subkutan		intravenös		intramuskulär	
	Einzelmaximaldosis	Tagesmaximaldosis	Einzelmaximaldosis	Tagesmaximaldosis	Einzelmaximaldosis	Tagesmaximaldosis	Einzelmaximaldosis	Tagesmaximaldosis
Thyroxinum	0,001	0,001						
Tinctura Belladonnae	1,0	3,0						
Tinctura Cantharidis	0,5	1,0						
Tinctura Convallariae	1,0	3,0						
Tinctura Digitalis lanatae	2,0	4,0						
Tinctura Digitalis purpureae	2,0	4,0						
Tinctura Ipecacuanhae	1,5	5,0						
Tinctura Lobeliae	1,0	3,0						
Tinctura Opii	1,5	5,0						
Tinctura Strychni	1,0	3,0						
Trichlorbutanolum	1,2	3,0						
Urethanum	3,0	6,0						
Veratrinum	0,002	0,005						
Yohimbinum hydrochloricum	0,02	0,06						
Zincum sulfuricum	1,0	1,0						

2) CH: Bestimmungen betreffend die Maximal- und Gebrauchsdosen

(Pharmacopoea Helvetica Editio sexta (1976) 7. Ausg. mit Corr. u. Suppl. II/ 1978 (Tabelle 12))

Maximaldosen

Die Maximaldosen der Pharmakopöe bezeichnen die Arzneistoffmengen, die in Arzneimitteln zur innerlichen sowie zur buccalen, nasalen, rectalen, urethralen oder vaginalen Verabreichung beim erwachsenen Menschen nicht überschritten werden dürfen, es sei denn, daß der Arzt dies ausdrücklich verlangt, zu diesem Zweck die Dosis im Rezept nochmals in Worten ausschreibt und sie mit einem Ausrufezeichen versieht. Die Maximaldosen sind in den Monographien angegeben und in Tabellen (s. unten) zusammengestellt. Die maximale Einzeldosis (= Einzeldosis) bedeutet die für einmalige Verabreichung zulässige Dosis, die maximale Tagesdosis (= Tagesdosis) die innerhalb 24 Stunden zulässige Dosis. Wo in den Monographien nichts anderes bemerkt ist, gelten die Maximaldosen für jede Applikationsart.

Verschreibt der Arzt Arzneimittel mit Arzneistoffen, für welche die Pharmakopöe Maximaldosen angibt, so muß die Verordnung eine Gebrauchsanweisung enthalten, welche die Berechnung der Dosen bei der Anwendung ermöglicht.

Die Maximaldosen sind auf Grund klinischer Erfahrungen für Erwachsene festgelegte Dosen, die den Zweck haben, Vergiftungen infolge von Schreibfehlern oder anderen Irrtümern zu verhüten. Sie sollen das ärztliche Handeln nicht einschränken und bedeuten auch keine Grenzwerte, bei deren Überschreitung Vergiftungserscheinungen notwendigerweise zu erwarten wären. Dabei hat der Arzt zu berücksichtigen, daß ein Gemisch mehrerer Arzneistoffe einen Gesamteffekt ausüben kann, der über den seiner einzelnen Bestandteile hinausgeht.

Einzeldosierte Arzneimittel dürfen die maximale Einzeldosis nicht überschreiten. Für die in Arzneiverschreibungen häufig gebrauchten Löffelmaße gelten zur Berechnung der einzunehmenden Dosen die unter «Bestimmungen betreffend die Abgabe von Arzneimitteln» angegebenen Normen.

Die Bestimmungen betreffend die Maximaldosen gelten auch dann, wenn ein Arzneistoff nicht unter einer in der Pharmakopöe aufgeführten Bezeichnung in den Handel gebracht wird.

Bei Verordnung eines mit Maximaldosen aufgeführten Arzneimittels an Kinder hat der Arzt auf dem Rezept das Alter des Kindes anzugeben. Die den Kindern entsprechende Maximaldosis ist nach folgender Formel (Augsberger) zu berechnen:
Maximaldosis für Kinder: (4 · Alter + 20)% der Maximaldosis (Erwachsene).

Beispiel

Maximaldose für ein 3jähriges Kind: $3 \cdot 4 + 20 = 32\% =$ ca. ⅓ der Maximaldosis (Erwachsene).

Ist bei einem Arzneimittel diese Formel nicht anwendbar, so sind in den Monographien und in der Maximaldosentabelle die für Kinder gültigen Maximaldosen besonders angegeben.

Gebrauchsdosen

Die in den Monographien unter den nützlichen Angaben oft aufgeführten Gebrauchsdosen geben die bei den üblichen Indikationen und den üblichen Verabreichungsarten für Erwachsene gebräuchlichste Dosierung an. Sie sind hier nicht miterfaßt worden.

Zur Abgabe

Flüssige Arzneimittel, für die eine Verabreichung nach Tropfen verordnet ist, müssen in einem Tropffläschchen oder mit einem Tropfgerät abgegeben werden, welche den Anforderungen an die Dosierungsgenauigkeit des Tropfengewichts entsprechen

Flüssige Arzneimittel, für die eine Verabreichung nach ml oder cm^3 verordnet ist, müssen mit einer graduierten Pipette oder einem nach Löffelmassen oder Millilitern graduierten Einnahmegefäß abgegeben werden, das folgenden Anforderungen genügt:

1 Tee- oder Kaffeelöffel	= 5 ml
1 Dessert- oder Kinderlöffel	= 10 ml
1 Esslöffel	= 15 ml

Die Fehlergrenze der Graduierung darf auf Einguß nicht mehr als ±0,5 ml betragen. Nach Grammen graduierte Einnahmegläser sind nicht zulässig.

Verabreichungsarten

1) Äußerliche Verabreichung (mit dem Zweck der örtlichen Wirkung auf Haut und Schleimhäute):

cutane Verabreichung	(cut.)	otale V.	(ot.)
buccale V.	(bucc.)	rectale V.	(rect.)
conjunctivale V.	(conjunct.)	urethrale V.	(ureth.)
nasale V.	(nas.)	vaginale V.	(vag.)

2) Innerliche Verabreichung (mit dem Zweck der resorptiven Wirkung):

perorale V.	(p.o.)	V. durch Inhalation	(inhal.)
linguale V.	(ling.)	parenterale V.	(parent.)
rectale V.	(rect.)	subcutan	(s.c.)
percutane V.	(percut.)	intramuskulär	(i.m.)
		intravenös	(i.v.)
		intracutan	(i.c.)
		intracavitär	(i.cav)
		intrathekal	(i.thek.)

Tabellengliederung

A. **Separanda** (stark wirkende Arzneimittel) **und Innocua** (nicht stark wirkende Arzneimittel; mit Maximaldosen).
(Die Separanda sind in Behältern aufzubewahren, die mit roter Schrift auf weißem oder höchstens blaßgetöntem Grund signiert sind; die Innocua sind in Behältern aufzubewahren, die mit schwarzer Schrift auf weißem oder höchstens blaßgetöntem Grund signiert sind).

B. **Venena** (sehr stark wirkende Arzneimittel)
(Die Venena sind in Behältern aufzubewahren, die mit weißer Schrift auf schwarzem Grund signiert und für sich unter Verschluß zu halten sind):

C. **Stupefacienta** (Betäubungsmittel)
(Die Stupefacienta sind wie die Venena zu signieren und nach den Bestimmungen des Bundesgesetzes vom 3. Oktober 1951 (m. Fußnoten) über die Betäubungsmittel . . . gesondert von den übrigen Arzneimittel unter Verschluß aufzubewahren).

A. Separanda (und Innocua mit Maximaldosen)

	Maximaldosen	
	Einzeldosis	Tagesdosis
Acetazolamidum		
Acetonum medicinale		
Acetylcholinium chloratum	400 mg s. c., i. m.	
Acidum aceticum 98%		
Acidum ascorbicum	2,0 g p. o.	3,0 g p. o.
Acidum chloratum 37%		
Acidum chloratum 25%		
Acidum folicum		
Acidum lacticum		
Acidum nicotinicum	200 mg p. o.	
Acidum nitricum 65%		
Acidum phosphoricum 85%		
Acidum picrinicum		
Acidum sulfuricum 95%		
Acidum trichloraceticum		
Adipheninium chloratum		300 mg p. o., i. m.
Adrenalonium chloratum		
Aether		
Aether ad narcosin		
Aethinyloestradiolum		
Aethisteronum		
Aethylendiaminum hydratum		
Aethylium bromatum		
Aethylium chloratum		
Aethylium paraminobenzoicum		
Aethylmorphinium chloratum	50 mg p. o.	150 mg p. o. 1 mg pro Lebensjahr Kinder
Allobarbitalum	200 mg p. o.	300 mg p. o.
Aloe		
Aminophenazonum	500 mg p. o.	1,5 g p. o.
Aminophyllinum	500 mg p. o.	1,5 g p. o. 5 mg p. o. pro kg Körpergewicht Kinder
Amorbarbitalum natricum	200 mg p. o.	500 mg p. o.
Amphetaminium sulfuricum	15 mg p. o. 10 mg s. c.	30 mg p. o., s. c.
Amylium nitrosum	0,3 ml (19 Tropfen) inhal.	

	Maximaldosen	
	Einzeldosis	Tagesdosis
Antazolinium chloratum	200 mg p.o.	600 mg p.o. Kinder cave bis 4 Jahre!
Aqua laurocerasi	2,0 g	6,0 g
Argentum acetyltannino-albuminatum		
Argentum colloidale		
Argentum nitricum		
Argentum vitellinicum		
Barbitalum	500 mg p.o.	500 mg p.o.
Barbitalum natricum	500 mg	500 mg
Benzylpenicillinum kalicum	i. thek. cave!	
Benzylpenicillinum natricum	i. thek. cave!	
Benzylpenicillinum procainicum		
Betamethasonum		
Bismutum nitricum		
Bromisovalum	1,0 g p.o.	2,0 g p.o.
Bromoformium	500 mg (20 Tropfen) p.o.	1,5 g (60 Tropfen) p.o.
Bulbus scillac	500 mg	1,5 g
Butobarbitalum	200 mg p.o.	500 mg p.o.
Calciferolum		15 mg (ca. 600000 I.E.) p.o. zur Stoßtherapie. Cave Wiederholungen!
Calcium paraminosalicylicum		20,0 g p.o.
Cantharis ad usum veterinarium		
Capsulae chloramphenicoli 250 mg	6 Kapseln	12 Kapseln
Capsulae chlortetracyclinii chlorati 250 mg		
Capsulae tetracyclinii chlorati 250 mg		
Carbacholinium chloratum	3 mg p.o. 0,5 mg s.c., i.m.	10 mg p.o. 1,5 mg s.c., i.m.
Carbromalum	1,5 g p.o.	3,0 g p.o.
Carbutamidum		
Chinidinium sulfuricum	500 mg p.o.	2,0 g p.o.
Chininium chloratum	500 mg p.o. 400 mg i.v., i.m.	2,0 g p.o., i.v., i.m.
Chininium sulfuricum	500 mg p.o. 400 mg i.v., i.m.	2,0 g p.o., i.v., i.m.
Chiniofonum	1,0 g p.o. 2,0 g rect.	3,0 g p.o. 6,0 rect.
Chloralum hydratum	3,0 g p.o., rect.	6,0 g p.o., rect.
Chloramphenicolum	1,5 g p.o., i.m.	3,0 g p.o., i.m. 50–100 mg pro kg Körpergewicht Kinder
Chloramphenicolum palmitylatum	2,6 g (1,5 g Base) p.o.	5,2 g (3,0 g Base) p.o. 85–175 mg (50–100 mg Base) pro kg Körpergewicht Kinder p.o.

	Maximaldosen	
	Einzeldosis	Tagesdosis
Chlorobutanolum		
Chlorocresolum		
Chloroformium	500 mg (27 Tropfen) p.o.	1,5 g (81 Tropfen) p.o.
Chloroformium ad narcosin		
Chlorophenotanum		
Chlorpropamidum		
Chlortetracyclinium chloratum		
Cholecalciferolum		15 mg (ca. 600000 I.E.) p.o. zur Stoßtherapie. Cave Wiederholungen!
Chromium trioxydatum	Cave!	
Cinchophenum		
Codeinium chloratum	100 mg p.o.	200 mg p.o. Cave für Säuglinge!
Codeinium phosphoricum	100 mg p.o.	200 mg p.o. Cave für Säuglinge!
Codeinum	100 mg p.o.	200 mg p.o. Cave für Säuglinge!
Coffeinum	500 mg p.o.	1,5 g p.o.
Coffeinum monohydricum	500 mg p.o.	1,5 g p.o.
Coffeinum-natrium benzoicum	500 mg s.c.	2,0 g s.c.
Coffeinum-natrium salicylicum	500 mg s.c.	2,0 g s.c.
Compressi acetazolamidi 250 mg		
Compressi acidi acetylosalicylici compositi	2 Tabletten	6 Tabletten
Compressi acidi nicotinici 50 mg	4 Tabletten	
Compressi aminophenazoni 220 mg cum allobarbitalo 30 mg	2 Tabletten	5 Tabletten
Compressi barbitali natrici compositi	1 Tablette	1 Tablette
Compressi calcii paraminosalicylici obducti 500 mg		40 Dragées
Compressi carbutamidi 500 mg		
Compressi codeini compositi	5 Tabletten	10 Tabletten
Compressi cortisoni acetylati 5 mg auf 25 mg		
Compressi cyclobarbitali calcici 200 mg	2 Tabletten	2 Tabletten
Compressi dexamphetaminii sulfurici 5 mg	3 Tabletten	6 Tabletten
Compressi diaethylstilboestroli dipropionylati 0,1 mg, 0,25 mg, 0,5 mg 1 mg aut 5 mg		
Compressi diprophyllini 150 mg		
Compressi hexobarbitali 250 mg	2 Tabletten	4 Tabletten
Compressi ipecacuanhae opiati		
Compressi mannitylii hexanitrici 20 mg		
Compressi methylphenobarbitali 30 mg aut 200 mg		
für die Tabletten 30 mg:	10 Tabletten	20 Tabletten
für die Tabletten 200 mg:	1½ Tabletten	3 Tabletten

	Maximaldosen	
	Einzeldosis	Tagesdosis
Compressi methyltestosteroni buccales 5 mg, 10 mg aut 25 mg		
Compressi methylthiouracili 25 mg		
Compressi natrii novaminsulfonici 500 mg	4 Tabletten	8 Tabletten
Compressi neostigminii bromati 15 mg		
Compressi oestradioli benzoylati buccales 0,1 mg aut 1 mg		
Compressi pentaerythritylii tetranitrici 10 mg		
Compressi pentobarbitali natrici 100 mg	2 Tabletten	4 Tabletten
Compressi phenobarbitali 15 mg aut 100 mg	2 Tabletten	4 Tabletten
Für die Tabletten 100 mg:		
Compressi phenoxymethylpenicillini 300 mg		
Compressi phthalylsulfathiazoli 500 mg		
Compressi prednisoloni 1 mg aut 5 mg		
Compressi prednisoni 1 mg aut 5 mg		
Compressi probenecidi 500 mg	2 Tabletten	4 Tabletten
Compressi sulfadiazini 500 mg		
Compressi sulfadimidini 500 mg		
Compressi sulfaguanidini 500 mg		
Compressi sulfamerazini 500 mg		
Compressi sulfamethizoli 500 mg		
Compressi sulfathiazoli 500 mg		
Compressi tolbutamidi 500 mg		
Compressi trisulfonamidi 500 mg		
Compressi tyrothricini buccales 1 mg		
Compressi yohimbinii chlorati 100 mg ad usum veterinarium		
Corticotrophinum		
Cortisonum acetylatum		
Creosotum	250 mg p.o.	1,0 g p.o.
Cresolum crudum		
Cuprum sulfuricum	200 mg p.o.	
Cuprum sulfuricum ad usum vet.		
Cyanocobalaminum		
Cyclobarbitalum calcicum	400 mg p.o.	400 mg p.o.
Cyclopropanum		
Demeclocyclinium chloratum		
Desoxycortonum acetylatum		
Dexamethasonum		
Dexamphetaminium sulfuricum	15 mg p.o.	30 mg p.o.
Diaethylaminum		
Diaethylstilboestrolum		
Diaethylstilboestrolum dipropionylatum		
Dicumarolum	Prothrombintest!	

	Maximaldosen	
	Einzeldosis	Tagesdosis
Dihydrostreptomycinium sulfuricum	1,0 g i. m. 50 mg i. thek.	2,0 g i. m.
Dimercaprolum		
Diphenhydraminium chloratum	100 mg p. o., s. c., i. m., i. v.	400 mg p. o., s. c., i. m., i. v. Kinder cave bis 4 Jahre!
Diprophyllinum		
Disulfiramum		
Dithranolum		
Emetinium chloratum	100 mg p. o., s. c., i. m.	100 mg p. o., s. c., i. m.
Ephedrinium chloratum	100 mg p. o. 50 mg s. c.	300 mg p. o. 150 mg s. c.
Ephedrinum	100 mg p. o. 50 mg s. c.	300 mg p. o. 150 mg s. c.
Erythromycinum		
Eugenolum		
Euphorbium ad usum veterinarium		
Extractum belladonnae siccum	50 mg	150 mg
Extractum filicis siccum	3,0 g	3,0 g
Extractum ipecacuanhae siccum	2,0 g	
Fludrocortisonum acetylatum		
Folium belladonnae	200 mg	600 mg
Folium digitalis	200 mg p. o., rect.	200 mg p. o., rect.
Folium hyoscyami	2,0 g	6,0 g
Folium iaborandi	2,0 g	6,0 g
Folium stramonii	300 mg	1,0 g
Gallaminium triaethiodatum	40 mg i. m., i. v.	40 mg i. m., i. v.
Gonadotrophinum chorionicum		
Griseofulvinum		
Guaiacolum	250 mg p. o.	1,0 g p. o.
Guttae calciferoli 15 mg/ml	1,0 ml (ca. 15 mg bzw. ca. 600 000 I. E. Calciferol) zur Stoßtherapie	1,0 ml (ca. 15 mg bzw. ca. 600 000 I. E. Calciferol) zur Stoßtherapie. Cave Wiederholungen!
Guttae cholecalciferoli 15 mg/ml	1,0 ml (ca. 15 mg bzw. ca. 600 000 I. E. Cholecalciferol) zur Stoßtherapie	1,0 ml (ca. 15 mg bzw. ca. 600 000 I. E. Cholecalciferol) zur Stoßtherapie. Cave Wiederholungen!
Guttae nicaethamidi 250 mg/ml	2,0 ml (60 Tropfen)	4,0 ml (120 Tropfen)
Guttae pentetrazoli 100 mg/ml	3,0 ml	10,0 ml
Guttae synephrinii tartarici 100 mg/ml		
Halothanum		
Herba sabinae ad usum veterinarium		
Hexobarbitalum	500 mg p. o.	1,0 g p. o.

	Maximaldosen	
	Einzeldosis	Tagesdosis
Hexobarbitalum natricum	1,0 g i.v. 40 mg rect. pro kg Körpergewicht, max. 2,0 g	1,0 g i.v.
Hexoestrolum		
Hexylresorcinolum	1,0 g p.o.	1,0 g p.o.
Histaminium chloratum	2 mg s.c.	
Histidinium chloratum		
Hydrargyrum		
Hydrargyrum sulfuratum		
Hydrocortisonum		
Hydrocortisonum acetylatum		
Hydrogenium peroxydatum 30%		
Hydrogenium peroxydatum 3%		
Imipraminium chloratum	25 mg	75 mg
Infundibile natrii paraminosalicylici 48 g/l		500 ml i.v.
Iniectabile acidi ascorbici 100 mg/ml	20 ml i.v.	
Iniectabile aminophyllini 240 mg/ml	2 ml i.m. Kinder cave!	
Iniectabile aminophyllini 24 mg/ml	20 ml i.m., i.v. Kinder cave!	
Iniectabile benzylpenicillini procainici 300 mg/ml		
Iniectabile diaethylstilboestroli		
Iniectabile dimercaproli 100 mg/ml		
Iniectabile diprophyllini 100 mg/ml		
Iniectabile insulini 20, 40 aut 80 U.I./ml		
Iniectabile insulini isophanati 40 aut 80 U.I./ml		
Iniectabile insulini zinci amorphi 40 aut 80 U.I./ml		
Iniectabile insulini zinci compositum 40 aut 80 U.I./ml		
Iniectabile insulini zinci cristallisati 40 aut 80 U.I./ml		
Iniectabile insulini zinci globinati 40 aut 80 U.I./ml		
Iniectabile insulini zinci protaminati 40 aut 80 U.I./ml		
Iniectabile mersalyli 100 mg/ml cum theophyllino 50 mg/ml	2 ml i.m., i.v.	2 ml i.m., i.v.
Iniectabile natrii menadionsulfonici 10 mg/ml		
Iniectabile natrii novaminsulfonici 500 mg/ml	4 ml i.m.	8 ml i.m.
Iniectabile neostigminii bromati 0,5 mg/ml		
Iniectabile nicaethamidi 250 mg/ml	2 ml s.c., i.m.	4 ml s.c., i.m.

	Maximaldosen	
	Einzeldosis	Tagesdosis
Iniectabile ocytocini 1 auf 5 aut 10 U. I./ml		
Iniectabile oestradioli benzoylati 1 mg aut 5 mg/ml		
Iniectabile pentetrazoli 100 mg/ml	3 ml s.c., i.m., i.v.	10 ml s.c., i.m., i.v.
Iniectabile progesteroni 5 mg/ml		
Iniectabile synephrinii tartarici 60 mg/ml		
Iniectabile testosteroni propionylati 10 mg/ml		
Iniectabile vasopressini 5 aut 10 auf 20 U.I./ml		
Iodochloroxychinolinum		
Iodoformium		
Iodophthaleinum natricum		
Iodum	50 mg p.o.	150 mg p.o.
Isoniazidum	500 mg p.o.	1,0 g p.o.
Isoprenalinium sulfuricum	20 mg p.o., ling., inhal.	200 mg p.o., ling., inhal.
Kalium chloricum	1,0 g p.o.	3,0 g p.o.
Kalium dichromicum		
Kalium hydroxydatum		
Kalium iodatum	2,0 g p.o.	6,0 g p.o.
Kalium permanganicum		
Lignocainium chloratum	500 mg	
Lobelinium chloratum	40 mg s.c., i.v.	20 mg s.c., i.v.
Mannitylium hexanitricum trituratum 10%		
Mepacrinium chloratum		
Meprobamatum		
Mepyraminium maleinicum	200 mg p.o.	600 mg p.o. – Kinder cave!
Merbrominum		
Mercurothiolatum		
Mersalylum acidum	300 mg p.o., rect.	300 mg p.o., rect.
Methacholinium chloratum		
Methamphetaminium chloratum	5 mg p.o.	30 mg p.o.
Methaqualonum	20 mg i.m., i.v.	40 mg i.m., i.v.
Methylium phenylcinchoninicum	Cave!	
Methylphenidatium chloratum		
Methylphenobarbitalum	300 mg p.o.	600 mg p.o.
Methyltestosteronum		
Methylthioninium chloratum	200 mg p.o.	600 mg p.o.
Methylthiouracilum		
Naphazolinium nitricum		
Naphtholum-β	1,0 g p.o.	3,0 g p.o.

	Maximaldosen	
	Einzeldosis	Tagesdosis
Natrium fluoratum		3 mg p.o. bei Dauerbehandlung
Natrium hydroxydatum		
Natrium iodatum	2,0 g p.o.	6,0 g p.o.
Natrium menadionsulfonicum		
Natrium nitrosum	100 mg p.o.	300 mg p.o.
Natrium novaminsulfonicum	2,0 g p.o.	4,0 g p.o.
Natrium paraminosalicylicum	4,0 g p.o.	20,0 g p.o.
Natrium salicylicum		12,0 g p.o.
Natrium sulfamidochloratum		
Neomycinium sulfuricum	1,0 g p.o.	6,0 g p.o.
Neostigminium bromatum		
Nicaethamidum	500 mg p.o., s.c., i.m.	1,0 g p.o., s.c., i.m.
Nitrofurantoinum		
Noscapinium chloratum	100 mg p.o.	300 mg p.o.
Noscapinum	100 mg p.o.	300 mg p.o.
Novobiocinum natricum		
Nystatinum		
Oculostillae argenti nitrici 2%		
Oestradiolum		
Oestradiolum benzoylatum		
Oestradiolum dipropionylatum		
Oestronum		
Oleum hippoglossi		
Oxychinolinium sulfuricum		
Oxytetracyclinium chloratum		
Oxytetracyclinium dihydricum		
Papaverinium chloratum	200 mg p.o., s.c.	600 mg p.o., s.c.
Parachlorphenolum		
Paraldehydum	5,0 g p.o., rect.	10,0 g p.o., rect.
Pentaerythritylium tetranitricum trituratum 10%		
Pentetrazolum	300 mg p.o., s.c., i.m., i.v.	1,0 g p.o., s.c., i.m., i.v.
Pentobarbitalum natricum	200 mg p.o., rect.	400 mg p.o., rect.
Phenacetinum	1,0 g p.o.	3,0 g p.o.
Phenazonum	1,0 g p.o.	3,0 g p.o.
Phenazonum-coffeinum citricum	1,0 g p.o.	3,0 g p.o.
Pheniodolum		
Phenobarbitalum	200 mg p.o.	400 mg p.o.
Phenobarbitalum natricum	200 mg p.o., i.m.	400 mg p.o., i.m.
Phenolphthaleinum	200 mg p.o.	400 mg p.o.
Phenolum	100 mg	300 mg
Phenolum liquefactum	100 mg	300 mg
Phenothiazinum ad usum veterinarium		
Phenoxymethylpenicillinum		
Phenylbutazonum	250 mg p.o., rect. 600 mg i.m.	750 mg p.o., rect. cave! 600 mg i.m.

	Maximaldosen	
	Einzeldosis	Tagesdosis
Phenylephrinium chloratum		
Phenylhydrargyrum boricum		
Phenylhydrargyrum nitricum		
Phenytoinum	200 mg p.o.	500 mg p.o.
Phthalylsulfathiazolum		
Pilocarpinium chloratum	20 mg p.o., s.c.	40 mg p.o., s.c.
Pilocarpinium nitricum	20 mg p.o., s.c.	40 mg p.o., s.c.
Piperazinum	2,0 g während 7 Tagen	
Plumbum aceticum crudum		
Plumbum iodatum		
Plumbum nitricum		
Plumbum oxydatum		
Podophyllinum	50 mg p.o.	200 mg p.o.
Polyoxymethylenum		
Pralidoxinium methoiodatum		
Prednisolonum		
Prednisonum		
Probenecidum	1,0 g p.o.	2,0 g p.o.
Procainamidium chloratum		
Procainium chloratum	500 mg	500 mg
Procainium nitricum	500 mg	500 mg
Procainum	500 mg	500 mg
Progesteronum		
Promethazinium chloratum	100 mg p.o.	200 mg p.o. Kinder cave bis 4 Jahre!
Propylthiouracilum		
Propyphenazonum	500 mg p.o.	1,5 g p.o.
Pulvis ipecacuanhae opiatus peroralis	1,0 g	4,0 g
Pulvis ipecacuanhae opiatus solubilis peroralis	1,0 g	4,0 g
Pulvis solvendus streptomycinii sulfurici parenteralis 1 g	1,0 g Streptomycinium-sulfat entspr. Menge i. m.	2,0 g Streptomyciniumsulfat entspr. Menge i. m.
Pulvis solvendus tetracyclinii chlorati parenteralis 250 mg		
Pyrogallolum		
Radix ipecacuanhae	2 g als Vomitivum	
Resorcinolum		
Rhizoma filicis		
Rhizoma veratri ad usum veterinarium		
Salolum	2,0 g p.o.	6,0 g p.o.
Santoninum	100 mg p.o.	300 mg p.o. 10 mg p.o. pro Lebensjahr Kinder
Secobarbitalum natricum	200 mg p.o.	500 mg p.o.
Semen strychni	400 mg	800 mg
Sirupus codeinii phosphorici 0,25%	40 g	80 g Cave für Säuglinge!

	Maximaldosen	
	Einzeldosis	Tagesdosis
Sirupus ipecacuanhae compositus		
Solutio ammonii hydroxydati 10% NH_3		
Solutio cresoli saponata		
Solutio formaldehydi aethanolica		
Solutio formaldehydi aquosa 36%		
Solutio formaldehydi saponata		
Solutio iodi aethanolica 6,5%		
Solutio iodi aquosa 5%	1,0 g (20 Tropfen)	3,0 g (60 Tropfen)
Solutio iodi aquosa 2%	2,0 g (40 Tropfen)	6,0 g
Solutio iodi glycerolata 5%		
Solutio iodi glycerolata 2%		
Solutio kalii hydroxydati 40%		
Solutio natrii hydroxydati 30%		
Solutio plumbi subacetici 17%		
Solutio plumbi subacetici 0,34%		
Solutio zinco-cuprica composita		
Spironolactonum		
Stibio-kalium tartaricum ad usum vet.		
Streptomycinium sulfuricum	1,0 g i.m.	2,0 g i.m.
Succinylsulfathiazolum		
Sulfadiazinum		
Sulfadimidinum		
Sulfaguanidinum		
Sulfamerazinum		
Sulfamethizolum		
Sulfathiazolum		
Sulfondichloramidum		
Suppositoria acidi acetylosalicylici composita		
Suppositoria acidi acetylosalicylici composita pro infantibus		
Suppositoria acidi acetylosalicylici composita pro lactentibus		
Suppositoria aminophenazoni 440 mg cum allobarbitalo 60 mg		3 Suppositorien
Suppositoria chloramphenicoli 250 mg		
Suxamethonium chloratum		
Synephrinium tartaricum		
Terpinum hydratum		
Testosteronum		
Testosteronum propionylatum		
Tetracyclinium chloratum		
Theobrominum	500 mg p.o.	3,0 g p.o.
Theobrominum-calcium salicylicum	1,0 g p.o.	6,0 g p.o.
Theobrominum-natrium salicylicum	1,0 g p.o.	6,0 g p.o.
Theophyllinum	500 mg p.o.	1,5 g p.o.
Theophyllinum anhydricum	500 mg p.o.	1,5 g p.o.
Thiopentalum natricum ad iniectabile	1,0 g i.v. pro Narkose	
Thymolum	1,0 g p.o.	5,0 g p.o.

	Maximaldosen	
	Einzeldosis	Tagesdosis
Thymolum iodatum		
Tinctura aconiti	300 mg	1,0 g
Tinctura belladonnae	1,0 g	3,0 g
Tinctura cantharidis ad usum veterinarium		
Tinctura ipecacuanhae		
Tinctura strychni	4,0 g	8,0 g
Tocopherolum acetylatum		
Tolbutamidum		
Triamcinolunum		
Tuber aconiti	20 mg	60 mg
Tyrothricinum		
Unguentum cantharidis ad usum veterinarium		
Unguentum hydrargyri chlorati amidati 10%		
Unguentum hydrargyri oxydati flavi 5%		
Unguentum hydrocortisoni acetylati 1%		
Unguentum kalii iodati 10%		
Unguentum plumbi stearinici		
Vitaminum A		
Xylolum		
Yohimbinium chloratum ad usum veterinarium		
Zincum chloratum		
Zincum sulfuricum		

B. Venena

	Maximaldosen	
	Einzeldosis	Tagesdosis
Aconitinum	1 mg p.o.	0,3 mg p.o.
Adrenalinium tartaricum	1,8 mg p.o., s.c., i.m. entsprechend 1 mg Adrenalin-Base	
Apomorphinium chloratum	10 mg s.c., i.m.	10 mg s.c., i.m.
Arecolinium bromatum	2 mg p.o.	6 mg p.o.
Arsenum trioxydatum	5 mg	10 mg
Atropinium sulfuricum	2 mg p.o., s.c., i.m.	4 mg p.o., s.c., i.m.
Atropinum	2 mg	4 mg
Bacitracinum		
Cinchocainium chloratum		40 mg
Colchicinum	1 mg p.o., s.c.	3 mg p.o., s.c.
Compressi digitoxosidi 0,1 mg	3 Tabletten	10 Tabletten
Compressi digoxini 0,25 mg	4 Tabletten	4 Tabletten
Digitoxosidum	0,3 mg p.o., i.v.	1 mg p.o. 0,6 mg i.v.
Digoxinum	1 mg p.o. 0,5 mg i.v.	1 mg p.o. 0,5 mg i.v.
Dihydroergotaminium methansulfonicum	5 mg p.o. 3 mg i.m.	10 mg p.o. 5 mg i.m.
Diodonum	Cave!	
Ergometrinium maleinicum	1 mg p.o. 0,5 mg s.c., i.m.	2 mg p.o. 1 mg s.c., i.m.
Ergotaminium tartaricum	2 mg p.o. 0,5 mg s.c., i.m.	4 mg p.o. 2 mg s.c., i.m.
Extractum strychni siccum	100 mg	200 mg
Guttae adrenalini 1 mg/ml	1,0 ml (20 Tropfen) p.o.	
Guttae digitoxosidi 0,1 mg/ml	3,0 ml	10,0 ml
Homatropinium bromatum		
Hydrargyrosum nitricum		
Hydrargyrum dichloratum	20 mg p.o.	30 mg p.o.
Hydrargyrum diiodatum		
Hydrargyrum oxycyanatum	10 mg p.o., s.c.	20 mg p.o., s.c.
Hyoscyaminium sulfuricum	0,5 mg p.o., s.c.	1,5 mg p.o., s.c.
Iniectabile adrenalini 1 mg/ml	1 ml s.c., i.m.	2 ml s.c., i.m.
Iniectabile digitoxosidi 0,25 mg/ml	1,2 ml i.v.	2,4 ml i.v.
Iniectabile diodoni diaethanolaminici 500 mg/ml	Cave!	
Iniectabile diodoni diaethanolaminici 350 mg/ml	Cave!	

	Maximaldosen	
	Einzeldosis	Tagesdosis
Iniectabile noradrenalini 1 mg/ml	0,5 ml s.c., i.m.	
Iniectabile g-strophanthosidi 0,25 mg/ml	1 ml i.v.	2 ml i.v.
Iniectabile tubocurarinii chlorati 10 mg/ml		
Lanatosidum C	0,4 mg p.o., i.v.	0,4 mg p.o., i.v.
Levallorphanium tartaricum	5 mg	
Methylatropinium bromatum	3 mg p.o.	10 mg p.o.
Natrium arsenicicum	5 mg	10 mg
Noradrenalinium tartaricum	1 mg s.c., i.m. entsprechend 0,5 mg Base	
Physostigminium salicylicum	1 mg p.o., s.c., i.m.	3 mg p.o., s.c., i.m.
Picrotoxinum		
Polymyxinium-B sulfuricum		200 mg i.m. Cave!
Reserpinum		1,5 mg p.o.
Scopolaminium bromatum	0,5 mg p.o., s.c.	3 mg p.o. 1 mg s.c.
Solutio glycerylii trinitrici 1%	100 mg (6 Tropfen)	400 mg (24 Tropfen)
Solutio kalii arsenicosi	500 mg (19 Tropfen)	1,0 g (38 Tropfen)
g-Strophanthosidum	0,25 mg i.v.	0,5 mg i.v.
Strychninium nitricum	10 mg p.o. 2 mg s.c.	20 mg p.o. 10 mg s.c.
Tetracainium chloratum	20 mg	
Thyroxinum	Cave!	
Tubocurarinium chloratum		

C. Stupefacienta

	Maximaldosen	
	Einzeldosis	Tagesdosis
Cocainium chloratum	30 mg	
Cocainum	30 mg	
Compressi methadonii chlorati 5 mg	4 Tabletten	12 Tabletten
Compressi pethidinii chlorati 50 mg	3 Tabletten	10 Tabletten
Extractum opii siccum	100 mg	300 mg
Hydrocodonium tartaricum	15 mg p.o. 0,5 mg p.o. pro Lebensjahr Kinder	50 mg p.o.
Hydromorphonium chloratum	5 mg s.c. 0,1 mg s.c. pro Lebensjahr Kinder	15 mg s.c.
Iniectabile hydromorphonii chlorati 2 mg/ml cum atropinio sulfurico 0,3 mg/ml	2 ml s.c.	5 ml s.c.
Iniectabile morphinii chlorati 20 mg/ml cum atropinio sulfurico 0,3 mg/ml	1 ml s.c.	2 ml s.c.
Iniectabile morphinii chlorati 20 mg/ml cum scopolaminio bromato 0,3 mg/ml	1 ml s.c.	2 ml s.c.
Iniectabile pethidinii chlorati 50 mg/ml	3 ml i.m.	40 ml i.m.
Methadonium chloratum	20 mg p.o., i.m.	60 mg p.o., i.m.
Morphinium chloratum	30 mg p.o. 20 mg s.c. 0,5 mg s.c. pro Lebensjahr Kinder	100 mg p.o. 60 mg s.c.
Opium crudum Opium pulveratum titratum	200 mg p.o. 3 mg p.o. pro Lebensjahr Kinder	500 mg p.o.
Oxycodonium chloratum	20 mg s.c. 0,3 mg s.c. pro Lebensjahr Kinder	60 mg s.c.
Pethidinium chloratum	150 mg p.o., i.m.	500 mg p.o., i.m.
Suppositoria methadonii chlorati 7,5 mg		8 Suppositorien
Suppositoria pethidinii chlorati 100 mg		5 Suppositorien
Tinctura opii	2,0 g	6,0 g
Tinctura opii crocata	2,0 g	6,0 g

3) DAB 6: Deutsches Arzneibuch 6. Ausgabe (1926)

Anlage VIII, Tabelle A
enthaltend die größten Gaben (Maximaldosen) einiger Arzneimittel für den erwachsenen Menschen

Ist eines der nachstehenden Mittel in einer Arznei zum inneren Gebrauche (zum Einnehmen) in solchen Mengen enthalten, daß bei dem vorgeschriebenen Gebrauche die nachstehende größte Einzelgabe oder größte Tagesgabe, d. h. die sich auf 24 Stunden verteilende Menge, überschritten wird, so darf der Apotheker die Arznei nur dann abgeben, wenn der Arzt durch ein der Mengenangabe des betreffenden Mittels beigefügtes Ausrufungszeichen (!) sowie durch wörtliche Wiederholung der verordneten Menge zu erkennen gegeben hat, daß die Überschreitung der größten Gaben beabsichtigt ist.
Dies gilt auch für die Verordnung der nachstehenden Mittel in der Form von Einspritzungen in und unter die Haut und Schleimhaut, in die Muskulatur und andere Organe, in die Blutbahn, in den Rückenmarkkanal, in geschlossene Körperhöhlen und für die Einverleibung durch Suppositorien. Den Einspritzungen sind die Aufbringung auf die Schleimhäute, insbesondere durch Einstäubung, Einpinselung, Eintropfung, Eingießung, auch durch Klistier, gleichzuachten.

Wenn der Apotheker bei Berechnung der größten Gaben auf ärztliche Angaben stößt wie Tee- oder Kaffeelöffel, Kinder- oder Dessertlöffel, oder Eßlöffel, so hat er für 1 Tee- oder Kaffeelöffel 5 ccm für 1 Kinder- oder Dessertlöffel 10 ccm und für 1 Eßlöffel 15 ccm in Rechnung zu stellen.

Arzneimittel	Größte Einzelgabe in Gramm	Größte Tagesgabe in Gramm
Acetanilidum	0,5	1,5
Acidum agaricinicum	0,1	–
Acidum arsenicosum	0,005	0,015
Acidum diaethylbarbituricum	0,75	1,5
Acidum phenylaethylbarbituricum	0,4	0,8
Aethylmorphinum hydrochloricum	0,1	0,3
Agaricinum	0,1	–
Amylenum hydratum	4,0	8,0
Amylium nitrosum	0,2	0,5
Antifebrin	0,5	1,5
Apomorphinum hydrochloricum	0,02	0,06
Aqua Amygdalarum amararum	2,0	6,0
Argentum nitricum	0,03	0,1
Arsacetin	0,2	–
Aspidinolfilicinum oleo solutum	20,0	20,0
Atropinum sulfuricum	0,001	0,003
Bromoformium	0,5	1,5
Cantharides	0,05	0,15
Chloralum hydratum	3,0	6,0
Chloroformium (zum Einnehmen)	0,5	1,5
Cocainum hydrochloricum	0,05	0,15
Cocainum nitricum	0,05	0,15

Arzneimittel	Größte Einzelgabe in Gramm	Größte Tagesgabe in Gramm
Codeinum phosphoricum	0,1	0,3
Colchicinum	0,002	0,005
Diacetylmorphinum hydrochloricum	0,005	0,015
Dihydrooxycodeinonum hydrochloricum	0,03	0,1
Dionin	0,1	0,3
Emetinum hydrochloricum	0,05	0,1
Eukodal	0,03	0,1
Extractum Belladonnae	0,05	0,15
Extractum Colocynthidis	0,05	0,15
Extractum Filicis	10,0	10,0
Extractum Hyoscyami	0,15	0,5
Extractum Opii	0,075	0,25
Extractum Strychni	0,05	0,1
Filmaronöl	20,0	20,0
Folia Belladonnae	0,2	0,6
Folia Digitalis	0,2	1,0
Folia Hyoscyami	0,4	1,2
Folia Stramonii	0,2	0,6
Fructus Colocynthidis	0,3	1,0
Glandulae Thyreoideae siccatae	0,5	1,0
Gutti	0,3	1,0
Herba Lobeliae	0,1	0,3
Heroin hydrochloricum	0,005	0,015
Homatropinum hydrobromicum	0,001	0,003
Hydrargyrum bichloratum	0,02	0,06
Hydrargyrum bijodatum	0,02	0,06
Hydrargyrum chloratum (zu Einspritzungen)	0,1	–
Hydrargyrum cyanatum	0,01	0,03
Hydrargyrum oxycyanatum	0,01	0,03
Hydrargyrum oxydatum	0,02	0,06
Hydrargyrum oxydatum via hum. par.	0,02	0,06
Hydrargyrum salicylicum	0,15	–
Hydrastininium chloratum	0,05	0,15
Hydrastininum hydrochloricum	0,05	0,15
Kreosotum	0,5	1,5
Liquor Kalii arsenicosi	0,5	1,5
Lobelinum hydrochloricum	0,02	0,1
Luminal	0,4	0,8
Luminal-Natrium	0,4	0,8
Medinal	0,75	1,5
Methylsulfonalum	1,0	2,0
Morphinum hydrochloricum	0,03	0,1

Arzneimittel	Größte Einzelgabe in Gramm	Größte Tagesgabe in Gramm
Narcophin	0,03	0,1
Natrium acetylarsanilicum	0,2	–
Natrium diaethylbarbituricum	0,75	1,5
Natrium nitrosum	0,3	1,0
Natrium phenylaethylbarbituricum	0,4	0,8
Nitroglycerinum solutum	0,1	0,4
Oleum Chenopodii anthelminthici	0,5	1,0
Oleum Crotonis	0,05	0,15
Opium concentratum und alle Zubereitungen, die etwa 50 Prozent Morphin und außerdem die Hauptmenge der übrigen Opiumbestandteile enthalten	0,03	0,1
Opium pulveratum	0,15	0,5
Papaverinum hydrochloricum	0,2	0,6
Paraldehyd	5,0	10,0
Phosphorus	0,001	0,003
Phosphorus solutus	0,2	0,6
Physostigminum salicylicum	0,001	0,003
Physostigminum sulfuricum	0,001	0,003
Pilocarpinum hydrochloricum	0,02	0,04
Pilulae asiaticae (0,001 g Acidum arsenicosum je Pille)	5 Stück	15 Stück
Plumbum aceticum	0,1	0,3
Podophyllinum	0,1	0,3
Pulvis Ipecacuanhae opiatus	1,5	5,0
Santoninum	0,1	0,3
Scopolaminum hydrobromicum	0,001	0,003
Semen Strychni	0,1	0,2
Strophanthinum	0,001	0,005
Strychninum nitricum	0,005	0,01
Sulfonalum	1,0	2,0
Suprarenin (Adrenalin, Epirenan etc.)	0,001	–
Tartarus stibiatus	0,1	0,3
Theophyllinum	0,5	1,5
Tinctura Cantharidum	0,5	1,5
Tinctura Colchici	2,0	6,0
Tinctura Colocynthidis	1,0	3,0
Tinctura Digitalis	1,5	5,0
Tinctura Jodi	0,2	0,6
Tinctura Lobeliae	1,0	3,0
Tinctura Opii crocata	1,5	5,0
Tinctura Opii simplex	1,5	5,0
Tinctura Strophanthi	0,5	1,5
Tinctura Strychni	1,0	2,0
Trional	1,0	2,0
Veratrinum	0,002	0,005
Veronal	0,75	1,5
Veronal-Natrium	0,75	1,5
Yohimbinum hydrochloricum	0,03	0,1

4) DAB 7: Deutsches Arzneibuch 7. Ausgabe (1968)

Höchstgaben von Arzneimitteln für den erwachsenen Menschen

Wird eines der nachstehenden Arzneimittel in einer Menge verordnet, daß bei vorgeschriebenem Gebrauch die größte Einzelgabe oder größte Tagesgabe, d. h. die sich auf 24 Stunden verteilende Menge, überschritten wird, so darf der Apotheker das Arzneimittel für einen Erwachsenen nur dann abgeben, wenn der Arzt bzw. Zahnarzt durch ein der Mengenangabe des betreffenden Arzneimittels beigefügtes Ausrufungszeichen (!) sowie durch wörtliche Wiederholung der verordneten Menge zu erkennen gegeben hat, daß die Überschreitung der Höchstgaben beabsichtigt ist.
Die Höchstgaben gelten, soweit im Einzelfall nichts anderes angegeben ist, für alle bei den betreffenden Arzneimitteln üblichen Anwendungsarten mit Ausnahme der Aufbringung auf die Haut.
Die angegebenen Höchstgaben sind nicht als die üblichen Dosen (Normdosen, mittlere Einzelgaben) anzusehen.
Bei der Berechnung der Höchstgaben flüssiger Arzneimittel sind folgende Mengen anzusetzen:

für den Inhalt eines Eßlöffels	15 ml,
für den eines Kinder- oder Dessertlöffels	10 ml,
für den eines Tee- oder Kaffeelöffels	5 ml.

Arzneimittel	Größte Einzelgabe in Gramm	Größte Tagesgabe in Gramm
Acetamino-hydroxyphenyl-arsonsäure	0,5	1,0
Adrenalin	0,001	–
Adrenalin, bei intravenöser und intramuskulärer Verabreichung	0,00015	–
Adrenalin-Lösung (1:1000)	1,0	–
Adrenalin-Lösung; bei intravenöser und intramuskulärer Verabreichung	0,15 ml	–
Äthyl-cyclohexenyl-barbitursaures Calcium	0,4	1,2
Äthylmorphinhydrochlorid	0,1	0,3
Antimon-biskrenzkatechin-disulfonsaures Natrium	0,1	0,3
Apomorphinhydrochlorid	0,02	0,06
Arsen(III)-oxid	0,005	0,015
Ascaridol	0,6	0,6
Atropinsulfat	0,005	0,01
Belladonnablätter	0,2	0,6
Belladonnaextrakt	0,05	0,15
Butylaminobenzoyl-dimethylamino-äthanolhydrochlorid	0,02	0,04
Butyl-bromallyl-barbitursäure	–	0,6
Calciferol	–	0,015
Chinidinsulfat	0,3	1,5
Chinidinsulfat, bei intravenöser Verabreichung	0,3	0,9
Chloralhydrat	2,0	6,0
Cholecalciferol-Cholesterin	–	0,03
Codeinphosphat	0,1	0,3
Colchicin	0,002	0,005
Diäthylbarbitursäure	–	1,0
Diäthylbarbitursaures Natrium	–	1,0

Arzneimittel	Größte Einzelgabe in Gramm	Größte Tagesgabe in Gramm
Digitalisblätter	0,2	1,0
Digitalistinktur	1,5	5,0
Digitoxin	–	0,001
Dihydrocodeinhydrogentartrat	0,05	0,15
Dihydrocodeinonhydrogentartrat	0,015	0,15
Dihydro-hydroxycodeinon-hydrochlorid	0,03	0,1
Dihydromorphinonhydrochlorid	0,004	0,012
Dimethylcarbamoyloxyphenyl-trimethyl-ammonium-bromid, bei oraler Verabreichung	0,016	0,048
Dimethylcarbamoyloxyphenyl-trimethyl-ammonium-methylsulfat, bei parenteraler Verabreichung	0,001	0,005
Diphenylhydantoin	0,3	1,0
Emetindihydrochlorid	0,05	0,1
Ephedrinhydrochlorid	0,05	0,15
Fowlersche Lösung	0,5	1,5
Heilbuttleberöl	–	0 1,0
Histamindihydrochlorid	0,001	–
Hydroxyphenyl-methylamino-äthanoltartrat	0,15	–
Isonicotinsäurehydrazid	0,2	0,6
Isopropyl-bromallyl-barbitursäure	0,4	0,8
Methyl-cyclohexenyl-methyl-barbitursäure	0,75	1,5
Methyl-phenyl-äthyl-barbitursäure	0,4	0,8
Methyl-phenyl-piperidinocarbonoyl-äthanolhydrochlorid	0,15	0,5
Methylthiouracil	0,15	0,5
Morphinhydrochlorid	0,03	0,1
Natriumnitrit	0,3	1,0
Natriumnitrit, bei subkutaner Verabreichung	0,1	0,5
Noradrenalinhydrochlorid	0,001	–
Noradrenalinhydrochlorid, bei intravenöser und intramuskulärer Verabreichung	0,00025	–
Noradrenalinhydrogentartrat	0,001	–
Noradrenalinhydrogentartrat, bei intravenöser und intramuskulärer Verabreichung	0,00025	–
Eingestelltes Opium	0,15	0,5
Opiumextrakt	0,075	0,25
Opiumtinktur	1,5	5,0
Papaverinhydrochlorid	0,2	0,6
Papaverinhydrochlorid, bei intravenöser Verabreichung	0,05	0,15
Paraldehyd	5,0	15,0
Phenyläthylbarbitursäure	0,4	0,8
Phenyläthylbarbitursaures Natrium	0,5	1,0
Phenyl-methylamino-propan-hydrochlorid	0,015	0,003

Arzneimittel	Größte Einzelgabe in Gramm	Größte Tagesgabe in Gramm
Physostigminsalicylat	0,001	0,003
Pilocarpinhydrochlorid	0,02	0,04
Propylthiouracil	0,1	0,3
Reserpin	0,0015	0,003
Scopolaminhydrobromid	0,001	0,003
g-Strophanthin, bei intravenöser Verabreichung	0,0005	0,001
Strychninnitrat	0,005	0,01
Theophyllin	0,5	1,5
Theophyllin-Äthylendiamin	0,5	1,5
Theophyllin-Äthylendiamin, bei intravenöser Verabreichung	0,25	0,75
Ölige Vitamin-A-Lösungen	–	50000 I. E.

5) DAB 8: Deutsches Arzneibuch 8. Ausgabe (1979)

Höchstgaben von Arzneimitteln für den erwachsenen Menschen

Für eine Reihe von Arzneimitteln werden Höchstgaben (größte Einzelgabe, größte Tagesgabe) angegeben, die für diese Arzneimittel gelten, wenn sie rezepturmäßig verordnet werden. Die Höchstgaben beziehen sich, soweit nichts anderes vermerkt, ausschließlich auf die orale Anwendung der Arzneimittel beim Erwachsenen.

Der Apotheker darf ein vom Arzt oder Zahnarzt in höherer Dosierung verordnetes Arzneimittel nur abgeben, wenn durch ein der Mengenabgabe beigefügtes Ausrufungszeichen (!) sowie durch wörtliche Wiederholung der Menge die eindeutige Absicht zur Überschreitung der Höchstgabe erkennbar ist.

Die Höchstgaben bieten keinen Anhaltspunkt für die im Einzelfall erforderliche therapeutische Dosierung des Arzneimittels. Aus dem Fehlen einer Höchstgabe (z. B. bei Arzneimitteln, die gewöhnlich unter Aufsicht des Arztes oder die bei Kindern angewendet werden) darf nicht auf Ungefährlichkeit ungewöhnlich hoher Dosierungen des Arzneimittels geschlossen werden.

Bei der Berechnung der Höchstgaben flüssiger Arzneimittel sind folgende Mengen anzusetzen:

für den Inhalt eines Eßlöffels	15 ml,
für den eines Kinder- oder Dessertlöffels	10 ml,
für den eines Tee- oder Kaffeelöffels	5 ml.

Arzneimittel	Größte Einzelgabe in Gramm	Größte Tagesgabe in Gramm
Äthylmorphinhydrochlorid	0,1	0,3
Amobarbital-Natrium	–	1,2
Amphetaminsulfat	0,006	0,03
Apomorphinhydrochlorid[1])	–	–
Atropinsulfat	0,005	0,01
Barbital	–	1,0
Belladonnaextrakt	0,05	0,15
Butobarbital	–	0,8
Chinidinsulfat	0,4	4,0
Chloralhydrat	2,0	6,0
Codein	0,1	0,3
Codeinphosphat	0,1	0,3
Colchicin	0,002	0,006
Colecalciferol-Cholesterin[2])	–	–
Cyclobarbital-Calcium	–	1,2
Dihydrocodeinhydrogentartrat	0,05	0,15
Emetindihydrochlorid	0,05	0,1
Ergocalciferol[3])	–	–
Ergotamintartrat	0,002	0,006
Hexobarbital	–	1,5
Homatropinhydrobromid[4])	–	–
Hydrocodonhydrogentartrat	0,015	0,05
Hydromorphonhydrochlorid	0,005	0,015
Hyoscyaminsulfat	0,005	0,01

Arzneimittel	Größte Einzelgabe in Gramm	Größte Tagesgabe in Gramm
Isoniazid	–	1,5
Kaliumjodid	2,0	6,0
Lithiumcarbonat	–	1,8
Methadonhydrochlorid	0,015	0,045
Methamphetaminhydrochlorid	0,006	0,03
Methylphenobarbital	–	0,8
Morphinhydrochlorid	0,03	0,1
Natriumjodid	2,0	6,0
Neostigminbromid	0,03	0,09
Eingestelltes Opium	0,15	0,5
Opiumextrakt	0,075	0,25
Opiumtinktur	1,5	5,0
Oxycodonhydrochlorid	0,015	0,1
Papaverinhydrochlorid	0,2	0,6
Paraldehyd	5,0	15,0
Pentobarbital	–	0,4
Pentobarbital-Natrium	–	0,4
Pethidinhydrochlorid	0,15	0,5
Phenobarbital	–	0,8
Phenobarbital-Natrium	–	0,8
Phenytoin	–	1,0
Phenytoin-Natrium	–	1,0
Physostigminsalicylat[5])	0,001	0,003
Pilocarpinhydrochlorid[6])	0,02	0,04
Pilocarpinnitrat[6])	0,02	0,04
Propylthiourazil	0,1	0,3
Reserpin	–	0,003
Scopolaminhydrobromid	0,001	0,003
Secobarbital-Natrium	–	0,5
Tetracainhydrochlorid[7])	–	–
Vitamin A	–	50000 I. E.

[1]) Eine Ampulle soll nicht mehr als 0,01 g Apomorphinhydrochlorid enthalten.
[2]) Größte Gabe für einen Zeitraum von 3 Monaten: 0,03 g.
[3]) Größte Gabe für einen Zeitraum von 3 Monaten: 0,15 g.
[4]) Gehalt in Arzneien zur Anwendung am Auge höchstens 1,0 Prozent (G/V).
[5]) Gehalt in Augentropfen höchstens 0,5 Prozent (G/V).
[6]) Gehalt in Augentropfen höchstens 2 Prozent (G/V).
[7]) Gehalt der Lösung zur Infiltrationsanästhesie höchstens 0,1 Prozent (G/V);
Gehalt der Lösung zur Oberflächenanästhesie höchstens 0,5 Prozent (G/V).

6) Erg.-B. 6: Ergänzungsbuch zum Deutschen Arzneibuch, Sechste Ausgabe

Anlage II, Tabelle A
enthaltend die größten Gaben (Maximaldosen) einiger Arzneimittel für den erwachsenen Menschen

Allgemeine Bemerkungen

Die in der folgenden Tabelle enthaltenen größten Einzel- und Tagesgaben gelten für den erwachsenen Menschen und für den inneren Gebrauch.

Die dem inneren Gebrauch gleichzuerachtenden Anwendungsformen sowie die bei Verordnung von Tee-, Kaffee-, Kinder-, Dessert- oder Eßlöffeln in Rechnung zu stellenden Mengen sind aus den entsprechenden Vorschriften des Deutschen Arzneibuches zu ersehen.

Will man in einfachster Weise berechnen, wieviel den Kindern bis zu 12 Jahren von der für den Erwachsenen bestimmten Gabe ohne Gefahr verabfolgt werden kann, so teilt man die Anzahl der Jahre durch die Anzahl der Jahre + 12. Demnach würde ein Kind von 4 Jahren erhalten:

$$\frac{4}{4+12} = \frac{4}{16} = \frac{1}{4} \quad \text{ein Kind von 12 Jahren} \quad \frac{12}{12+12} = \frac{12}{24} = \frac{1}{2}$$

Von 12 bis 18 Jahren ist ½ bis ¾ und von 18 bis 21 Jahren ¾ bis zu der vollen Dosis eines Erwachsenen zu verabfolgen.

Dem Apotheker wird empfohlen, bei etwaiger Überschreitung der Höchstgaben nach den im Deutschen Arzneibuch, 6. Ausgabe, S. 816 bzw. S. 446 im Neudruck 1947, angegebenen Bestimmungen zu verfahren.

Arzneimittel	Größte Einzelgabe in Gramm	Größte Tagesgabe in Gramm
Acetum Colchici	2,0	4,0
Acetum Scillae	2,0	6,0
Acidum hydrocyanicum dilutum	0,1	0,3
Aconitinum	0,0002	0,0006
Aethylenum chloratum	1,0	3,0
Arsenum jodatum	0,025	0,04
Atropinum	0,001	0,003
Atropinum methylobromatum	0,001	0,003
Auro-Natrium chloratum	0,05	0,2
Barium nitricum	0,2	0,4
Benzonaphtholum	0,5	2,0
Bismutum β-naphtholicum	0,75	4,0
Brucinum	0,1	0,2
Butylchloralum hydratum	2,0	4,0
Cadmium sulfuricum	0,1	0,2
Carboneum tetrachloratum	4,0	4,0
Cerium oxalicum	0,2	0,6
Chinolinum	0,75	1,5
Chloralum formamidatum	4,0	8,0
Chloroformium e Chloralo hydrato	0,5	1,5
Citrophen	1,0	3,0

Arzneimittel	Größte Einzelgabe in Gramm	Größte Tagesgabe in Gramm
Codeinum	0,1	0,3
Codeinum hydrochloricum	0,1	0,3
Coniinum	0,003	0,01
Coniinum hydrobromicum	0,005	0,015
Cortex Yohimbehe	3,0	10,0
Cuprum aceticum	0,1	0,3
Cuprum oxydatum	0,3	0,8
Cuprum sulfuricum ammoniatum	0,1	0,4
Curare	0,02	0,06
Digitoxinum	0,002	0,004
Duboisinum sulfuricum	0,0015	0,003
Ephedrin hydrochloricum	0,05	0,15
Ephetonin	0,05	0,15
Eucupin	0,25	0,75
Eucupin bihydrochloricum	0,3	0,9
Eupaverin	0,15	0,5
Extractum Aconiti Tuberis	0,02	0,06
Extractum Adonidis fluidum	1,0	3,0
Extractum Belladonnae spissum	0,05	0,15
Extractum Calabar	0,02	0,06
Extractum Cannabis indicae	0,1	0,3
Extractum Chelidonii	0,5	1,5
Extractum Colocynthidis compositum	0,2	0,5
Extractum Conii	0,05	0,2
Extractum Hyoscyami spissum	0,15	0,5
Extractum Secalis cornuti	0,5	1,5
Extractum Stramonii	0,15	0,15
Flores Convallariae	0,5	1,5
Folia Toxicodendri	0,05	0,15
Fructus Colocynthidis praeparati	0,3	1,0
Fungus Laricis	0,5	–
Guajacolum liquidum	0,5	2,5
Guajacolum valerianicum	1,0	3,0
Herba Adonidis vernalis	1,0	3,0
Herba Conii	0,3	1,5
Herba Convallariae	0,5	1,5
Herba Stramonii recens	1,0	3,0
Hydrargyrum jodatum	0,02	0,06
Hydrargyrum nitricum oxydatum	0,02	0,06
Hydrargyrum nitricum oxydulatum	0,02	0,06
Hydrargyrum sozojodolicum	0,05	0,1
Hydrargyrum sulfuricum	0,02	0,06
Hydrargyrum tannicum oxydulatum	0,05	0,1
Hydrastinum hydrochloricum	0,1	0,3
Hyoscyaminum	0,001	0,003

Arzneimittel	Größte Einzelgabe in Gramm	Größte Tagesgabe in Gramm
Jodum trichloratum	0,03	0,06
Kalium chromicum flavum	0,03	0,6
Kalium cyanatum	0,03	0,1
Monochlorphenolum (para)	0,1	0,2
Morphinum sulfuricum	0,03	0,1
Novalgin	0,6	1,8
Oleum Cantharidis	0,15	0,5
Oleum Rutae	0,2	0,8
Oleum Sabinae	0,2	0,5
Optochin	0,3	1,0
Optochin hydrochloricum	0,3	1,0
Orexin-Tannat	0,5	1,5
Oxymel Scillae	6,0	15,0
Pantocain hydrochloricum	0,02	–
Pantocain nitricum	0,02	–
Papaverinum	0,15	0,5
Pelletierinum tannicum	1,0	–
Phanodorm	0,4	1,2
Phanodorm-Calcium	0,4	1,2
Picrotoxinum	0,005	0,01
Plumbum jodatum	0,3	1,2
Prontalbin	1,5	5,0
Prontosil rubrum	1,5	5,0
Prontosil solubile	0,25	0,75
Radix Belladonnae	0,2	0,6
Rhizoma Hellebori	0,2	1,0
Scopolaminum hydrochloricum	0,001	0,003
Semen Calabar	0,2	0,6
Semen Stramonii	0,2	0,6
Semen Strophanthi kombé	0,05	0,15
Sirupus Codeini	30,0	100,0
Sparteinum sulfuricum	0,2	0,6
Stibium sulfuratum nigrum laevigatum	1,0	3,0
Theobromino-natrium aceticum	1,0	4,0
Tinctura Aconiti	0,2	0,6
Tinctura Adonidis	5,0	15,0
Tinctura Belladonnae	1,0	3,0
Tinctura Cannabis indicae	1,0	3,0
Tinctura Convallariae	1,5	5,0
Tinctura Gelsemii	1,0	3,0
Tinctura Hyoscyami	1,5	3,0
Tinctura Stramonii Seminis	1,0	3,0

Arzneimittel	Größte Einzelgabe in Gramm	Größte Tagesgabe in Gramm
Tinctura Toxicodendri	0,5	1,5
Tubera Aconiti	0,02	0,06
Vinum stibiatum	1,5	5,0
Vioform	0,3	1,0
Zincum lacticum	0,1	0,3
Zincum valerianicum	0,1	0,3

7) DAC: Deutscher Arzneimittel-Codex

Die Tabelle für den Deutschen Arzneimittel-Codex (DAC) wurde – wie auch die MAK-Tabelle (s. Nr. 9) – inhaltlich besonders angereichert und informativ gestaltet.
Die Anordnung der Monographien ist die gleiche wie in der DAC-Tabelle von Teil I, erfaßt jedoch folgende Daten und Kriterien:

Wirkstoffgehalt von Arzneizubereitungen
Größte Einzel- und Tagesgabe
Normdosis
Norm- und Maximalkonzentration
Angaben und Hinweise betr. Herstellung, Abgabe, Lagerung, Verwendung u. a. m
Medizinisch-therapeutische Verwendung (Indikation), Kontraindikationen, Neben- und Wechselwirkungen, Toxizität u. a. m. (z. T. auch MAK-Werte)

Diesen durch den Umgang mit dem Arzneimittel oder Wirkstoff zumeist pharmakologisch-therapeutisch-biologisch determinierten Merkmalen und Kriterien kommt einmal für die berufliche Nutzanwendung eine beispielhafte besondere Bedeutung zu, weil sie der aktuellen Neuausgabe des DAC 1979 und dessen 2 Ergänzungen (1981, 1982) entstammen, zu dem sich die von der DAC-Kommission permanent betriebene Überarbeitung dieses „Ergänzungsbuches zum Deutschen Arzneibuch" hinzuaddiert.
Einen ähnlich hohen fachlichen Stellenwert nimmt der DAC im Rahmen der Arzneibuchsituation ein, wo er eine unverkennbar positive Einwirkung ausübt auf die notwendige Ausbilanzierung zwischen der sehr unterschiedlich verlaufenden Erarbeitung neuer nationaler Arzneibücher und dem mit diesen zu integrierenden, aber in eigenen Kommissionen entstehendem Europäischen Arzneibuch, unter dessen in mehreren Amtssprachen herausgegebenen Editionen eine solche in deutscher Sprache (wie auch in einigen anderen Sprachen des EG-Bereichs) nach wie vor vermißt werden muß.

Gliederung

a) Hauptliste = DAC 1979 m. 1. u. 2. Ergänzung 1981 u. 1982
b) Anhang zur Hauptliste (a, b, c) = frühere Monographien, die nicht mehr in DAC 1979 aufgenommen wurden
c) Monographien der 1. Ergänzung (1981)
d) Monographien der 2. Ergänzung (1982)
e) Monographien der 3. Ergänzung (1983)

a) Hauptliste

Sie enthält die Monographien Nr. 1–213 = DAC '79 und darin alphabetisch eingeordnet die Monographien Nr. 240–267 = 1. Ergänzung DAC '81 sowie die Monographien Nr. 268–298 = 2. Ergänzung DAC '82. Alle durch die 1. Ergänzung '81 veränderten Monographien sind durch einen Stern *, die durch die 2. Ergänzung '82 veränderten durch 2 Sterne ** vor ihrer Kennziffer markiert, wobei ** eine bereits durch die 1. Ergänzung bedingte Änderung nicht ausschließen.

Lfd. Monographie Nr.	Größte Einzelgabe	Größte Tagesgabe	Normdosis (ND) Normkonzentration (NK) Maximalkonzentration (MK)	Angaben/Hinweise betreffend Abgabe, Herstellung, Lagerung, Verwendung etc.	Medizin-therapeutische Anwendung (Indikation, Kontraindikation usw.)
			E zur Einnahme Erh. Erhaltungsdosis im intramuskulär Inj zur Injektion iv intravenös pl perlingual sc subcutan	**Abgabe** (A) **Herstellung** U galen. Inkompatibilität Kons Konservierung (B Benzalkoniumchlorid, C Chlorhexidinacetat, P Phenylquecksilberborat oder -nitrat, Th Thiomersal) St. Sterilisation **Lagerung** (L) (VbF vorsicht. Umgang lt. VbF) **Verwendung** kosm. kosmetisch mibiol. mikrobiolog. pharm. pharmazeutisch techn. technisch	KI Kontraindikation MAK Maximale Arbeitsplatzkonzentration Tox. Toxikologie, toxisch

Lfd. Monographie Nr.		Größte Einzelgabe	Größte Tagesgabe	Normdosis (ND) Normkonzentration (NK) Maximalkonzentration (MK)	Angaben/Hinweise betreffend Abgabe, Herstellung, Lagerung, Verwendung etc.	Medizin-therapeutische Anwendung (Indikation, Kontraindikation usw.)
1	Aceton	–	–	–	pharm., U, VbF	Tox. Bei Einatmen der Dämpfe Kopfschmerz, Speichelfluß, Erregung, narkoseähnl. Bewußtlosigkeit MAK 1000 ppm
2	ß-Acetyldigoxin	–	–	ND (Erh.) tägl. 0,3 mg (E)	L	Cardiacum
** 3	Acriflaviniumchlorid	–	–	–	U, L	Antisepticum (Lösg., Salbe, Puder, Pastille, Tabl.)
4	Adiphenin-hydrochlorid	–	0,3 g	ND 0,075 g (E)	U, L	Spasmolyticum, Sedativum (auch komb. mit Phenobarbital)
5	Adrenalin	1 mg	–	ND im, sc 0,2–0,5 mg ND iv 0,1–0,25 mg	L	Sympathicomimeticum
6	Adrenalin-Augentropfen, neutrale (0,9–1,1% Adrenalin)	1 mg A.	–	–	U, L, Kons. (P)	bei unspezif. Konjunktividen, Iritis, Iridocyclitis, div. Glaukomformen
** 7	Äthylacetat	–	–	–	L, VbF	Tox. Bei Einatmen der Dämpfe Kopfschmerz, Schwindel, Schleimhautreizung; höhere Konz. wirken narkotisch MAK 400 ppm
8	Äthylendiamin	–	–	–	pharm., L	Tox. Ätzung. Dämpfe haut- u. schleimhautreizend, allergisch (asthmaähnl. Folgen) MAK 10 ppm

Lfd. Monographie Nr.		Größte Einzelgabe	Größte Tagesgabe	Normdosis (ND) Normkonzentration (NK) Maximalkonzentration (MK)	Angaben/Hinweise betreffend Abgabe, Herstellung, Lagerung, Verwendung etc.	Medizin-therapeutische Anwendung (Indikation, Kontraindikation usw.)
*9	Äthylenglykolsalicylat	–	–	NK 5–10% (Salbe, Lösg. zur äußerl. Anw.)	U, L	Äuß. Anwendung bei Weichteilrheumatismus
10	Äthylmorphinhydrochlorid-Augentropfen (1,8–2,2% Ä.)	–	–	–	L, Kons. (C)	Zur Aufhellg. v. Hornhautnarben u. -trübungen; okuläres Lymphagogum; vorübergehendes Brennen b. Einträufeln in Bindehautsack
11	Agaricinsäure	0,03 g	0,1 g	ND 0,01 g (E)	L	Antihidroticum
268	Allopurinol	–	–	ND tägl. 0,1–0,6 g (E)	L	Urikostatikum zur Behandlg. von Störgn. des Purinstoffwechsels (Gicht).
240	Aluminiumchlorid-hexahydrat	–	–	NK 10–25%ige Lösungen	L, U	äußerl. als Adstringens, v. a. bei übermäßiger Schweißsekretion
12	Amantadin-hydrochlorid	–	–	ND tägl. 200 mg (E) als antivirales Mittel ND tägl. 100–400 mg bei Morb. Parkinson	U, L	–
241	Verdünnte Ameisensäure	–	–	–	A, U	Hyperämisierungsmittel äußerl. in 5%igen Lösungen
13	Aminocapronsäure	–	–	ND initial 4–6 g langsam iv, dann ggfs. 2 g in 4stünd. Abstand	St.	Bei Blutungen, Blutungsgefahr durch erhöhte Fibrinolyse nach Op., bei okkulten Blutungen, post partum; Antidot bei thrombolyt. Therapie

14	Aminochinurid	–	–	NK 0,1%ige Lösg. (Blasen- u. Wundspülg., Umschläge) NK 1% (Puder, Salbe)	L	Antisepticum
15	Aminomethyl-benzoesäure	1,0 g (E) 0,2 g im, langsam iv Inf.	2,0 g (E) 0,6 g im, langsam iv Inf.	ND tägl. 0,3–0,6 g (E) 0,05–0,15 g langsam iv	L, St.	Antifibrinolyticum KI: Schwere Nierenfunktionsstörgn., Thrombose, Emboliegefahr
242	Ammoniaklösung 10 Prozent	–	–	–	L, U	äußerl. gegen Insektenstiche, nach Quallenberührung, in hyperämisierenden Einreibemitteln innerl. als expectorisierender Zusatz in Hustentropfen oder -säften. Gelegentl. als wiederbelebendes Riechmittel. Tox. Inhalation größerer Mengen NH_3-Dämpfe kann zur Erstikkung führende Bronchialspasmen und Glottisödeme auslösen. Dämpfe augenreizend (Gegenmaßnahme: ausgiebige Spülung mit frischem Leitungswasser oder isoton. NaCl-Lösung). MAK 50 ppm NH_3.
16	Ammoniumbituminosulfonat-Salbe (bis 50%ig)	–	–	–	L	Bei Abszessen. chron. Hauterkrn., Gelenkentzündungen
243	Ammoniumeisen (III)-citrat	–	–	ND tägl. bis 6 g (E) über mehrere Dosen verteilt	L	innerl. bei Eisenmangelzuständen
*17	Ammoniumsulfobitol	–	–	NK 10% (Salbe, Pinselg.)	pharm.	Bei akuten u. chron. Ekzemen, div. Prurigo- u. Pruritusformen

Lfd. Monographie Nr.		Größte Einzelgabe	Größte Tagesgabe	Normdosis (ND) Normkonzentration (NK) Maximalkonzentration (MK)	Angaben/Hinweise betreffend Abgabe, Herstellung, Lagerung, Verwendung etc.	Medizin-therapeutische Anwendung (Indikation, Kontraindikation usw.)
18	Amobarbital	0,5 g	1,0 g	ND 0,1 g (E)	L	Hypnoticum, Sedativum
269	Angelikawurzel	–	–	–	L	–
**19	Anthrarobin	–	–	–	L, U	Gegen Psoriasis
*20	Atropinsulfat-Augentropfen (0,18–0,22% A.)	–	–	ND 1 Tr. in den Bindehautsack zwecks Mydriasis	U, St., L	Mydriaticum, Cycloplegicum
21	Atropinsulfat-Injektionslösg. (0,09–0,11% A.)	–	–	ND 0,3 mg A. (= 0,3 ml) sc	U, St., L	Parasympathicolyticum
22	Augenarzneiträger, viskoser	–	–	–	St./Kons. (C), L, pharm.	Tränenersatzflüssigkeit, Arzneiträger für flüssige Augenarzneimittel
23	Augensalbe, einfache	–	–	–	St., L, pharm.	–
270	Avocadoöl	–	–	–	U, L, pharm.	Für Haut- u. Körperpflegemittel (öl. Lösgn., Emulsionen, Cremes).
24	Bamethansulfat	–	–	ND 0,01 g (E) ND im 0,05 g	U, St., L	Gegen periphere Durchblutungsstörgn. KI: Thyreotoxikose
*25	Beinwellwurzel	–	–	–	–	–
26	Belladonnatinktur (0,028–0,032% Alkaloide ber. als Hyoscyamin)	1,5 g	4,0 g	ND 0,5 g (E)	U, L	Parasympathicolyticum, insbes. bei Spasmen u. Koliken i. Gastrointestinaltrakt
27	Benediktenkraut	–	–	–	L	–

*28	Benzbromaron	–	–	ND 0,1 g (E; tägl. Einzelgabe!)	L	Urikosuricum bei Hyperurikämie KI: mittelschwere bis schwere Nierenfunktionsstörungen
*29	Benzylalkohol	–	–	NK 1–3% (Inj. lösg.) NK 10% (Salbe, Lotio)	U, L, pharm.	Bakteriostaticum; schwaches, wenig tox. Lokalanästheticum (Salbe, Lotio)
30	Benzylbenzoat	–	–	NK 25% (ext. Emulsionen)	U, L	Topisches Antiscabiosum
31	Benzylmandelat	–	–	ND 0,05 g (E)	L	Schwach wirksames Spasmolyticum; meist komb. m. anderen Spasmolytica u. Analgetica
32	Benzylnicotinat	–	–	NK 2–3% (Salbe)	U, L	Extern zur Hyperämisierung bei Weichteilrheuma, lokalen Durchblutungsstörungen KI: Entzündl. Hauterkrn., art. Gefäßverschlüsse, Diabetes mellitus (insulinabhängig)
*33	Besenginsterkraut (mind. 0,8% Alkaloide, ber. als Spartein)	–	–	–	L	–
244	Betainchlorid	–	–	ND 0,5–1,0 g in etwa 100 g Wasser gelöst während oder nach der Mahlzeit	L	bei Anazidität, Hypochlorhydrie
271	Biotin	–	–	mittl. Tagesbedarf ca. 0,15–0,3 mg (Erwachsene)	L, U	Bei Vitaminmangelzuständen
34	Bisacodyl	–	–	ND 0,005–0,01 g	L	Kontaktlaxans (Tabl., Supp.) Tox. Substanz nicht in Augen oder auf Schleimhäute bringen!

Lfd. Mono-graphie Nr.		Größte Einzelgabe	Größte Tagesgabe	Normdosis (ND) Normkonzentration (NK) Maximalkonzentra-tion (MK)	Angaben/Hinweise betreffend Abgabe, Herstellung, Lagerung, Verwendung etc.	Medizin-therapeutische Anwendung (Indikation, Kontraindikation usw.)
245	Bitterkleeblätter (Bitterwert mind. 3000)	–	–	–	L	–
35	Blei(II)-oxid	–	–	–	U, L, pharm.	–
36	Bleipflaster (29–32% Pb)	–	–	–	L, pharm. (für Ungt. diachylon)	–
** 246	Bleipflastersalbe (11,0–13,0% Pb)	–	–	–	L, U	–
37	Bohnenhülsen	–	–	–	L	–
38	Boldoblätter (min. 0,1% Gesamtalkaloide, ber. als Boldin)	–	–	–	L (nicht als Pulver lagern)	–
*39	Brillantgrün	–	–	–	pharm. (mikrosk. Färbung)	Desinfiziens(grampos. Baktn. u. einige Pilze); Anw. 0,05–1%ige Lösg.; vet. med. bei Kälberruhr (0,1%ige Lösg.)
272	Bromhexin-hydrochlorid	–	–	ND tägl. 24–48 mg (E) ND tägl. 16 mg (Inhal.) ND tägl. 16–24 mg (Inj.)	L, U	Sekretolytikum bei Er-krankgn. d. Atemtraktes.
247	Bruchkraut	–	–	–	L	–
40	Bupivacain-hydrochlorid	–	–	ND 75–225 mg (jedoch in 24 Std. max. 2 mg/kg) NK 0,25–0,75%ige Lösg.	U, L, St.	Langwirk. Infiltrations- u. Leitungsanästheticum DL 50 (Maus) iv 7,8 mg/kg, sc 82 mg/kg
41	Butoxycain-hydrochlorid	–	–	NK 1% (Salbe)	U, L	Zur Oberflächen- u. Schleimhautanästhesie

42	Calciumarachinat	–	–	–	U, pharm.	–
248	Calciumcitrat-tetrahydrat	–	–	ND 1 g tägl. (E)	L, U	Bei Calcium-Mangelzuständen, v.a. in der Pädiatrie
249	Calciumdobesilat	–	–	ND 0,75 g tägl. (E) auf 3–4 Dosen verteilt	L, U	Zur Gefäßabdichtung
*43	Calciumphosphinat	–	–	NK 0,5% (Lebertran-emulsion)	U, L	–
44	Calciumstearat	–	–	–	U, pharm.	–
45	Carbachol	0,004 g (E) 0,0004 g (Inj.)	0,012 g (E) 0,001 g (Inj.)	ND 0,002 g (E) ND im, sc 0,0002 g NK 1% (Augentropfen, -salben) NK 2% (in Methylcellulose-halt. Augentropfen mit Adrenalin)	U, L, St.	Bei Darm- u. Blasenatonie, nach Op. und Anw. v. Ganglienblockern …, bei Glaukom; vielfält. Nebenwirkgn. (insbes. Stenokardie) vet. med. (Pferd, Rind, Schwein)
46	Carbachol-Augentropfen (0,9–1,1% C.)	–	–	MK 3%	L, Kons./St. (T), U	Mioticum, Glaukomtherapeuticum
47	Carbenoxolon-Dinatrium	–	–	ND tägl. 300 mg (E) während erster 2 Wochen, dann tägl. 150 mg	L	Bei Magenulcera KI: Herzinsuffizienz, Hochdruck, Leberzirrhose, nephrotox. Syndrom.-Serum-K^+ einmal wöchentlich prüfen (ab 3. Woche)
*48	Cetylalkohol	–	–	–	pharm. (Emulsionsstabilisator in Salben)	–
49	Chloramphenicol-Augentropfen (0,4–0,55% C.)	–	–	–	U, L, Kons./St. (P)	Breitband-Antibioticum ther. u. prophyl. für Infekte im vorderen Augenabschnitt

Lfd. Monographie Nr.		Größte Einzelgabe	Größte Tagesgabe	Normdosis (ND) Normkonzentration (NK) Maximalkonzentration (MK)	Angaben/Hinweise betreffend Abgabe, Herstellung, Lagerung, Verwendung etc.	Medizin-therapeutische Anwendung (Indikation, Kontraindikation usw.)
50	Chlorchinaldol	–	–	ND 0,1 g z. Darmdesinf. ND 0,2 g in Vaginaltabl. NK 3–5% (Paste, Puder, Salbe) NK 1% (Vaginalgel)	U	Antisepticum, Antimykoticum
*51	Chlorhexidinacetat	–	–	ND 0,002 g (E, Lutschtabl.) NK 0,01% (Augentr.) NK 0,02% (in Wasser o. verd. Äthanol z. Aufbew. sterilisierter chir. Instrumente etc.) NK 0,02% (in verd. Äthanol für chir. Nahtmaterial u. Ligaturen)	U, St., L, pharm.	Antisepticum, Konservierungsmittel in Augentropfen
52	Chlorkresol	–	–	–	U, L, St., pharm.	Bakterizid u. Fungizid (bakterizid gegen übl. pathogene Keime incl. säurefeste Arten)
53	Chlorochindiphosphat	–	–	ND 0,25 g (E) 4mal tägl. bei Malaria ND 0,25 g (E) 1mal tägl. bei Rheumatismus ND iv, im 0,25 g; bei schwerer Malaria 1–2mal aller 12 Std. ND 0,1 g tägl. 1 Woche vor u. bis 4 Wochen nach e. Reise als Malariaprophylaxe	L, St.	Antimalariamittel; bei Amöbenruhr u. zur Basistherapie chron. rheumat. Erkrn.
*54	Chlorphenaminhydrogenmaleat	–	–	ND 2–4 mg 3–4mal tägl. (E, Erwachsene)	L, St.	Antihistaminicum

55	Chlorprothixen	–	–	ND individuell je nach Grad der Erkr.; in leichten Fällen 4mal tägl. 10 mg (E)	U, L	Tox. Auftreten von Konvulsionen möglich; Vorsicht bei Koronar-Erkrn.; Alkohol meiden
56	Chlortheophyllin	–	–	–	L	Antiemetisch wirksam als Bestandteil von Dimenhydrinat
57	Chlorthymol	–	–	bis 1% als Bakterizid/Fungizid (Salbe, Creme); stärker bakterizid als Thymol (ohne Schleimhautverätzung)	U, St., pharm.	Tox. Als halogeniertes Phenol nach oraler Zufuhr u. stärkerer Resorption bei perkutaner Anw. besonders nephro- und hepatotoxisch; bei peroraler Intoxikation rasche Magenspülung mit med. Kohle
58	Chlorxylenol	–	–	–	U, L, St.	Tox. Wie bei Chlorthymol; Bakterizid/Fungizid (analog dem Chlorkresol)
59	Chlorzoxazon	–	–	ND 250–750 mg bis 3mal tägl.	L	Zentral angreifendes Muskelrelaxans KI: Leberschäden
60	Chromtrioxid (mind. 99% CrO_3)	–	–	NK 1% (Schleimhautpinselung) NK 2–5% (Hautpinselung) NK 6–8% (Ätzmittel)	L, U	Adstringens; dent. Ätzmittel Tox. 1–2 g per os tödlich! Einatmen: Nasenreizung, akute Pneumonie, ggfs. chron. Bronchitis mit Fibrosierung; bronchogene Carcinome. Auf der Haut (Hände, Vorderarme, Nagelfalz etc.) schmerzlose, meist nicht infizierte chron. Geschwüre

Lfd. Mono-graphie Nr.		Größte Einzelgabe	Größte Tagesgabe	Normdosis (ND) Normkonzentration (NK) Maximalkonzentra-tion (MK)	Angaben/Hinweise betreffend Abgabe, Herstellung, Lagerung, Verwendung etc.	Medizin-therapeutische Anwendung (Indikation, Kontraindikation usw.)
61	Clioquinol	–	–	ND 0,2 g (E; Einzelgabe)	L, U	Wund- u. Darmantisepti-cum KI: Jodüberempfindlich-keit, Thyreotoxikose, de-kompens. Herzinsuffizienz, Tbk. – Bei längerer Anw. (über 4 Wochen hinaus) Gefahr e. Polyneuropathie! Tägliche Erw.-Gabe nicht über 750 mg! Neuerliche Anw. erst nach mind. 3 Mo-naten!
62	Cloxiquin	–	–	NK 0,1% (Puder, Salbe) NK 0,05% (alkoh. Lösg.)	L, U	Antimykoticum
** 63	Coffeincitrat (49–52% Coffein)	0,75 g	2,0 g	ND 0,1 g (E)	L, U	Psychotonicum
64	Collodium (72% G/G Äther)	–	–	–	L (feuergefährl.), pharm.	Äußerl. als Wundverschluß u. Arzneiträger für Hühner-augenlösgn.
65	Collodium, elastisches (ca. 70% G/G Äther)	–	–	–	L (feuergefährl.), pharm.	wie Collodium
66	Collodiumwolle	–	–	–	L (bes. Vorsicht!), pharm.	–
250	Condurangorinde (mind. 1,8% Conduran-gin, ber. als Conduran-goglykosid A; Trocken-droge)	–	–	–	L	–

67	Curcumawurzelstock (mind. 3% Dicinnamoyl-Derivate, ber. als Curcumin)	–	–	–	L	–
68	Cyclophosphamid	–	–	–	Lösgn. bei Bedarf frisch zubereiten	Cytostaticum KI: Gravidität, schwere Knochenmarkdepression
* 69	Dehydrocholsäure	2,0 g	–	ND 0,25–0,5 g (E)	L, U	Choleretícum
70	Dequaliniumchlorid	–	–	ND 0,025 g (Lutschtabl.) NK 0,4% (Hautsalbe)	L, U	Antisepticum, Antimykoticum
** 251	Dextropropoxyphen-hydrochlorid (Fortsetzung)	–	–	ND 0,075 g (im Inj.), 0,065 g–0,1 g (oral), 0,15 g rektal	L, St.	Spasmoanalgetikum, bes. in der Geburtshilfe. KI eingeschränkte Leber- oder Nierenfunktion, hypertone Wehenschwäche; keine gleichzeit. Gabe von Orphenadrin! Sedierende Wirkung von Alkohol u. Tranquilizern wird erheblich verstärkt. Unerwünschte Wirkungen: Erbrechen u. Schwindelgefühl. vorübergehende Blutdrucksenkungen, v.a. bei Hypotonikern. Tox. Nach Überdosierung (je nach Schwere des Falles) Blutdruckabfall, Ataxie, Atemdepressionen (letztere bei lebensgefährl. Vergiftungen im Vordergrund) stehend; durch künstl. Beatmung u. Opiatantagonisten, z. B. Levallorphan, Nalorphin, zu behandeln). Analeptika wegen

Lfd. Monographie Nr.		Größte Einzelgabe	Größte Tagesgabe	Normdosis (ND) Normkonzentration (NK) Maximalkonzentration (MK)	Angaben/Hinweise betreffend Abgabe, Herstellung, Lagerung, Verwendung etc.	Medizin-therapeutische Anwendung (Indikation, Kontraindikation usw.)
						möglicher potentieller Steigerung der Krampfbereitschaft meiden. Bedrohlicher Blutdruckabfall kann mit Noradrenalin behandelt werden.
71	Diäthylstilböstroldimethyläther	–	–	–	L, U, St. (öl. Lösg.)	Östrogen (Depotwirkg.) Anw. u. a. bei klimakter. Beschwerden, Ovarialinsuff., Prostatacarcinom
72	Dibromsalicylamid	–	–	NK 0,5% (Pinselg.) NK 10% (Puder)	L	Antisepticum, Antimykoticum
73	Dihydralazinsulfat	–	–	ND („einschleichend") anfangs 10 mg tägl. (E), dann bis 3mal 25 mg	L, U	Gegen Bluthochdruck, komb. mit anderen Antihypertonica
273	Dihydroxyaceton	–	–	NK 0,2–5%ig (Lösgn., Gele. Cremes, Salben)	L, U (Zubereitgn. mit pH 4–6!)	Hautbräunungsmittel (v. a. bei Vitiligo)
74	Dijodtyrosin (57,1–58,9% Jod)	0,1–0,3 g (E)	0,6 g	–	L, U	Ähnl. Anw. wie Schilddrüsenextrakte; vor Strumektomien anstelle von Jod/Kaliumjodid
** 75	Diphenhydraminhydrochlorid	0,1 g	0,4 g	ND 0,05 g (E) Überschreitg. der jeweils empfohlenen Dosen, bes. zus. mit bromhaltigen Schlafmitteln, ist gesundheitsgefährdend	L, U, St.	Antihistaminicum (oral, lokal, parenteral) gegen Urticaria, Heufieber u. a. Allergien; leichtes Hypnoticum
* 76	Disulfiram	–	–	ND 0,5 g (E)	L, U	Zur Alkoholentwöhng.;

						Entwöhnungskur nur unter ärztl. Aufsicht!
** 77	Dithranol	–	–	NK 0,1–1% (Lösg., Salbe)	L, U	Antisepticum bei Psoriasis, seborrh. Ekzemen, oberflächl. Trichophytien. Anw. in Salben, Pasten, Teerpinselungen oder Lösg. Tox. Überempfindlichkeitsreaktionen möglich; Substanz nicht in Augennähe bringen!
78	Eichenrinde (mind. 5% mit Casein fällbare Gerbstoffe, ber. als Gallussäure)	–	–	–	L	–
79	Eisen (III)-chlorid (20–20,9% Fe)	–	–	–	L, U, pharm. (u. a. zur Herstellg. von Ferrum oxidatum cum saccharo liquidum DAB 6)	Stypticum, Adstringens
** 80	Ethenzamid	–	–	ND tägl. 0,5–1,0 g (E)	–	Analgeticum, Antipyreticum
81	Ethionamid	–	–	ND tägl. 0,5–1,0 g (E) auf mehrere Dosen verteilt	L, U	Tuberculostaticum
** 82	Ethosuximid	0,5 g (E)	2,0 g (E)	–	L	Antiepilepticum vorw. bei Petit mal. Tox. Wegen mögl. Kno.mark- u. Nierenparenchymschäden regelmäßig Blutbild u. Urin überprüfen!
83	Etilefrinhydrochlorid	–	–	ND 0,0025 g (E; Erw., Kinder) ND 0,001 g (E; Säugl., Kleinkinder) ND 0,01 g im, iv, sc	L, U, St.	Sympathomimeticum

Lfd. Monographie Nr.		Größte Einzelgabe	Größte Tagesgabe	Normdosis (ND) Normkonzentration (NK) Maximalkonzentration (MK)	Angaben/Hinweise betreffend Abgabe, Herstellung, Lagerung, Verwendung etc.	Medizin-therapeutische Anwendung (Indikation, Kontraindikation usw.)
84	Eugenol	–	–	NK 10% (Einreibung) NK 50% (Zahntropfen)	L, U	Dent. Lokalanaestheticum u. Antisepticum
274	Fenchelwasser	–	–	–	L, Kons. (p-Hydroxybenzoesäureester 0,1%)	–
85	Flohsamen	–	–	–	L	–
86	Flohsamen, Indische	–	–	–	L	–
87	Flohsamenschalen, Indische	–	–	–	L	–
88	Flufenaminsäure	–	–	tägl. bis 600 mg (E) auf mehrere Gaben verteilt, nach dem Essen	L	Antiphlogisticum, Antirheumaticum KI: Ulcera im Gastrointestinaltrakt; Gravidität, Behandlg. mit Antikoagulantien
**89	Fluocinolonacetonid	–	–	NK 0,025% (Salbe, Creme) NK 0,01% (Lösg.)	L	Topisches Glucocorticoid (antiinflammator., antipruriginös), als Lösg., Creme, Salbe, Lotio. Direkten Hautkontakt bei Substanzanalyse vermeiden!
90	Fluocinonid	–	–	NK 0,05% (Salbe, Creme, Lotio)	L	Wie Fluocinolonacetonid (auch hinsichtl. Hautkontakt!)
91	Fluphenazindihydrochlorid	–	–	Individuell dosieren; bei Langzeittherapie tägl. 0,5–5 mg; akut bis 25 mg tägl.	L	Neurolepticum Tox. Bei Tagesdosen über 2 mg extrapyramidale Dysfunktionen, Benommen-

						heit, Hypotension möglich; gleichzeitige Einnahme von Alkohol meiden!
92	Fomocainhydrochlorid	–	–	NK 1–4% (wäßr. Lösg.) NK 4% (Salbe, Creme, Gel, Suppos.)	L, U	OberflächenanaesthetIcum
93	Fosfestrol-Natrium	–	–	individuelle Dosierg.	L	Cytostaticum
252	Franzbranntwein	–	–	–	A (Beschriftung)	nur zum äußerl. Gebrauch
** 94	Fructose-Infusions-lösungen	–	–	ND 100–300 g Fructose tägl. (Erwachsene)	St., L, bes., Anw.hinweise	Zur parenteralen KH-Zufuhr, bei hypertoner Dehydratation, Leberparenchym-Erkrn., akuter Alkohol-Intox. Delir. tremens, Diabetes mellitus; als Trägerlösg. für Wirkstoffe u. Elektrolytkonzentrate. KI: Hypotone Dehydratation, alle Hyperhydratationszustände!
** 95	Fructose-Injektions-lösungen	–	–	wie vorst. (Nr. 94)	wie vorst.	wie vorst.
96	Fuchsin	–	–	–	pharm. (in Solutio Castellani, mikrosk. Färbereagenzien), zur Herstellg. von fuchsinschwefliger Säure.- mibiol. (in Nährböden zum Coli-Nachweis bzw. Diffzg. der Typhus-Salmonellen-Gruppe)	Antisepticum (grampos. Baktn. u. div. Pilze; 0,4–1% Lösg.); mit Phenol u. Resorcin in Sol. Castellani gegen Paronychie; 1% (Salbe) bei Impetigo

Lfd. Monographie Nr.		Größte Einzelgabe	Größte Tagesgabe	Normdosis (ND) Normkonzentration (NK) Maximalkonzentration (MK)	Angaben/Hinweise betreffend Abgabe, Herstellung, Lagerung, Verwendung etc.	Medizin-therapeutische Anwendung (Indikation, Kontraindikation usw.)
97	Gentianaviolett (Auch bei Verordnung von Pyoktanin oder Kristallviolett abzugeben!)	–	–	NK 1% (Lösg.) bis 2mal tägl. anwenden; bei wäßr. Lösgn. mit mehr als 0,5% G. kann geringe Alkoholmenge zugesetzt werden	L, U, pharm. (zur Di-Baktn.-Färbg. u. für Neissers Reagenz, in Nährböden; als „Kristallviolett" Verw. als Indikator bei Maßanalysen)	Desinfiziens (grampos. Baktn., Pilze, Hefen); 0,5–2% Lösg. äußerl. bei Verbrennungen, Furunkeln, chron. Geschwüren, Hautpilz-Erkrn.
** 98	Glucose-Infusionslösungen	–	–	ND 0,05 g Glucose pro kg u. Std.; im allg. nicht mehr als 0,5 g	St., L, bes. Anw.hinweise	Bei parenteraler Ernährg., zur Deckg. des KH-Bedarfs; bei hypertoner Dehydratation u. Hypoglykämie; als Trägerlösg. für Elektrolytkonzentrate u. Wirkstoffe. KI: Hypotone Dehydratation; alle Hyperhydratationszustände; Coma diabeticum
** 99	Glucose-Injektionslösungen	–	–	wie vorst. Nr. 98	wie vorst.	wie vorst.
100	Glutethimid	–	–	ND 0,25 g (E) ND 0,125 g (E; Kinder unter 6 Jahren)	L	Hypnoticum, Sedativum
101	Glycerolgel	–	–	–	L, U, Kons. (max. 0,2% Sorbinsäure)	–
102	Glyceroltrinitrat-Lösung, alkoholische (1% G. in Äthanol 90%) 1 g = ca. 65 Tropfen	0,1 g	0,4 g	ND 0,05–0,1 g pl	L (sehr vorsichtig!)	Bei Angina-pectoris-Anfällen; nach Einnahme häufig Kopfschmerzen u. vorübergehende Rötung („Flush") an Hals u. Kopf

103	Guaifenesin	0,5 g (E)	2,0 g (E)	ND 0,25 g (E) ND 0,1 g (Supp.)	L	Expextorans
104	Hamamelisblätter	–	–	–	L	–
105	Hamamelisrinde (mind. 4% mit Casein fällbare Gerbstoffe, ber. als Gallussäure)	–	–	–	L	–
106	Hauhechelwurzel	–	–	–	L	–
107	Heidelbeeren	–	–	–	L	–
108	Herbstzeitlosensamen (mind. 4% Colchicin)	–	–	–	L	–
109	Hexachlorophen	–	–	NK 1,3% (äußerl.)	L, U	Desinfektionsmittel, Desodorans; Anw. von H. (z. B. in Puder, Seife u. U. toxisch für Säuglinge u. Kleinkinder
110	Hexetidin	–	–	NK 0,1% (gebrauchsfertige Gurgellösgn.)	L; Substanz mit vielen Kunststoffen unverträglich	Desinfiziens (Lösg., Spray)
111	Hexetylamincitrat	–	–	ND 0,002–0,004 g (E)	L, U	Spasmolyticum, Antihistaminicum
112	Hexobarbital-Natrium	0,75 g	1,5 g	ND 0,2–1,0 g (in 10%ig. Lösg. zur Kurznarkose)	L, U, A (bes. Hinweise) Verw. von CO_2-freiem Wasser f. Injektionszwecke	Inj.narkosemittel z. Einleitg. sowie für kurzdauernde op. Eingriffe KI: Leber- u. Nierenschäden; bei Pat. mit niedr. Blutdruck oder mit Erkrn. der Luftwege
253	Holunderblüten (mind. 0,8% Flavonoide, ber. als Quercetin; Trockendroge)	–	–	–	L	–

Lfd. Mono-graphie Nr.		Größte Einzelgabe	Größte Tagesgabe	Normdosis (ND) Normkonzentration (NK) Maximalkonzentra-tion (MK)	Angaben/Hinweise betreffend Abgabe, Herstellung, Lagerung, Verwendung etc.	Medizin-therapeutische Anwendung (Indikation, Kontraindikation usw.)
113	Hydrochlorothiazid	–	–	ND 0,025 g (E, Inj.; Blut-kalium-Kontrolle!) ND 0,05 g (Supp.)	L	Salureticum; Basisther. der Hypertonie vet. med.: Öde-me kardialer u. renaler Ge-nese (Rind, Hund; mit Dos.)
114	Hydroxyäthylcellulose	–	–	–	L, U; Kons. nicht kurz-fristig verbrauchter Zu-bereitgn. (z. B. mit Sor-binsäure, 4-Hydroxy-benzoesäureester, Hg-halt. Kons. mitteln)	–
254	Ibuprofen	–	–	ND 0,6–1,2 tägl. (E) auf mehrere Dosen verteilt	L	Antirheumatikum, Anti-phlogistikum
115	Idoxuridin	–	–	NK 0,1% (Augentr.) NK 0,5% (Augensalbe)	L	Virustaticum (bes. bei Her-pes-simplex-Inf.; wirksam nur gegen DNS-Typ) KI: Anw. bei Gravidität meiden!
275	myo-Inositol	–	–	ND tägl. Einzelgabe 0,5 g (E)	L	Mit Vit. E u. Cholin bei pro-gressiver Muskeldystro-phie, Fettleber, Hyper-cholesterinämie, Lipämie, Xanthomatose.
** 116	Isopropylalkohol	–	–	–	L (VbF), pharm. (Kenn-zeichng muß begriffli-che Verwechslung mit Äthanol ausschließen; bei Verw. als Lösungs-mittel für Sprayräpa-rate max. Wassergehalt 0,1% G/V)	Tox: Nur weniger giftig als Äthylalkohol

117	Johanniskraut (mind. 0,05% Hypericin)	–	–	–	L	–
276	Kaliseife	–	–	–	L, U, pharm. (zur Solubilisation phenol. Desinfektionsmittel; Bestandteil in Kaliseifenspiritus).	Zur Reinigung u. Erweichung der Haut.
118	Kaliumacetat	–	–	–	L, U, St.	Für Infusionslösgn.; zur Allgemein- u. Harn-alkalisierung; Diureticum, Expectorans
119	Kaliumdihydrogenphosphat	–	–	–	U, St.	Puffersubstanz in Infusionslösgn., zur Harnsäuerung
** 120	Kaliumhydroxid	–	–	–	L (bes. Hinweise) pharm. (z. B. für Kaliumlactat-Lösg. DAC)	Tox.: Sehr stark ätzend. Bei Einnahme heftige Schmerzen, Hämatemesis, Kollaps, ggfs.-falls subletal-Ösophagusstriktur. Auch kurzer, geringfüg. Kontakt mit der Augenhornhaut schädigt sie irreversibel
277	Kaliumhydroxid, reinstes	–	–	–	L (in geeigneten Plastikgefäßen), pharm. (zur Bildg. lösl. Kaliumsalze bei der Herstellung von Parenteralia)	
121	Kaliumhydroxychinolinsulfat	–	–	NK 0,05% (Augentr.) NK 0,1% (Lösg. z. Hautdesinf.) NK 0,5–1% (Hautsalbe u. -puder)	L, U, pharm. (Kons.mittel in Augentr.)	Antisepticum, Antimykoticum, gegen sek. Infekte, bei Ekzemen

Lfd. Monographie Nr.		Größte Einzelgabe	Größte Tagesgabe	Normdosis (ND) Normkonzentration (NK) Maximalkonzentration (MK)	Angaben/Hinweise betreffend Abgabe, Herstellung, Lagerung, Verwendung etc.	Medizin-therapeutische Anwendung (Indikation, Kontraindikation usw.)
278	Kaliumjodid-Augentropfen (0,9–11% [G/G] KJ)	–	–	–	U, L; frische Herstellung; durch Entkeimungsfiltration in sterilis. Behälter abfüllen; Zusatz von Th, Borsäure u. Borax	Zur Linsenaufhellung
** 122	Kaliumlactat-Lösung, einmolare (11,9–12,4%; hypertonisch!)	–	–	Dos. individuell (mit Kontrolle der Blutgase, des Blut-pH und K-Spiegels)	L, St. (bes. Hinweise)	Bei Acidosen mit gleichzeit. K-Mangel KI: Alkalosen, Hyperkalämie, Olig- u. Anurie
** 123	Kaliummonohydrogenphosphat	–	–	ND 1,0 g (E)	L, U, St.	Puffersubstanz in Inf.-lösgn.; salin. Abführmittel
124	Kaliumsulfat	–	–	ND 2,0 g (E) gelöst in Wasser	U, St., pharm. (für künstl. Karlsbader Salz)	Salin. Abführmittel (meist zus. mit Na- oder Mg-sulfat; Gesamtkonz. der gelösten Salze max. 4%!)
125	Kaliumtartrat	–	–	ND 2,0–6,0 g (E)	pharm. (in Ferrum oxidatum c. sacchar. liqu.)	–
279	Kardamomen	–	–	–	L	–
**126	Kieselsäure, gefällte (SiO_2: Bruttoformel, wasserfrei)	–	–	–	U, pharm. (bes. Hinweise)	–
127	Kupfersulfat (25,06–25,70% Cu)	–	–	NK 0,2% (Augenwässer u. -salbe)	L, U, pharm.	Trachomther. (bis 0,5%ig. Lösg.); Antidot bei Phosphorvergiftgn. (1%ig. Lösg.); vet. med. Adstringens Tox.: Erbrechen, Durchfäl-

						le, Tenesmen (akute Intox.); bei längerer Einw. Hämoglobinurie, hämolyt. Ikterus; Einn. von 10 g K. gilt als Letaldosis
280	Lavendelblüten	–	–	–	L	–
281	Leinöl	–	–	–	L, U	–
282	Liebstöckelwurzel	–	–	–	L	–
128	Löwenzahn	–	–	–	L	–
129	L-Lysinhydrochlorid	–	–	–	St.	Bei hypochloräm. Alkalose; Adjuvans bei Anw. Hg-haltiger Diuretica; in Aminosäurelösgn. zur parenteralen Ernährung
130	Magnesiumhydrogenaspartat (DL-Form)	–	–	–	L	Bei Mg-Mangelschäden, oft zus. mit Kaliumaspartat
131	Magnesium-L-hydrogenaspartat	–	–	–	L	wie vorst.
283	Mandelöl	–	–	–	L, U, pharm. (für ölige Inj.Lösungen u. Emulsionen z. innerl. u. äußerl. Gebrauch)	
** 132	Mannit	–	–	ND 30 g (E, Laxans) ND 50–60 ml von 20–25%ig. Lösgn. (Inj., Dauertropf z. Nierenfunktionsprüfg.) ND 250–500 ml von 10–25%ig. Lösgn. zur Diureseanregung als Tropfinfusion (in 3–6 Std.) ND 20%ig. Lösgn. zur	L, St., pharm. (Hinweis auf Auskristallisieren übersätt. Lösgn.)	Osmot. wirksames Diureticum und Laxans

Lfd. Monographie Nr.		Größte Einzelgabe	Größte Tagesgabe	Normdosis (ND) Normkonzentration (NK) Maximalkonzentration (MK)	Angaben/Hinweise betreffend Abgabe, Herstellung, Lagerung, Verwendung etc.	Medizin-therapeutische Anwendung (Indikation, Kontraindikation usw.)
** 132	Mannit (Fortsetzung)	–	–	Glaukombehandlg. u. Liquodrucksenkg.) ND 3%ig. Lösg. steril für urolog. Spülgn.)		
* 133	Mannit-Infusionslösungen	–	–	ND 70–100 g M. in 24 Std., Erwachsene	L, St., U (Hinweise auf Kennz. u. Anw. div. Konzentrationen)	Prophyl. von akutem Nierenversagen; hypertone Lösgn. ggfs. zur Senkung des Liquordrucks bei Hirnödem, Hirn-Op., akutem Glaukomanfall KI: Anhaltende Anurie nach Gabe einer Testdosis, schwere Herzdekompensation, Dehydratation
* 134	Mannit-Injektionslösungen	–	–	wie vorst.	wie vorst.	wie vorst.
135	Medazepam	–	–	ND 5–30 mg tägl. (E)	L	Tagestranquilizer, Anxiolyticum. Gleichzeit. Alkoholgenuß meiden! Besondere Vorsicht bei Verkehrsteilnehmern!
* 136	Mepivacainhydrochlorid	–	–	ND 0,2–0,4 g (Einzelgabe) nicht mehr als 5 mg/kg in 24 Std. NK 0,5–2,0%	L, U, St.	Zur Infiltrations- u. Leitungsanästhesie (Vasokonstriktor-Zusatz unnötig!) Tox.; DL 50 Maus iv 40,3 mg/kg, sc 270 mg
**137	Merbromin (24,0–27,0% Hg)	–	–	–	L, U, St. Hypochloritlösg. entfernt M.-Flecke auf der Haut	Bakteriostat., nicht reizend wirkendes Antisepticum (Haut- u. Wundbehandlg.

						mit 2–4%ig. Lösgn.); gegen Sporen kaum wirksam; Tox.; nach iv-Gaben akute Hg-Vergiftg. beobachtet
138	Methaqualon	–	–	ND 0,1–0,2 g (E, Einzelgabe)	L	Schlaf- u. Beruhigungsmittel; Tagesdosis von 0,3 g und Gesamttherapiedauer von 8 Wochen nur begründet überschreiten
139	Methylcellulose für Augentropfen	–	–	–	L, U	–
* 140	Methylnicotinat	–	–	NK 1–2% (Einreibung, Salbe, Creme)	L, U	Äußerl. zur Hyperämisierg. bei Weichteilrheumatismus (z. B. Myalgien)
255	Mistelkraut	–	–	–	L	–
141	Naphazolin-hydrochlorid	–	–	ND (Erw. u. Kinder) 1–2 Tr. 0,05%ig. Augentropfen 3mal tägl.; 2–4 Tr. 0,05%ig. Nasentropfen 3mal tägl.; Vorsicht bei Kleinkindern u. Säuglingen (Anw. nur stark verdünnter Tr., kein Spray: Gefahr von Atemstörungen u. komatösen Folgen); Vorsicht auch bei empfindl. Pat. (z. B. mit Hyperthyreose)	L, U	Vasokonstriktor. alpha-Sympathicomimeticum; lokal bei unspezif. u. allerg. Rhinitis, Konjunktivitis, Sinusitis, Nasopharyngitis; zur diagnost. Nasenabschwellung; zur Blutstillung (HNO, dental); Anw. auf 2–3 Wochen beschränken (Gefahr chron. Rhinitis) KI: Rhinitis sicca, Engwinkelglaukom
284	Naphazolin-hydrochlorid-Augentropfen (0,045–0,055% [G/G])	–	–	ND Alle 3–4 Stdn. 1–2 Tr. in Bindehautsack. Bei Säugl. u. Kleinkindern nur nach ärztl. Verordnung anwenden!	L (Anbruch nur 1 Monat verwendbar); Kons. (0,002% P)	Vasokonstringens bei akuten u. chron. Reizerscheinungen der Bindehaut. N. greift direkt an den α-Rezeptoren der Gefäßmuskulatur an u. hat besonders lange Wirkungsdauer.

Lfd. Monographie Nr.		Größte Einzelgabe	Größte Tagesgabe	Normdosis (ND) Normkonzentration (NK) Maximalkonzentration (MK)	Angaben/Hinweise betreffend Abgabe, Herstellung, Lagerung, Verwendung etc.	Medizin-therapeutische Anwendung (Indikation, Kontraindikation usw.)
142	Naphazolinnitrat	–	–	ND wie vorst.	L, U	wie vorst. incl. KI
* 143	2-Naphthol	–	–	NK bis zu 10% (Salbe)	L, U. Licht u. Luft bräunen die Substanz (bes. Hinweise)	Äußerl. bei parasitären Haut-Erkrn.; Bakterizid
**144	Natriumchlorid-Lösung, isotonische (0,88%–0,92%)	–	–	–	Herst. (bes. Hinweise)	Bei hypochloräm. Alkalose, isotoner Dehydratation Na-Mangel, periph. Kreislaufversagen; übermäß. Anw. fördert Ödembildg. (Lunge) u. steigert K-Exkretion. KI: exsiccot.-acidot Zustände, Nieren-Erkrn.
** 145	Natriumcyclamat	–	–	Süßwert gegenüber Saccharose: a) in verd. wäßr. Lösgn. 30–40fach; b) kann in Lebensmittelkonserven etc. je nach Art der Begleitstoffe um 18–80fach schwanken	L, pharm. (gesetzl. Hinweis bei Anw. in Lebensmitteln u. Kosmetika)	Süßungsmittel; Geschmackskorrigens in Arzneizubereitgn.
146	Natriumdibunat	–	–	ND 0,03–0,06 g (E)	L	Hustenmittel
* 147	Natriumdioctylsulfosuccinat	–	–	ND 50–400 mg tägl. (E) Kinder unter 3 Jahren 10–40 mg tägl. (E)	L, U, pharm.	Adjuvans in Laxantien komb. mit dickdarmwirksamen Substanzen; Cerumenolyticum
* 148	Natriumdisulfit	–	–	–	L, U, pharm. (Antioxidans)	–

* 149	Natriumfluorid	–	–	ND tägl. (E) zur Kariesprophylaxe: Kinder unter bzw. über 3 Jahre 1,1 mg NaF (= ca. 0,5 mg F) bzw. 2,2 mg NaF (= ca. 1 mg F)	L, U	Zur Kariesprophylaxe; höhere Gaben (tägl. 100–150 mg) bei metabol. u. neoplast. Knochen-Erkrn.
285	Natriumhydroxid	–	–	–	L (in geeigneten Plastikgefäßen, dicht verschlossen; vorsichtig)	–
286	Natriumhydroxid, reinstes	–	–	–	L (wie vorst.); pharm. (zur Bildg. lösl. Na-Salze bei der Herstellg. v. Parenteralia)	–
* 150	Natriumlactat-Infusionslösung, zusammengesetzte	–	–	Dosierg.: 20–60 ml/kg in 24 Std.	Herst., L (bes. Hinweise), St.	Zur Erhöhung der Alkalireserve; bei diabet., renalen u. a. metabol. Acidosen; bei Verlust alkal. Darmsekrete; zur Harnalkalisierg. KI: Alkalosen, Oligo- u. Anurie, Leberfunktionsstörgn.
* 151	Natriumlactat-Lösung, einmolare (= hypertonisch)	–	–	Mittl. Dosis 156 mval Na-lactat/24 Std.; sonst individuell (Blutgas- u. pH-Kontrolle)	L, Herst. (wie vorst.)	Bei Acidosen KI: Alkalosen, Hypernatriämie, Hypokaliämie, Leberfunktionsstörgn.
* 152	Natriumphosphinat ($NaPH_2O_2 \cdot H_2O$)	–	–	ND 0,5 g (E)	L, U. pharm. (P-Komponente in Tonika; Reagenz)	–
153	Nitrofural	–	–	NK 1% (Augensalbe) NK 0,2% (Lösg. z. Mundspülg.; Hautpuder, Ohrentr.)	L	Desinfizienz (Wundinfekte, Verbrenngn., infektiöse Hauterkrn.); vet. med. bei Coccidiosen (Geflügel) u. nekrot. Schweine-Enteritis

Lfd. Monographie Nr.		Größte Einzelgabe	Größte Tagesgabe	Normdosis (ND) Normkonzentration (NK) Maximalkonzentration (MK)	Angaben/Hinweise betreffend Abgabe, Herstellung, Lagerung, Verwendung etc.	Medizin-therapeutische Anwendung (Indikation, Kontraindikation usw.)
287	(+)-Norpseudoephedrinhydrochlorid	–	–	ND tägl. (E) 0,01–0,03 g	L	Appetitzügler
256	Odermennigkraut (mind. 2,5% Gerbstoffe, ber. als Gallussäure; Trockendroge)	–	–	–	L	–
154	Ölsäure	–	–	–	L, U	–
155	Oleanderblätter (mind. 1,5% Cardenolide, ber. als Oleandrin)	–	–	–	L	–
156	Oxazepam	–	–	ND tägl. 30–60 mg (E)	L, U	Tranquilizer. Bes. Vorsicht bei Verkehrsteilnehmern! Alkohol meiden!
157	Oxeladindihydrogencitrat	–	–	ND bis 4mal tägl. 10–20 mg (E)	L, U	Hustenblocker
158	Pecazinhydrochlorid	–	–	Dos. individuell; tägl. bis 400 mg auf mehrere Gaben verteilt	L	Neurolepticum
159	Perazindimalonat	–	–	Dos. individuell; tägl. 50–150 mg auf mehrere Gaben verteilt	L	Psychosedativum, Neurolepticum
288	Pfefferminzwasser	–	–	–	L (u. a. max. 3 Monate), Kons. 0,1% (G/G) o-Hydroxybenzoesäure	–
257	Verflüssigtes Phenol	–	–	NK 1%ig (Lotio, Salbe, Lösung z. äußerl. Anwendung)	L, U, St., pharm., wirkt in Lsg. mit bis etwa 1%	Als Bakterizid zur Grobdesinfektion (Stuhl, Harn,

		MK 5%ig zur Anwendung auf unversehrter Haut	bakteriostatisch, darüberhinaus bakterizid	Speichel, Wäsche) in 2,5–5%iger Lösg.; als Fungizid; äußerl. bei Ekzemen zur Juckreizstillung Tox. Einnahme führt zu schweren, typ.weiß verfärbten Schleimhautverschorfungen (Mund, Ösophagus, Magen), Tubulusschädigung, Bewußtlosigkeit. Nach Resorption geringer Phenolmengen Benommenheit, Schwindel, Ohrensausen, erhöhter Speichelfluß. Zur Resorptionsminderung nach oraler Aufnahme Magenspülungen, Gaben von Olivenöl-Wasser-Emulsionen und Natriumsulfat, zugleich ausreichende Flüssigkeitszufuhr und je nach Fallschwere Schmerzbekämpfung und Antibiotikaprophylaxe. – Auch verdünnte Lösungen können bei großflächiger Anwendung auf Haut u. Schleimhäuten resorptive Vergiftung bewirken und, v.a. bei längerer Einwirkung, Gewebsnekrose auslösen. Verflüssigtes Phenol wird von der Haut mit einem mit Olivenöl oder Polyäthylenglykol getränkten Wattetupfer entfernt.

Lfd. Monographie Nr.		Größte Einzelgabe	Größte Tagesgabe	Normdosis (ND) Normkonzentration (NK) Maximalkonzentration (MK)	Angaben/Hinweise betreffend Abgabe, Herstellung, Lagerung, Verwendung etc.	Medizin-therapeutische Anwendung (Indikation, Kontraindikation usw.)
160	Phenprocoumon	–	–	ND 0,003 g (E) ND 0,001 g iv ND 0,002 g im	L; Herst. von Lösgn. zu. Inj. mit besonderen Hilfsstoffen	Antikoagulans; Dosierg. unter Kontrolle der Blutgerinng. individuell einstellen
161	Phenyläthanol	–	–	NK 0,5% (Kons.mittel)	L, U, pharm., techn.	–
* 162	Phenylquecksilberborat	–	–	ND/NK 0,3 mg (E, Lutschtabl.) 4 mg Vaginalovula; Kons.mittel: 0,002% (Augentr., Arzneilösgn., Blutkonserven); 0,01% z. antisept. Wundbehandlg. etc., Kons. von Schleimen); 0,02% in Hustentr., für dermatol. u. dentale Anw.; 0,025% Nasentr.; 0,03% z. Desinf. gebrauchter Instrumente, Aufbewahrg. v. Thermometern, Instrum. etc.; 0,05% Zusatz bei Instr. sterilisation; 0,2% in glycerolhalt. Lösgn. zur antisept. Behandlg. der Mundhöhle, Vagina	L, U, St., pharm.	Anw. s. bei ND/NK Tox.: Allerg. Reaktionen möglich
163	Phenylquecksilbernitrat	–	–	ND/NK wie vorst.	L, U, St., pharm.	Anw., Tox. wie vorst.
* 164	Physostigminsalicylat-Augentropfen (0,18–0,22%)	1 mg (= 10 Tr.)	3 mg	MK 0,5%	L, Kons. (T), U, Zersetzg. bei Hitze-Einw.; keine Abgabe geröteter oder trüber Zubereitgn.	Mioticum, vorwiegd. zur Glaukombehandlg.
* 165	Pilocarpinhydrochlo-	–	–	MK 2%	L, Kons. (T); Anbruch	Mioticum (bes. bei Glau-

	rid-Augentropfen (0,9–1,1%)				nur 1 Monat verwendbar	komtherapie), manchmal zwecks Wirkungssteigerung komb. mit Physostigminsalzen; Antidot nach diagnost. Anw. von Mydriatica (am Anfang häufig Kopfschmerzen etc.) KI: Iritis
**166	Podophyllin	0,05 g	0,2 g	ND 0,02 g (E)	L	Drasticum
167	Podophyllwurzelstock (mind. 4% Podophyllin)	–	–	–	L	–
* 168	Polyoxyäthylenglycerolmonostearat	–	–	–	L, U, pharm. (Emulgator, Lösungsvermittler, Netzmittel)	–
258	Polyoxyäthylenglyceroltri-hydroxystearat 40	–	–	–	L, U, pharm.	–
** 169	Polyvidon-Jod (9–12% verfügbares Jod)	–	–	NK äußerl. Anw.: 7,5–10%ige Lösgn.; 1%ige Lösgn. z. Spülg. v. Körperhöhlen	L, U	Desinfektionsmittel (bakteri-, germi-, sporo- u. viruzid) ähnl. Jodtinktur, aber verträglicher an Haut u. Schleimhäuten
289	Polyvidon-Jod-Lösung (0,83–1,2% verfügbares Jod u. 0,41–0,66% Jodid)	–	–	–	L (u. a. max. 1 Jahr)	Zur Haut- u. Schleimhautdesinfektion
290	Polyvidon-Jod-Salbe (0,83–1,2% verfügares Jod u. 0,41–0,66% Jodid)	–	–	–	L (wie vorst.)	Zur Behandlg. v. Hautinfektionen u. -verletzungen (Schürfwunden, Dekubitus)
* 170	Polyvinylpyrrolidon, lösliches	–	–	P. für Parenteralia erfordert besondere Reinheit	L, U, pharm. (Binde- u. Suspensionsmittel); kosmet. (Haarverfestiger etc.)	–

Lfd. Monographie Nr.		Größte Einzelgabe	Größte Tagesgabe	Normdosis (ND) Normkonzentration (NK) Maximalkonzentration (MK)	Angaben/Hinweise betreffend Abgabe, Herstellung, Lagerung, Verwendung etc.	Medizin-therapeutische Anwendung (Indikation, Kontraindikation usw.)
171	Polyvinylpyrrolidon, unlösliches	–	–	–	L, U, pharm. (Tabl. sprengmittel)	–
291	Propanidid	–	–	ND 5–10 mg/kg (Erw., Jugendl. über 16 Jahre, iv Inj); bei älteren oder kachekt. Pat. sowie Kindern individuell dosieren; Empfehlung: Vorinj., von 0,5 mg Atropinsulfat	L, U, Hinweis auf Herstellg. einer Inj. lösgmittels nichtion. Emulgator	iv-Kurznarkotikum bei kleineren Eingriffen u. z. Narkoseeinleitung bei läng. Op.; narkot. Stadium unmittelbar nach Inj., Dauer 3–4 Min.
172	Propyphenazon	0,5 g (E)	1,5 g (E)	ND 0,075–0,3 g (E, Einzelgabe) ND 1,0 g (E, Tagesgabe) ND 0,75 g (Supp.)	L, U	Analgeticum, Antipyreticum Tox.: Allerg. Reaktionen möglich
173	Proscillaridin	–	–	ND Initialther. 0,5–1,5 mg (Erw., E); Dauertherapie 0,25–0,75 mg (Erw., E)	L	Ther. bei Herzmuskelinsuffizienz
174	Pyridostigminbromid	–	–	ND 0,02 g (E) ND 0,001 g im, iv, sc ND 0,06–0,24 g tägl. 2–4mal bei Myasthenia gravis	L, St.	Indir. Cholinergicum bei Myastenia gravis u. postop. Darmatonie sowie zur Aufhebg. der Wirkg. von Muskelrelaxantien
175	Quebrachorinde (mind. 1% Gesamtalkaloide, ber. als Aspidospermin)	–	–	–	L	–
176	Quecksilber(II)-amidochlorid	–	–	–	L (sehr vorsichtig), U	Äußerl. in Salben u. Pasten Tox.: Gefahr einer Allergisierg.: cave großflächige Anw. (resorptive Hg-Intox.) u. offene Wunden

177	Quecksilberchlorid, rotes	–	–	–	L (sehr vorsichtig), U	Äußerl. in Salben gg. Seborrhoe u. Parasiten. vet. med. bei Räude, Erysipel, Ekzemen, Mauke; u. a. auch bei Strahlenkrebs Tox.: resorptive Intox. möglich (s. vorst.); hochprozentige Salben nur begründet gebrauchen
**178	Quecksilbersulfid, rotes	–	–	NK 0,5–1% (Salbe, Lotio)	L	Antibakterielle Komponente in Dermatica
179	Rosmarinblätter	–	–	–	L	–
180	Salbe, nichtionische hydrophile	–	–	–	L, U, pharm.	–
181	Salbe, wasserhaltige nichtionische hydrophile	–	–	–	nach Herst. unverzügl. in Tuben abzufüllen; U, Kons. (Sorbinsäure)	–
**182	Salicylamid	–	–	ND 0,5 g (E)	L	Analgeticum, Antipyreticum (tägl. 3mal 0,3–1 g); Antirheumaticum (1–2 g alle 4 Stdn., 3–6 Tage lang mit reichl. Flüssigkeit einnehmen)
292	Salicylcollodium (10% [G/G] Salicyl. u. 11,1% Milchsäure; ferner Äther	–	–	–	L; Beschriftung „Feuergefährlich“!	äußerl. als Schälmittel bei Hyperkeratosen (Schwielen, Hühneraugen, Warzen).
* 183	Schafgarbenkraut (mind. 0,005% Azulen)	–	–	–	L	–
184	Seifenrinde	–	–	–	L	–
293	Seifenspiritus	–	–	–	L, U	–
185	Seifenwurzel, rote	–	–	–	L	–

Lfd. Monographie Nr.		Größte Einzelgabe	Größte Tagesgabe	Normdosis (ND) Normkonzentration (NK) Maximalkonzentration (MK)	Angaben/Hinweise betreffend Abgabe, Herstellung, Lagerung, Verwendung etc.	Medizin-therapeutische Anwendung (Indikation, Kontraindikation usw.)
259	Schwarze Senfsamen (enthaltene Glucosinolate müssen nach enzymat. Aufspaltung mind. 0,6% (G/G) äther.Öl, ber. als Allylisothiocyanat, ergeben)	–	–	–	L	–
* 186	Silbereiweiß-Acetyltannat	–	–	NK 0,1–0,2% (Lösg. zur Rollkur) NK 1–5% (Augen- u. Nasentr.)	L, U; wäßr. Lösgn. stets frisch u. ohne Anw. von Wärme zubereiten	Reizloses Schleimhaut-Antisepticum, Anw. bei Konjunktividen; Keine Gefahr der Argyrie
* 187	Silbereiweiß-Acetyltannat-Augentropfen (0,25–0,35%)	–	–	–	L, Kons. (P), stets frisch zubereiten (s. vorst.)	s. vorst.
** 188	Skammoniaharz, mexikanisches (mind. 60% ätherlösl. Bestandteile)	–	–	–	L	–
189	Skammoniawurzel, mexikanische (mind. 12% Sk.-Harz)	–	–	–	–	–
190	Sorbinsäure	–	–	NK 0,1–0,2% (Kons.mittel; optim. pH-Wert bei ca. 4,5)	L, pharm. (Kons.mittel; nicht für Augentr. geeignet)	–
* 191	Sorbit-Infusionslösungen	–	–	ND 150 g/24 Std. (Erw.); 1000 ml 5%iger Lösg. = ca. 200 kcal = 837 kJ)	L, St. (Hinw. auf Anw.art u. Konz. etc.)	Zur KH-Deckung bei parenteraler Ernährung; Trägerlösung für Wirkstoffe u. Elektrolytkonzentrate; in hypertonen Lösgn. als osmot. Diureticum

						KI: hypotone Dehydratation
* 192	Sorbit-Injektionslösungen	–	–	wie vorst.	wie vorst.	wie vorst.
193	Stearinsäure (mit jeweils mind. 40% Stearin – sowie Palmitinsäure, zusammen mind. 90%)	–	–	–	L; Antioxidans-Zusatz (z. B. BHT) bis 0,005% zulässig (Kennz.!)	–
260	Steinkohlenteer	–	–	–	pharm.	Hinweis auf kontrollierte zeitlich begrenzte Therapie (äußerl. bei Psoriasis, Ekzemen, Pruritus in Salben, Lotiones, Bädern, Haarwaschmitteln in unterschiedl. Konzentrationen)
261	Steinkohlenteerlösung	–	–	–	L	Therapiehinweis wie bei Steinkohlenteer
262	Stiefmütterchenkraut (mind. 0,4% (G/G) Flavonoide, ber. als Quercetin, Trockendroge)	–	–	–	L	–
194	Strophanthussamen (mind. 5% g-Strophanthin = Ouabain)	–	–	–	L	–
195	Sulbentin	–	–	–	L, U	Antimykoticum
196	Sulfacarbamid	–	–	ND tägl. 3,0 g (E) auf 3 Gaben verteilt; Anw. mind. 4 Tage lang	L	Chemotherapeuticum (Urogenitaltrakt-Infekte) KI: Sulfonamidallergie, schwere Leber- u. Nierenfunktionsstörgn., schwere Blutbildverändergn.
197	Sulfalen	–	–	ND 2 g einmal wöchentl. (Tabl., Suspension)	L	Chemotherapeuticum

Lfd. Monographie Nr.		Größte Einzelgabe	Größte Tagesgabe	Normdosis (ND) Normkonzentration (NK) Maximalkonzentration (MK)	Angaben/Hinweise betreffend Abgabe, Herstellung, Lagerung, Verwendung etc.	Medizin-therapeutische Anwendung (Indikation, Kontraindikation usw.)
198	Sulfamethoxypyridazin	–	–	ND anfangs tägl. 1,0 g (E), danach tägl. 0,5 g	L, U	Chemotherapeuticum
294	Tannin-Eiweiß	2 g (E)	6 g (E)	ND 0,5–1 g (E)	L, U	Bei Durchfallerkrankung.
199	Tetracainhydrochlorid-Augentropfen (0,45–0,55%)	–	–	MK 0,5%	L, U, Herst. frisch, Kons. (C); bes. Hinweise; Anbruch max. 1 Monat verwendbar	Anaestheticum KI: Sulfonamid-Ther. cave: längerwährende Anwendung!
* 200	Theophyllin-Äthylendiamin-Injektionslösung 2,5 Prozent G/V	10 ml iv (= 0,25 g Th.-Ä.)	30 ml iv (= 0,75 g Th.-Ä.)	iv-Inj. möglichst langsam am lieg. Pat.	L., Herst., St.	Spast. Bronchitis, Asthma bronchiale u. a. dyspnoische Zustände pulmonaler u. kardialer Genese; Herzinsuff. (meist komb. mit Herzglykosiden); apoplekt. Insult
201	Thiomersal (48,07–50,05% Hg)	–	–	NK 0,1% (Hautdesinf.: wäßr./alkoh. Lösg.; Hautpilzerkrn.; Creme, Salbe, Aerosole;) 0,01–0,02% Kons.v.biolog.produkten (z. B. Blutplasma); 0,002–0,01% Augentr.; 0,01–0,02% Augensalben	L (sehr vorsichtig), U, pharm. (Kons.v. Augentr. u. -salben, Blutplasma u. a. biol. Produkten)	Bakterio- u. fungistat. Antisepticum; Haut- u. Wunddesinfizienz; kaum wirksam gegen Sporen. vet. med. Zusatz zum Fütterungszucker für Bienen gegen Nosema-Seuche. Ther.: ggfs. allerg. Hautrötung, -entzündung, knötchen- u. bläschenförm. Ausschläge; bei Anw. alkoh. oder aceton. Lösgn. Hautreizungen, wenn Anwendungsort abgedeckt (z. B. mit Verband)

** 202	Titandioxid (mind. 98% TiO_2)	–	–	–	U, St., pharm. (Pigment etc.; bes. Hinweise)	–
** 203	Titandioxid, hochdisperses (mind. 98% TiO_2)	–	–	–	U., St., pharm. (bes. Hinweise)	–
295	Tolnaftat	–	–	NK 0,5% (Puder), 1% (Lösgn., Cremes)	L	z. äußerl. Beh. von Pilzerkrn. (Trichophyton, Mikrosporum, Epidermophyton) u. Schimmelpilzinfektn. (Aspergillus niger), Pityriasis versicolor (Malassezia furfur) u. Erythrasma (Nocardia minutissima)
263	Tretinoin	–	–	NK 0,05%ig in Lösgn, Cremes, Gelen	L, U	äußerl. Aknemittel KI Rosacea, akutes Ekzem, akute Dermatitis. Nebenwirkungen: In ersten Behandlungstagen verstärkte Hautreaktionen wie Rötung, Spannung, Juckreiz. Meist ab 2. Woche „Aufblühen" der Akne sichtbar; zwecks narbenloser Abheilung Behandlung konsequent weiterführen; Abheilung erkennbar durch Abstoßung bzw. Abschuppung der oberen Hautschichten. Substanz nicht mit Augen oder Schleimhäuten zusammenbringen! Während der ersten Tage direktes Sonnenlicht und UV-Strahlung meiden!

Lfd. Monographie Nr.		Größte Einzelgabe	Größte Tagesgabe	Normdosis (ND) Normkonzentration (NK) Maximalkonzentration (MK)	Angaben/Hinweise betreffend Abgabe, Herstellung, Lagerung, Verwendung etc.	Medizin-therapeutische Anwendung (Indikation, Kontraindikation usw.)
204	Triacetin	–	–	NK 25% (Salbe, Creme) NK 33% (Puder) NK 15% (Aerosol)	L, U, pharm. (Weichmacher in Celluloseacetatphthalat = CAP-Lacken)	Fungistaticum (oberflächl. Pilzinfekte an Haut, Haaren, Nägeln; unwirksam gegen Candida-Arten)
205	Triäthanolamin (mit bis zu 5% Di- bzw. 2% Monoäthanolamin)	–	–	–	L, U, pharm. (Emulgator, Puffersubstanz)	Präp. mit mehr als 10% Tr. wirken ggfs. hautreizend
296	Trifluperidolhydrochlorid	–	–	ND individuelle Dosierung. Dosen sind überschreitbare Richtwerte iv: Erw. 1–3mal tägl. 2,5 mg initial bei schweren akuten u. chronischproduktiven schizophrenen Verlaufsformen; oral: Erw. z. Erhaltungsther. 3mal tägl. 0,5–1 mg, bei chron. schizophrenen Verlaufsformen 3mal tägl. 0,25–0,75 mg.	L	stark wirksames Neuroleptikum beim paranoidenhalluzinator. Syndrom, katatonen Zuständen, Hebephrenie, Autismus.
206	Trihexyphenidylhydrochlorid	–	–	ND anfangs tägl. 3–4mal 2 mg, dann max. 20 mg in 3–4 Gaben verteilt	L, U	Parasympathicolyticum (bei Parkinson-Syndrom)
297	Tropicamid	–	–	Nk 0,5–1% (Augentropfen)	L, St.	Zur diagnost. Pupillenerweiterg. u. Akkommodationsparese. Atropin-ähnliche cyclopleg. u. mydriatr. Wirkgn. (rascherer Eintritt, kürzere Dauer). Ursprüngl. Pupillenweite nach 5–8 Stdn.

264	Vincamin	–	–	ND 0,06 g tägl. (E) auf mehrere Dosen verteilt ND 0,015 g (im Inj.) 1–2mal tägl.	L	Zur Förderung der cerebralen Durchblutung
265	Vinylbital	–	–	ND 0,15 g (E) 30 Min. vor Schlafengehen	L	Hypnotikum, Sedativum (kurz-mittellang wirkendes Barbiturat). KI Akute Alkohol-, Schlafmittel-, Analgetika- u. Psychopharmakavergiftungen, akute hepat. Porphyrie, schwere Leber- u. Nierenfunktionsstörungen, schwere Myokardschäden. Nicht im 1. Trimenon der Schwangerschaft. Mit Alkohol u. Tranquilizern erhebliche Steigerung der Sedierung möglich, die Reaktionsvermögen u. Verkehrstüchtigkeit stark beeinträchtigt. Tox. Substanz hat relativ großen Toleranzbereich
298	Warfarin-Natrium	–	–	ND Einzeldosis etwa 5 mg; genaue Dosierg. individuell unter Kontrolle des Quickwertes	L	Antikoagulans zur Prophylaxe u. Therapie thromboembol. Erkrn.; zur Langzeitbehandlg. nach Herzinfarkt. **Hinweis:** Neben der hier beschriebenen Substanz werden auch unterschiedl. zusammengesetzte Warfarin-Natrium/Isopropylalkohol/Wasser-Clathrate verwendet.

Lfd. Mono-graphie Nr.		Größte Einzelgabe	Größte Tagesgabe	Normdosis (ND) Normkonzentration (NK) Maximalkonzentra-tion (MK)	Angaben/Hinweise betreffend Abgabe, Herstellung, Lagerung, Verwendung etc.	Medizin-therapeutische Anwendung (Indikation, Kontraindikation usw.)
207	Wasser, konserviertes (0,025 g bzw. 0,075 g p-Hydroxybenzoesäurepropyl- bzw. -methylester pro 100 ml)	–	–	–	L (max. 3 Monate), U, pharm. (Kons.mittel in flüss. Zubereitgn. zum Einnehmen; nicht für Augentr.; Autoklavieren bei pH über 6 bewirkt merkl. Esterhydrolyse)	Tox.: Allerg. Reaktionen durch PHB u. -Ester möglich
208	Weißdornbeeren	–	–	–	L	–
266	Xylit für Injektionszwecke	–	–	NK 4,56 (blutisoton.) -40%ig in Infusionslösgn.	L, St.	Zuckeraustauschstoff mit antiketogener Wirkg. bei Diabetes; Kalorienspender (1 g = ca. 16,8 kJ = 4 kcal) bei Kachexien und Störungen im KH- u. Fettstoffwechsel
267	Yohimbinhydrochlorid	–	–	ND 0,01 g (E) 3mal tägl. 0,005 g (sc Inj.) 3mal tägl.	L, St., U	α-Sympathikolytikum u. a. bei Potenzstörungen u. Morbus Raynaud
209	Zinkoxidöl (37–43% ZnO in „mittelkettigen Triglyceriden"/bisher „Oleum neutrale" bzw. „Neutralöl" DAC 72/78/)	–	–	–	L; Hinweise (u. a. vor Abgabe homogenisieren)	Mildes Adstringens u. Exsiccans zur Hautbehandlg.
210	Zinkoxidpaste, weiche (28–32% ZnO in Wollwachsalkoholsalbe u. in „mittelkettigen	–	–	–	L; Hinweise wie vorst.	Mildes Adstringens zur Hautbehandlg.

	Triglyceriden“; s. vorst. Anm.!)					
211	Zinkoxidschüttelmixtur (19–21% ZnO)	–	–	–	L, A	–
** 212	Zinkstearat (10,5–12,5% Zn)	–	–	–	U, pharm. (Puder, Salben)	Mildes Adstringens u. Antisepticum sowie wasserabstoßendes, austrocknendes Mittel bei Ekzemen, Impetigo, Ulcera cruris, Pruritus, Psoriasis. Nicht bei Kindern verwenden!
* 213	Zinksulfat-Augentropfen (0,225–0,275%)	–	–	–	L, Kennz., Kons. 0,0002% T), U; Anbruch nur 1 Monat verwendbar	Adstringens bei Konjunktivitis, bes. der Morax-Axenfeld-Form

b) Anhang zur Hauptliste
Nicht in DAC 1979 übernommene Monographien des DAC 1972/78
1. Generell weggelassene Monographien = Nr. (214)–(218)

(214)	Acidum silicicum praecipitatum leve (Gefällte leichte Kieselsäure)	–	–	–	U, pharm.	–
(215)	Aethylendiamini hydras (Äthylendiaminhydrat)	–	–	–	L, pharm.	Tox.: Haut- u. Schleimhautreizende Dämpfe; allerg. Reaktionen MAK (Dämpfe) 10 ppm
(216)	Aprobarbitalum (Aprobarbital)	0,5 g	1,0 g	–	L	Beruhigungs- u. mittellang wirk. Schlafmittel, langsame Exkretion
(217)	Jalapae brasiliensis resina (brasilian. Jalapenharz)	0,5 g	1,5 g	ND 0,1 g (E)	L	–

Lfd. Monographie Nr.		Größte Einzelgabe	Größte Tagesgabe	Normdosis (ND) Normkonzentration (NK) Maximalkonzentration (MK)	Angaben/Hinweise betreffend Abgabe, Herstellung, Lagerung, Verwendung etc.	Medizin-therapeutische Anwendung (Indikation, Kontraindikation usw.)
(218)	Jalapae brasiliensis tubera (brasilian. Jalapenknollen)	–	–	ND 0,5 g (E)	L	–
2. Für grundlegende Neubearbeitung zurückgestellte Monographien = Nr. (219–221) = 3 Monographien						
(219)	Lupuli strobuli (Hopfenzapfen)	–	–	–	L	–
(220)	Oleae folium (Olivenblätter)	–	–	–	–	–
(221)	Rutae graveolentis herba (Rautenkraut)	0,5 g	1,0 g	–	L	–
3. In Arzneibuch aufgenommene Monographien = Nr. (222–239) = 17 Monographien						
(222)	Acidum undecylenicum (Undecylensäure)	–	–	NK 1% (Salbe, Puder) NK 2% (Hautpinselg.)		–
(223)	Ammi visnagae fructus (Zahnstocher-Ammei)	–	–	–	L	–
(224)	Betulae folia (Birkenblätter) (mind. 1,5% Flavonoide, ber. als Hyperosid)	–	–	ND 1,5 g pro Tasse heißes Wasser als Teezubereitg.	L	–
(225)	Convallariae herba (Maiglöckchenkraut)	0,5 g	1,5 g	–	L	–
(226)	Curcuma zanthorrhizae rhizoma (Gelbwurzwurzelstock, javanischer)	–	–	ND 0,1 g (E)	L	–
(227)	Ferrosi gluconas	–	–	ND 0,3 g	L	Bei Eisenmangelzuständen

	(Eisen(II)-gluconat)			tägl. ther. ND 2,4–4,8 g tägl. prophyl. ND 0,6 g		
(228)	Hippocastani semen (Roßkastaniensamen)	–	–	–	–	–
(229)	Iniectabilia et infundibilia (Injektions- u. Infusionszubereitgn.)	–	–	–	Herst., L, Kennz.	–
(230)	Kalii citras (Kaliumcitrat)	–	–	ND 1,0 g (E)	U, St., L	Bei Hypokaliämie, als schwaches Diureticum, vet. med. Diureticum
(231)	Magnesii chloridum (Magnesiumchlorid)	–	–	ND tägl. 0,5–1,5 g (E)	L	Für Infusionslösgn.; selten als salin. Abführmittel
(232)	Magnesii stearas (Magnesiumstearat)	–	–	–	L, U, pharm.	–
(233)	Magnesii trisilicas (Magnesiumtrisilikat)	–	–	ND 4mal tägl. 1,0 g (E)	L, U	Antacidum
(234)	Natrii acetas (Natriumacetat)	–	–	ND 1,5 g (E)	U, St., L	In Infusionslösgn.; zur Harnalkalisierg.; Diureticum, Expectorans
(235)	Oculoguttae (Augentropfen)	–	–	–	Herst., St., A, L, Kennz.	–
(236)	Oleum neutrale (Neutralöl)	–	–	–	L, St.	–
(237)	Propylenglycolum (Propylenglykol)	–	–	–	U., L, St., pharm.	Tox.: Lokalreiz bei Inj, vorübergehend mögl.
(238)	Silicii dioxidum colloidale (kolloidales Siliciumdioxid)	–	–	–	U, pharm.	–
(239)	Zinci undecylenas (Zinkundecylenat)	–	–	NK 20% (Salbe, Puder)	U, L, pharm.	Bei oberflächl. Dermatomykosen u. Moniliasis (meist komb. mit Undecylensäure)

c) DAC-Monographien der 1. Ergänzung (1981)
(An die lfd. Numerierung von Hauptliste und Anhang anschließende Zählung)

240 Aluminiumchlorid-hexahydrat
241 Verdünnte Ameisensäure
242 Ammoniaklösung 10 Prozent
243 Ammoniumeisen (III)-citrat
244 Betainchlorid
245 Bitterkleeblätter
246 Bleipflastersalbe
247 Bruchkraut
248 Calciumcitrat-tetrahydrat
249 Calciumdobesilat
250 Condurangorinde
251 Dextropropoxyphenhydrochlorid
252 Franzbranntwein
253 Holunderblüten
254 Ibuprofen
255 Mistelkraut
256 Odermennigkraut
257 Verflüssigtes Phenol
258 Polyoxyäthylenglyceroltri-hydroxystearat 40
259 Schwarze Senfsamen
260 Steinkohlenteer
261 Steinkohlenteerlösung
262 Stiefmütterchenkraut
263 Tretinoin
264 Vincamin
265 Vinylbital
266 Xylit für Injektionszwecke
267 Yohimbinhydrochlorid

d) DAC-Monographien der 2. Ergänzung (1982)

268 Allopurinol
269 Angelikawurzel
270 Avocadoöl
271 Biotin
272 Bromhexinhydrochlorid
273 Dihydroxyaceton
274 Fenchelwasser
275 myo-Inositol
276 Kaliseife
277 Reinstes Kaliumhydroxid
278 Kaliumjodid-Augentropfen
279 Kardamomen
280 Lavendelblüten
281 Leinöl
282 Liebstöckelwurzel
283 Mandelöl
284 Naphazolinhydrochlorid-Augentropfen
285 Natriumhydroxid
286 Reinstes Natriumhydroxid
287 (+)-Norpseudoephedrinhydrochlorid
288 Pfefferminzwasser
289 Polyvidon-Jod-Lösung
290 Polyvidon-Jod-Salbe
291 Propanidid
292 Salicylcollodium
293 Seifenspiritus
294 Tannin-Eiweiß
295 Tolnaftat
296 Trifluperidolhydrochlorid
297 Tropicamid
298 Warfarin-Natrium

e) DAC-Monographien der 3. Ergänzung (1983)

Getrocknetes Aluminiumhydroxidgel – Aluminii hydroxidum siccatum; Alumina hydrata
Aprobarbital – Acidum allylisopropylbarbituricum
Brennesselkraut – Urticae herba; Herba Urticae
Copolyvidon – Copolyvidonum; Poly-Vinylpyrrolidon-Vinylacetat
Eibischblätter – Althaeae folium; Folia Althaeae
Eibischsirup – Althaeae sirupus; Sirupus Althaeae
Gänsefingerkraut – Anserinae herba; Herba Anserinae
Kaliumhydrogentartrat – Kalii hydrogenotartras; Kalium bitartaricum
Kaliumnatriumtartrat – Kalii-natrii tartras; Tartarus natronatus
Kaliumnitrat – Kalii nitras; Kalium nitricum
Levamisolhydrochlorid – Levamisoli hydrochloridum; Levamisolum hydrochloricum
Metoclopramidhydrochlorid – Metoclopramidi hydrochloridum; Metoclopramidum hydrochloricum
Natriumbenzoat – Natrii benzoas; Natrium benzoicum
Pastillen – Pastilli
Polyoxyäthylenglycerolmonolaurat – Polyoxyaethylenglyceroli monolauras
Polyoxyäthylenglycerolmonooleat – Polyoxyaethylenglyceroli monooleas
Polysorbat 40 – Polysorbatum 40; Polyaethylenglycolum-Sorbitanum palmitinicum
Propranololhydrochlorid – Propranololi hydrochloridum; Propranololum hydrochloricum
Rautenkraut – Rutae herba; Herba Rutae
Rüböl – Rapae oleum; Oleum Rapae
Sonnenblumenöl – Helianthi oleum; Oleum Helianthi
Sorbitanmonooleat – Sorbitani monooleas; Sorbitanum monooleinicum
Sorbitanmonopalmitat – Sorbitani monopalmitas; Sorbitanum monopalmitinicum
Sorbitanmonostearat – Sorbitani monostearas; Sorbitanum monostearinicum
Sorbitantrioleat – Sorbitani trioleas; Sorbitanum trioleinicum
Sorbitantristearat – Sorbitani tristearas; Sorbitanum tristearinicum
Strychninnitrat – Strychnini nitras; Strychninum nitricum
Gelbes Vaselin – Vaselinum flavum
Künstlicher Walrat – Cetaceum artificiale
Wollblumen – Verbasci flos; Flores Verbasci
Zinkoxidöl – Zinci oxidi oleum; Oleum Zinci

8) PI: Pharmacopoea Internationalis

Table of usual and maximal doses for adults (2. Edit. 1967, Appendix 64)

Die Tabelle enthält in vorliegender Fassung die maximalen Einzel- und Tagesgaben; Werte in Klammern = Höchstwerte der üblichen Gaben (usual doses).

Anwendung:	i.a.	intraartikulär
	i.m.	intramuskulär
	i.v.	intravenös
	perling.	perlingual
	p.o.	peroral
	r.	rektal
	s.c.	subkutan
	subling.	sublingual

Originaltext zur Tabelle XIII der P.I.: This table (Table XIII) includes the usual and maximal, single and daily doses for adults of most of the drugs included in the *International Pharmacopoeia*. These doses vary according to the mode of administration as indicated, and are expressed in grams (g), in micrograms (µg), in certain cases in millilitres (ml) or in biological International Units (IU).
As a rule they are given without taking into account the weight of the subject; in some cases they are based on body-weight (per kg).
The usual doses are difficult to define within narrow limits since they vary according to the therapeutic effect desired, the susceptibility of the patient, the duration of the treatment, etc. Consequently, the usual doses shown in the table are intended to serve only as general guidance.
The maximal doses are those which are usually not reached because of the danger of poisoning, and they may not be exceeded without special precautions.
In some cases the maximal dose has not been stated, either because the drug has a low toxicity or because the maximal dose cannot be determined with sufficient precision in the present state of our knowledge.
The physician may prescribe larger doses than the maximal doses indicated in this table, on condition that he gives express indication of his wishes on the prescription.

Arzneistoff (Dosisangabe in g, wenn nicht anders bezeichnet)	Anwendung	Maximal-Dosis	
		Einzelgabe	Tagesgabe
Acetarsolum	p.o.	0,25	1
Acidum Acetylsalicylicum	p.o., r.	1	8
Acidum Ascorbicum	p.o.	(0,25)	(1,0)
Acidum Ascorbicum	i.v. (Na-Salz)	(0,2)	(0,3)
Acidum Folicum	p.o.	(0,01)	(0,05)
Acidum Folicum	i.m. (Na-Salz)	(0,005)	(0,02)
Acidum Hydrochloricum Dilutum	p.o.	4	12
Acidum Lacticum	p.o.	(2)	(20)
Acidum Mersalylicum	i.m., i.v. (Na-Salz)	(0,2)	–
Acidum Nicotinicum	p.o., s.c. (Na-Salz)	0,20	0,80
Aminophenazonum	p.o.	0,50	1,50
Aminophyllinum	p.o., i.v., i.m., r.	0,50	1,50
Amobarbitalum	p.o.	0,50	1
Amorbarbitalum Natricum	s.c., i.v., i.m., r.	0,25	0,75

Arzneistoff (Dosisangabe in g, wenn nicht anders bezeichnet)	Anwendung	Maximal-Dosis	
		Einzelgabe	Tagesgabe
Amodiaquini Hydrochloridum	p.o.	(0,6)	(1,2)
Amphetamini Sulfas	p.o.	0,02	0,04
Amphetamini Sulfas	s.c., i.m.	0,005	0,03
Ampicillinum	p.o., i.m., i.v. (Na-Salz)	(0,5)	(1–2)
Amyleni Hydras	p.o., r.	4	8
Amylis Nitris	Inhalation	0,20	1
Antazolini Hydrochloridum	p.o.	(0,1)	(0,4)
Antazolini Hydrochloridum	i.m.	(0,1)	(0,3)
Apomorphini Hydrochloridum	s.c., i.m.	0,005	0,01
Arseni Trioxydum	p.o.	0,005	0,015
Atropini Sulfas	p.o.	0,002	0,004
Atropini Sulfas	s.c.	0,001	0,003
Barbitalum Natricum	s.c.	0,75	1
Belladonna Herba (Belladonnae Herbae Pulvis Standardisatus)	p.o.	0,25	0,50
Bemegridum	i.m.	(0,05)	–
Bemegridum	i.v.	(0,05)	1
Bendroflumethiazidum	p.o.	(0,005)	(0,02)
Benzathini Benzylpenicillinum, Mill. E	p.o.	(0,2)	(1,6)
Benzathini Benzylpenicillinum, Mill. E	i.m.	(0,6)	(1,2)
Benzylpenicillinum Kalicum oder Benzylpenicillinum Natricum, Mill. E	i.m.	(0,3)	(1,5)
Bismuthi Subcarbonas	p.o.	(5)	(15)
Bismuthi Subnitras	p.o.	(1)	(10)
Bismuthi Subsalicylas	p.o.	(0,5)	(1,5)
Busulfanum	p.o.	0,006	0,006
Calcii Chloridum Crystallisatum	p.o.	2	8
Calcii Gluconas	p.o.	(4)	(10)
Calcii Gluconas	i.m., i.v.	(1)	(2)
Calcii Lactas	p.o.	(1)	(5)
Calcii Para-aminosalicylas	p.o.	(4)	(20)
Camphora	s.c.	1	5
Carbacholum	p.o.	0,004	0,006
Carbacholum	s.c.	0,0005	0,001
Carbarsonum	p.o.	0,30	1
Carbimazolum	p.o.		
Carbimazolum	Anfang	(0,015)	(0,06)
Carbimazolum	Erhaltung	(0,005)	(0,02)
Chlorali Hydras	p.o., r.	2	6
Chloramphenicolum	p.o.	(0,5)	(3)
Chloramphenicolum	i.m.	(0,5)	(3)
Chlorcyclizini Hydrochloridum	p.o.	(0,005)	(0,3)
Chloroquini Diphosphas	p.o.	(0,6)	(1,5)
Chloroquini Sulfas	p.o.	(0,6)	(1,2)
Chlorothiazidum	p.o.	(0,5)	(2)
Chlorpromazini Hydrochloridum	p.o.	0,25	1
– Hydrochloridum	r.	(0,1)	–
– Hydrochloridum	i.v.	(0,025)	–

Arzneistoff (Dosisangabe in g, wenn nicht anders bezeichnet)	Anwendung	Maximal-Dosis	
		Einzel-gabe	Tages-gabe
Chlortetracyclini Hydrochloridum	p.o.	(0,5)	(3)
Cloxacillinum Natricum	p.o., i.m., i.v.	(0,5)	(3)
Codeini Phosphas	p.o.	0,10	0,30
Codeinum	p.o.	0,05	0,20
Coffeinum	.o.	0,30	1
Coffeinum et Natrii Benzoas	s.c.	0,50	2
Coffeinum et Natrii Salicylas	s.c.	0,50	2
Colchicinum	p.o.	0,001	0,003
Cortisoni Acetas	p.o., i.m.	0,15	0,30
Cyanocobalaminum	s.c., i.m.	(30 μg)	(0,001)
Cyclizini Hydrochloridum	p.o.	(0,05)	(0,15)
Cyclizini Hydrochloridum	r.	(0,1)	(0,3)
Cyclobarbitalum Calcicum	p.o.	(0,4)	(0,8)
Cycloserinum	p.o.	(0,25)	(0,75)
Desoxycortoni Acetas	i.m.	0,01	0,03
Dexamethasonum	p.o.	(0,003)	–
Dexamphetamini Sulfas	p.o.	0,02	0,04
Dienestrolum	p.o.	(0,001)	(0,005)
Diethylcarbamazini Citras	p.o.	(0,25)	(0,5)
Diethylstilbestrolum	p.o.	(0,001)	(0,005)
Digitalis Folium (Digitalis Folii Pulvis Standardisatus)	p.o.	(0,75)	1,50
Digitalis Tinctura	p.o.	(1)	6
Digitoxinum	p.o.	0,0005	0,001
Digoxinum	p.o.	0,0015	0,002
Digoxinum	i.v.	0,001	0,0015
Diidohydroxyquinolinum	p.o.	1	2
Dimercaprolum, pro kg	i.m.	0,005	0,025
Diphenhydramini Hydrochloridum	p.o.	0,10	0,25
Diphenhydramini Teoclas	p.o.	0,10	0,25
Diphenhydramini Teoclas	r.	(0,05)	–
Diphenhydramini Teoclas	i.m.	(0,05)	–
Diphenhydramini Teoclas	i.v.	(0,05)	–
Edrophonii Chloridum	i.v.	0,03	0,03
Emetini Hydrochloridum	s.c.	0,10	0,10
Ephedrini Hydrochloridum	p.o.	0,05	0,15
Ephedrini Hydrochloridum	s.c.	0,04	0,12
Epinephrini Bitartras	perling.	0,001	0,005
Epinephrini Bitartras	i.v.	(100 μg)	–
Ergometrini Maleas	p.o.	0,001	0,003
Ergometrini Maleas	s.c., i.m., i.v.	0,0005	0,0015
Ergotamini Tartras	p.o.	0,002	0,006
Ergotamini Tartras	s.c., i.m.	0,0005	0,0015
Erythromycinum	p.o.	(0,5)	(2)
Estradioli Benzoas	i.m.	(0,005)	(0,005)
Ethinylestradiolum	p.o.	0,0003	0,0003
Ethisteronum	p.o.	(0,025)	(0,1)

Arzneistoff (Dosisangabe in g, wenn nicht anders bezeichnet)	Anwendung	Maximal-Dosis	
		Einzelgabe	Tagesgabe
Ferrosi Gluconas	p.o.	(0,6)	(2,4)
Ferrosi Sulfas	p.o.	(0,3)	(1,2)
Ferrosi Sulfas Exsiccatus	p.o.	(0,2)	(0,8)
Filicis Maris Oleoresina	p.o.	10	10
Ftivazidum	p.o.	1	2
Gallamini Triethiodidum	i.v.	0,08	–
Glutethimidum	p.o.	(0,5)	(1)
Griseofulvinum	p.o.	(0,5)	(1)
Heparinum, 10^3 IE	i.m., i.v.	(15)	(30)
Hexamethonii Tartras	p.o.	(0,4)	(1,5)
Hexamethonii Tartras	i.v.	(0,1)	–
Hexobarbitalum	p.o.	1	1
Hexobarbitalum Natricum	i.v.	1	1
Hydralazini Hydrochloridum	p.o.	(0,025)	0,20
Hydrochlorothiazidum	p.o.	0,10	0,20
Hydrocodoni Bitartras	p.o.	0,02	0,06
Hydrocodoni Bitartras	s.c.	0,015	0,045
Hydrocortisoni Acetas	i.a.	0,10	0,20
Hydrocortisonum	p.o.	0,10	0,20
Hydrocortisonum	i.v.	(0,01)	(0,1)
Hydromorphoni Hydrochloridum	p.o., s.c.	0,005	0,015
Hyoscini Hydrobromidum	p.o.	0,001	0,003
Hyoscini Hydrobromidum	s.c.	0,0005	0,001
Hyoscyami Herba Hyoscyami Herbae Pulvis)	p.o.	0,40	1,20
Hyoscyami Tinctura	p.o.	4	12
Iodum (in solution)	p.o.	0,03	0,10
Ipecacuanhae Radix (Ipecacuanhae Radicis Pulvis Standardisatus)	p.o.	2	2
Ipecacuanhae Tinctura	p.o.	(1,0)	(3,0)
Isoniazidum	p.o.	(0,15)	(1,0)
Isoprenalini Hydrochloridum oder Isoprenalini Sulfas	p.o., subling.	0,015	0,06
Kalii Arsenitis Solutio	p.o.	0,10	0,50
Kalii Bromidum	p.o.	2	6
Kalii Chloridum	p.o.	(1)	(10)
Kalii Iodidum	p.o.	2	6
Lanatosidum C	p.o., i.v.,	0,001	0,001
Levothyroxinum Natricum	p.o.	0,0001	0,0004
Liothyroninum Natricum	p.o.	(100 µg)	(100 µg)
Lobelini Hydrochloridum	s.c.	0,02	0,05
Lobelini Hydrochloridum	i.v.	0,006	0,02
Lucanthoni Hydrochloridum	p.o.	(1)	(2)
Mecamylamini Hydrochloridum	p.o.	(0,0025)	0,06

Arzneistoff (Dosisangabe in g, wenn nicht anders bezeichnet)	Anwendung	Maximal-Dosis Einzel-gabe	Tages-gabe
Meclozini Hydrochloridum	p.o.	(0,05)	(0,05)
Menadionum	p.o., i.m.	(0,001)	(0,01)
Mepacrini Hydrochloridum	p.o.	0,30	0,60
Mephentermini Sulfas	p.o.	(0,025)	(0,075)
Mephentermini Sulfas	i.m.	(0,045)	–
Mephentermini Sulfas	i.v.	(0,03)	–
Meprobamatum	p.o.	0,80	2,40
Mepyramini Maleas	p.o.	(0,1)	(0,8)
Mercaptopurinum (pro kg)	p.o.	(0,003)	(0,003)
Methadoni Hydrochloridum	p.o., s.c.	0,015	0,045
Methamphetamini Hydrochloridum	p.o.	0,01	0,02
Methoxamini Hydrochloridum	i.m.	0,02	0,06
Methoxamini Hydrochloridum	i.v.	0,01	0,03
Methyltestosteronum	p.o., subling.	(0,025)	(0,1)
Methylthioninii Chloridum (pro kg)	i.v.	(0,004)	
Methylthiouracilum	p.o.		
Methylthiouracilum	Anfang	0,20	0,60
Methylthiouracilum	Erhaltung	0,20	0,60
Meticillinum Natricum	i.m., i.v.	(1)	(6)
Morphini Hydrochloridum o. Morphini Sulfas	p.o., s.c.	0,02	0,05
Nalorphini Hydrochloridum	s.c., i.m., i.v.	0,01	0,04
Natrii Bromidum	p.o.	2	6
Natrii Calcii Edetas	p.o.	(1)	(2)
Natrii Calcii Edetas	i.v.	1	2
Natrii Iodidum	p.o.	2	6
Natrii Para-aminosalicylas	p.o., i.v.	–	(24)
Natrii Salicylas	p.o.	2	12
Natrii Salicylas	i.v.	(1)	(3)
Neoarsphenaminum	i.v.	0,90	0,90
Neomycini Sulfas, Mill. IE	p.o.	(1)	(6)
Neostigmini Bromidum	p.o.	0,03	0,09
Neostigmini Methylsulfas	s.c., i.m.	0,003	0,006
Nicethamidum	p.o., s.c., i.m., i.v.	(0,5)	(2,0)
Nicotinamidum	p.o.	0,50	1
Nicotinamidum	i.v.	(0,05)	(0,25)
Nitrofurantoinum	p.o.	0,30	0,60
Noscapinum	p.o.	0,06	0,25
Noscapinum	r.	(0,03)	(0,09)
Nystatinum, Mill. IE	p.o.	(1)	(3)
Oleum Hydnocarpi (pro Woche)	s.c., i.m.	(7 ml)	–
Oleum Jecoris Aselli	p.o.	(15)	(30)
Oleum Jecoris Hippoglossi	p.o.	(0,05)	(0,5)
Oleum Ricini	p.o.	(30)	(30)
Opium (Opii Pulviis Standardisatus)	p.o.	0,20	0,50
Opii Tinctura	p.o.	2	5
Ouabainum	i.v.	0,0005	0,001
Oxophenarsini Hydrochloridum	i.v.	0,06	0,06

Arzneistoff (Dosisangabe in g, wenn nicht anders bezeichnet)	Anwendung	Maximal-Dosis	
		Einzelgabe	Tagesgabe
Oxycodoni Hydrochloridum	p.o.	0,02	0,06
Oxycodoni Hydrochloridum	s.c.	(0,005)	–
Oxytetracyclini Hydrochloridum	p.o.	(0,25)	(3)
Oxytocini Injectio, IE	i.m.	(2)	–
Papaverini Hydrochloridum	p.o.	0,20	0,60
Papaverini Hydrochloridum	i.m., s.c.	(0,1)	(0,3)
Pentamidini Isethionas, pro kg	i.m.	–	(0,004)
Pentetrazolum	s.c., i.m., i.v.	0,20	0,50
Pethidini Hydrochloridum	p.o., r.	0,10	0,30
Pethidini Hydrochloridum	s.c., i.m.	(0,1)	–
Pethidini Hydrochloridum	i.v.	(0,05)	–
Phenacetinum	p.o.	0,50	1,50
Phenazonum	p.o.	1	4
Phenindamini Tartras	p.o.	(0,05)	(0,1)
Phenobarbitalum	p.o.	0,30	0,60
Phenobarbitalum Natricum	i.m.	0,30	0,60
Phenoxymethylpenicillinum	p.o.	(0,25)	(1,5)
Phentolamini Hydrochloridum	p.o.	(0,05)	(0,2)
Phentolamini Mesylas	i.v.	(0,01)	–
Phenylbutazonum	p.o.	0,20	0,60
Phenytoinum	p.o.	0,40	0,80
Pholcodinum	p.o., r.	0,06	0,12
Phthalylsulfathiazolum	p.o.	2	12
Picrotoxinum	i.v.	0,003	0,006
Piperazini Adipas	p.o.	–	(4)
Piperazini Citras	p.o.	–	(4)
Piperazini Phosphas	p.o.	–	(4)
Podophylli Resina	p.o.	0,05	0,10
Polymyxini B Sulfas, Mill. IE	p.o.	(0,5)	(2)
Polymyxini B Sulfas, Mill. IE	i.m.	(0,5)	(1,5)
Pralidoximini Iodidum	p.o., i.v.	(0,4)	(1,5)
Prednisoloni Acetas	p.o.	–	0,10
Prednisoloni Acetas	i.m.	–	(0,025)
Prednisolonum	p.o.	–	0,10
Prednisonum	p.o.	–	0,10
Primaquini Diphosphas	p.o.	0,03	0,05
Primidonum	p.o.	0,75	2
Probenecidum	p.o.	(0,5)	(2)
Procainamidi Hydrochloridum	p.o.	(1)	(4)
Procainamidi Hydrochloridum	i.m.	(1)	(4)
Procainamidi Hydrochloridum	i.v.	(1)	–
Procaini Benzylpenicillinum, Mill. IE	i.m.	(0,3)	(1,2)
Prochlorperazini Maleas	p.o.	(0,01)	(0,1)
Prochlorperazini Maleas	r.	(0,025)	(0,05)
Prochlorperazini Maleas	i.m.	(0,01)	(0,02)
Procyclidini Hydrochloridum	p.o.	(0,005)	(0,03)
Profenamini Hydrochloridum	p.o.	(0,1)	(0,5)
Progesteronum	i.m.	(0,025)	(0,06)

Arzneistoff (Dosisangabe in g, wenn nicht anders bezeichnet)	Anwendung	Maximal-Dosis Einzelgabe	Maximal-Dosis Tagesgabe
Proguanili Hydrochloridum	p.o.	0,60	0,60
Promethazini Hydrochloridum	p.o., r., i.m.	0,05	0,15
Propanthelini Bromidum	p.o.	0,03	0,12
Propylthiouracilum	p.o.	0,25	0,60
Pyridostigmini Bromidum	p.o., s.c., i.m.	0,18	0,45
Pyridoxini Hydrochloridum	p.o.	(0,05)	(0,5)
Pyridoxini Hydrochloridum	i.m., i.v.	(0,05)	–
Pyrimethaminum	p.o.	(0,05)	–
Quinidini Sulfas	p.o.	1	3
Quinini Hydrochloridum	p.o.	0,50	2
Quinini Sulfas	p.o.	0,50	2
Reserpinum	p.o.	0,001	0,005
Riboflavinum	p.o.	(0,005)	(0,01)
Santoninum	p.o.	0,10	0,30
Secale Cornutum (Secalis Cornuti Pulvis Standardisatus)	p.o.	1	5
Secorbarbitalum Natricum	p.o.	0,30	0,60
Solasulfonum	p.o.	(0,5)	(3)
Solasulfonum	i.m., s.c. 2mal/Woche	–	(1,5)
Stibophenum	i.m., i.v.	(0,3)	(0,3)
Stramonii Herba (Stramonii Herbae Pulvis)	p.o.	0,25	1
Stramonii Tinctura	p.o.	2	8
Streptomycini Sulfas (Basenaequivalent)	i.m.	1	2
Succinylsulfathiazolum	p.o.	–	(15)
Sulfadiazinum	p.o.	(3)	(7)
Sulfadiazinum Natricum	i.v.	(4)	(7)
Sulfafurazolum	p.o.	(3)	(6)
Sulfaguanidinum	p.o.	(3)	(12)
Sulfamerazinum	p.o.	(3)	(7)
Sulfamerazinum Natricum	i.v.	(2)	(7)
Sulfamethoxypyridazinum	p.o.		
Sulfamethoxypyridazinum	Anfang	(1)	(1)
Sulfamethoxypyridazinum	Erhaltung	(0,5)	(0,5)
Sulfanilamidum	p.o.	(3)	(7)
Sulfathiazolum	p.o.	(3)	(7)
Sulfathiazolum Natricum	i.v.	(3)	(7)
Suraminum Natricum	i.v.	(1)	(2)
Suxamethonii Chloridum	i.v.	(0,02)	–
Testosteroni Propionas	i.m.	(0,025)	(0,05)
Tetrachloroethylenum	p.o.	5	5
Tetracyclini Hydrochloridum	p.o.	(0,25)	(2)
Theobrominum	p.o.	1	3
Theobrominum Natricum et Natrii Acetas	s.c.	1	3

Arzneistoff (Dosisangabe in g, wenn nicht anders bezeichnet)	Anwendung	Maximal-Dosis	
		Einzel-gabe	Tages-gabe
Theobrominum Natricum et Natrii Salicylas	p.o.	1,50	3
Theophyllinum	p.o., r.	0,50	1
Theophyllinum Natricum et Natrii Acetas	i.m.	0,50	1,5
Thiamini Hydrochloridum	p.o., s.c.	(0,05)	(0,1)
Thiopentalum Natricum cum Natrii Carbonate	i.v.	1	1
Thyroidea	p.o.	0,25	0,50
Tolbutamidum	p.o.	1,5	4
Tribromoethanolum, pro kg	r.	0,10	0,10
Trihexyphenidyli Hydrochloridum	p.o.	0,01	0,02
Trimethadionum	p.o.	(0,3)	(1,8)
Tripelennamini Hydrochloridum	p.o.	(0,05)	(0,15)
Tryparsamidum	i.v.	(3)	(3)
Tubocurarini Chloridum	i.v.	(0,009)	–
Vancomycini Hydrochloridum, Mill. IE	i.v.	(1)	(2)
Vasopressini Injectio, IE	s.c., i.m.	(5)	(15)
Viomycini Sulfas, Mill. IE	i.m.	2	2

9) MAK: Maximale Arbeitsplatzkonzentrationen (MAK), Technische Richtkonzentrationen (TRK), Biologische Arbeitsstofftoleranzwerte (BAT-Werte)

(Mit Berücks. der u.a. Literatur sowie der Mitt. XV (v. 5.6.1979) bis XVIII (v. 16.7.1982) der Senatskommission zur Prüfung gesundheitsschädlicher Arbeitsstoffe [Deutsche Forschungsgemeinschaft]; Vorsitzender: Professor Dr. D. Henschler, Vorstand des Institutes für Toxikologie und Pharmakologie der Universität Würzburg, Versbacher Straße 9, D-8700 Würzburg).
Auszug aus:
Maximale Arbeitsplatzkonzentrationen und Biologische Arbeitsstofftoleranzwerte 1982.
Verlag Chemie, Weinheim 1982

(Nachdruck mit Genehmigung des Verlag Chemie GmbH)

Maximale Arbeitsplatzkonzentrationen (MAK)

MAK-Werte dienen dem Schutz der Gesundheit am Arbeitsplatz. Sie geben für die Beurteilung der Bedenklichkeit oder Unbedenklichkeit der am Arbeitsplatz vorhandenen Konzentrationen eine Urteilsgrundlage ab. Sie sind jedoch keine Konstanten, aus denen das Eintreten oder Ausbleiben von Wirkungen bei längeren oder kürzeren Einwirkungszeiten errechnet werden kann. Ebensowenig läßt sich aus MAK-Werten eine festgestellte oder angenommene Schädigung im Einzelfalle herleiten; für die Beurteilung einer Schadstoffwirkung entscheidet der ärztliche Befund unter Berücksichtigung der äußeren Umstände des Fall-Herganges. Auch zur vergleichenden Wertung der Gefährlichkeit verschiedener Arbeitsstoffe sind MAK-Werte ungeeignet. Neben der Einwirkung über die Atemwege bestimmen noch eine Reihe anderer Faktoren Art und Ausmaß schädlicher Wirkungen: sensibilisierende Eigenschaften, Hautresorption, Ätzwirkung, Brennbarkeit, Dampfdruck u.a. Die tatsächliche oder vermeintliche Einhaltung des MAK-Wertes entbindet nicht von der ärztlichen Überwachung des Gesundheitszustandes exponierter Personen.
Der MAK-Wert ist nicht geeignet, mögliche Gesundheitsgefährdung durch langdauernde Einwirkung von Verunreinigungen der freien Atmosphäre, z.B. in der Nachbarschaft von Industrieunternehmen, anhand konstanter Umrechnungsfaktoren abzuleiten.

Der MAK-Wert (maximale Arbeitsplatz-Konzentration) ist die höchstzulässige Konzentration eines Arbeitsstoffes als Gas, Dampf oder Schwebstoff in der Luft am Arbeitsplatz, die nach dem gegenwärtigen Stand der Kenntnis auch bei wiederholter und langfristiger, in der Regel täglich 8stündiger Exposition, jedoch

---

Literatur (Auswahl)
Wissenschaftliche Grundlagen zum Schutz vor Gesundheitsschäden am Arbeitsplatz (DFG, Jubiläumsveranstaltung z. 25j. Bestehen d. Senatskommission zur Prüfung gesundheitsschädlicher Arbeitsstoffe), 1981.
Gesundheitsschädliche Arbeitsstoffe. Toxikologisch-arbeitsmedizinische Begründung von MAK-Werten (Hrsg. Prof. Dr. D. Henschler). Verlag Chemie, Weinheim
Analytische Methoden zur Prüfung gesundheitsschädlicher Arbeitsstoffe (Hrsg. Prof. Dr. D. Henschler), Sammlung 1 „Luftanalysen"; Sammlung 2 „Analysen in biologischem Material". Verlag Chemie, Weinheim

bei Einhaltung einer durchschnittlichen Wochenarbeitszeit von 40 Stunden (in Vierschichtbetrieben 42 Stunden je Woche im Durchschnitt von vier aufeinanderfolgenden Wochen) im allgemeinen die Gesundheit der Beschäftigten nicht beeinträchtigt und diese nicht unangemessen belästigt. In der Regel wird der MAK-Wert als Durchschnittswert über Zeiträume bis zu einem Arbeitstag oder einer Arbeitsschicht integriert.

Bei der Aufstellung der MAK-Werten sind in erster Linie die Wirkungscharakteristika der Stoffe berücksichtigt, daneben aber auch – soweit möglich – praktische Gegebenheiten der Arbeitsprozesse bzw. der durch diese bestimmten Expositionsmuster. Maßgebend sind dabei wissenschaftlich fundierte Kriterien des Gesundheitsschutzes, nicht die technischen und wirtschaftlichen Möglichkeiten der Realisation in der Praxis.

Zur Stoffliste

Die *maximale Arbeitsplatzkonzentration von Gasen, Dämpfen und flüchtigen Schwebstoffen* wird im folgenden in der von den Zustandsgrößen Temperatur und Luftdruck unabhängigen Einheit *ml/m³ (ppm)* sowie in der von den Zustandsgrößen abhängigen Einheit *mg/m³* für eine Temperatur von 20 ° C und einen Barometerstand von 1013 mbar angegeben (ein *mg/m³* entspricht 1 mg Arbeitsstoff je m³ Luft), die *von nichtflüchtigen Schwebstoffen (Staub, Rauch, Nebel) in mg/m³* (Milligramm (mg) des Stoffes je Kubikmeter (m³) Luft). Nichtflüchtige Schwebstoffe sind solche, deren Dampfdruck so klein ist, daß bei gewöhnlicher Temperatur keine gefährlichen Konzentrationen in der Gasphase auftreten können.

Da die Flüchtigkeit eines Arbeitsstoffes für die Gesundheitsgefährdung eine bedeutsame Rolle spielen kann, ist in der Originalausgabe für eine Reihe leicht-flüchtiger Stoffe der Dampfdruck in einer besonderen Spalte der Stoffliste aufgenommen.

Gemäß internat. terminologischer Übereinkunft wird e statt ä (Ethyl ..., bisher Äthyl ...), Cobalt statt Kobalt, Iod statt Jod, iso-Propyl statt Isopropyl ... usw. geschrieben und entsprechend alphabetisiert.

Die nachfolgende **Stoffliste** ist durch Auswertung der Mitteilungen der Senatskommission zur Prüfung gesundheitsschädlicher Arbeitsstoffe seit 1979 (Mitt. XV) entstanden, aber sie **entspricht dem aktuellen Stand von 1982** (Mitt. XVIII). Sie enthält neben den Substanzen der Stoffliste auch die mit BAT- und TRK-Werten (Hinweis u. eigene Tabellen) und gibt Hinweise auf die Kapitel „Besondere Arbeitsstoffe“ (Organ. Peroxide, Benzin, Terpentinöl, Pyrolyseprodukte aus organ. Material, Kühlschmierstoffe) sowie „Stäube“ (Gesamt- u. Feinstaub; fibrogene Stäube [Quarz incl. Cristobalit u. Tridymit; Asbest]; inerte Stäube) in MAK '82.

Die dem Stoff folgenden Angaben der Stoffliste gliedern sich in 5 Reihen:

Reihe 1 und 2 = **MAK** in ml/m^3 (ppm) und mg/m^3

Reihe 3 = **Hautresorption („H“)** bei Stoffen, welche die äußere Haut leicht zu durchdringen vermögen (vgl. Orig. MAK’82). Das „H“ weist jedoch nicht auf eine eventuelle Hautreizungsgefahr hin.

Reihe 4 = **Allergische Erscheinungen („S“),** die durch Stoffe verschiedener Art nach Sensibilisierung z. B. der Haut oder der Atemwege je nach persönlicher Disposition unterschiedlich schnell und stark ausgelöst werden (vgl. Orig. MAK’82).

Reihe 5 = hier vorkommende Eintragungen a–e haben folgende Bedeutung

a = Stoffe, die beim Menschen erfahrungsgemäß bösartige Geschwülste zu verursachen vermögen

b = Stoffe, die bislang nur im Tierversuch sich nach Meinung der Kommission eindeutig als carcinogen erwiesen haben, und zwar unter Bedingungen, die der möglichen Exponierung des Menschen am Arbeitsplatz vergleichbar sind bzw. aus denen Vergleichbarkeit abgeleitet werden kann

c = Stoffe, bei denen unter Berücksichtigung neuer Befunde der Krebsforschung ein nennenswertes krebserzeugendes Potential zu vermuten ist, und die dringend der weiteren Abklärung bedürfen. Bisherige MAK-Werte werden zunächst beibehalten.

d = Stoffe, für die (noch) keine MAK-Werte aufgestellt werden können sowie solche, die zu weiteren Bearbeitung, für Änderungen, Überprüfungen, Neuaufnahmen - auch in Hinblick auf die Liste 1983 - vorgesehen sind

e = Stoffe, die nicht als Pflanzenschutzstoffe zugelassen sind.

In Hinblick auf die vorstehenden 2 Kategorien **a** und **b** erhält der nachstehende Abschnitt aus der Orig. MAK’82 (S. 61) im Rahmen dieses Buches eine noch gewichtigere Aussage:

Krebserregende Arzneistoffe
Bei einer Anzahl von Arzneimitteln muß aufgrund von Tierexperimenten oder Erfahrungen beim Menschen davon ausgegangen werden, daß sie krebserzeugende Wirkungen besitzen. Möglichkeiten der **Exposition** von Beschäftigten gegenüber solchen Substanzen bestehen **bei Herstellung, therapeutischer Anwendung und in Forschungslaboratorien.**

Cancerogene Eigenschaften sind zu unterstellen bei Substanzen, denen ein genotoxischer therapeutischer Wirkungsmechanismus zugrunde liegt. Erfahrungen in der Therapie mit alkylierenden Zytostatika, die über lange Zeit angewendet worden sind (z. B. Cyclophosphamid, Ethylenimine, Chlornaphazin), bestätigen dies insofern, als bei diesen Patienten Tumorneubildungen beschrieben worden sind.
Demgemäß muß mit einer Gefährdung auch in Bereichen, in denen berufsmäßig mit diesen Substanzen umgegangen wird, gerechnet werden. Geeignete Vorsichtmaßnahmen müssen gewährleisten, daß eine Exposition gegenüber solchen Substanzen verhindert wird.

Stoffliste

Stoff	M A K		Anmerkungen		
	ml/m³ (ppm)	mg/m³	H	S	a–e
Acetaldehyd	50	90	–	–	c, d
Acetamid	–	–	–	–	c
Aceton	1000	2400	–	–	–
Acetonitril	40	70	–	–	–
Acrolein s. 2-Propenal					
Acrylamid	–	0,3	H	–	–
Acrylnitril s. a. **TRK**	–	–	H	–	b
Acrylsäure	–	–	–	–	d
Äthanol s. Ethanol					
Aktinolith s. Asbest					
Aldrin (polycycl. KWstoff)	–	0,25	H	–	e
Alkali-Chromate	–	–	–	–	c
Allg. Staubgrenzwert	–	–	–	–	d
Allylalkohol s. 2-Propen-1-ol					
1-Allyloxy-2,3-epoxypropan	10	45	–	S	–
Allylpropyldisulfid	2	12	–	–	–
Ameisensäure	5	9	–	–	–
o-Aminoazotoluol	–	–	–	–	b
Aminobutane (alle Isomeren)	5	15	H	–	–
4-Aminodiphenyl	–	–	–	–	a
2-Aminoethanol	3	6	–	–	–
3-Amino-9-ethylcarbazol	–	–	–	–	c
4-Amino-2-nitrophenol	–	–	–	–	c, d
2-Aminopropan	5	12	–	–	–
2-Aminopyridin	0,5	2	–	–	–
3-Amino-1,2,4-triazol (Amitrol)	–	–	–	–	d
Ammoniak	50	35	–	–	–
Ammoniumsulfamat (Ammate)	–	15	–	–	–
Amosit s. Asbest					
Amylacetat s. Pentylacetat					
iso-Amylalkohol	100	360	–	–	–
Anilin	2	8	H	–	d
Anthophyllit s. Asbest					
Antimon	–	0,5	–	–	–

Stoff	M A K ml/m³ (ppm)	mg/m³	Anmerkungen H	S	a–e
Antimontrioxid	–	–	–	–	c, d
Antimontrisulfid	–	–	–	–	d
Antimonwasserstoff	0,1	0,5	–	–	–
ANTU	–	0,3	–	–	–
Arsen und seine Verbindungen (Ausnahme Arsenwasserstoff) s. **TRK**					
Arsentrioxid und Arsenpentoxid, arsenige Säure, Arsensäure u. ihre Salze	–	–	–	–	a
Arsenwasserstoff	0,05	0,2	–	–	–
Arzneistoffe, Krebserregende s. MAK'82					
Asbest s. a. **TRK**	–	–	–	–	a
asbesthaltiger Feinstaub s. a. **TRK**	–	–	–	–	a
Atrazin	–	2	–	–	
Azinphos-methyl	–	0,2	H	–	–
Azo-Farbstoffe aus doppelt diazotiertem Benzidin	–	–	–	–	a
Bariumverbindungen (lösl., als Ba ber.)	–	0,5	–	–	–
Baumwollstaub (gilt nur für Rohbaumwolle)	–	1,5	–	–	–
Benzidin u. seine Salze	–	–	H	–	a
Benzin s. „Besondere Arbeitsstoffe" (MAK)	–	–	–	–	d
p-Benzochinon	0,1	0,4	–	–	–
Benzol s. a. **TRK**	–	–	H	–	a
Benzo(a)pyren s. „Besondere Arbeitsstoffe" (Pyrolyseprodukte) (MAK)					
Benzylchlorid s. α-Chlortoluol					
Beryllium u. seine Verbindungen s. a. **TRK**	–	–	–	–	b
Biphenyl	0,2	1	–	–	–
Bis(chlormethyl)ether	–	–	–	–	a
Bitumen s. „Besondere Arbeitsstoffe" (MAK) u. Steinkohlenteer	–	–	–	–	c
Blei s. a. **BAT**	–	0,1	–	–	–
Bleiarsenat	–	–	–	–	a
Bleichromat	–	–	–	–	c
Bleitetraethyl (als Pb ber.)	0,01	0,075	H	–	–
Bleitetramethyl (als Pb ber.)	0,01	0,075	H	–	–
Boroxid	–	15	–	–	–
Bortrifluorid	1	3	–	–	–
Braunkohlenteer	–	–	–	–	a
Brom	0,1	0,7	–	–	–
2-Brom-2-chlor-1,1,1-trifluorethan s. a. **BAT**	5	40	–	–	–
Bromethan	200	890	–	–	d
Brommethan	5	20	H	–	c, d
Bromwasserstoff	5	17	–	–	–
1,3-Butadien	1000	2200	–	–	–
Butan	1000	2350	–	–	–
Butanol (alle Isomeren)	100	300	–	–	–
2-Butanon	200	590	–	–	–
Butanonoxim	–	–	–	–	d
1,4-Butansulton	–	–	–	–	d

Stoff	MAK ml/m³ (ppm)	MAK mg/m³	Anmerkungen H	S	a–e
Butanthiol	0,5	1,5	–	–	–
2-Butenal	–	–	H	–	c, d
1-Butoxy-2,3-epoxypropan	50	270	–	–	–
2-Butoxyethanol	50	240	H	–	d
Butylacetat (alle Isomeren)	200	950	–	–	–
Butylamin (alle Isomeren) s. Aminobutane					
tert. Butylhydroperoxid (s. a. MAK „Organ. Peroxide")	–	–	mäßige Hautwirkung		–
2-tert. Butyl-p-kresol	–	–	–	–	d
tert. Butylperacetat (s. a. MAK „Organ. Peroxide")	–	–	mäßige Hautwirkung		–
p-tert. Butylphenol	0,08	0,5	H	–	–
p-tert. Butyltoluol	10	60	–	–	–
Cadmium u. seine Verbindungen (-oxid, -sulfat; ferner -sulfid als Ausgangsstoff bei techn. Prozessen; als Cd ber.)	–	0,05	–	–	c, d
Cadmiumverbindungen, schwerlösliche	–	–	–	–	d
Cadmiumchlorid (in Form atembarer Stäube/Aerosole) s. a. **BAT**	–	–	–	–	b
Calciumarsenat	–	–	–	–	a
Calciumchromat s. a. **TRK**	–	–	–	–	b
Calciumcyanamid	–	1	H	–	d
Calciumoxid	–	5	–	–	–
Campher s. Kampfer					
ε-Caprolactam	–	25	–	–	–
Carbaryl	–	5	H	–	–
Carbonylchlorid	0,1	0,4	–	–	–
Chlor (Cl_2)	0,5	1,5	–	–	–
Chloracetaldehyd	1	3	–	–	d
Chloracetylchlorid	–	–	–	–	d
Chlorbenzol	50	230	–	–	–
Chlorbrommethan	200	1050	–	–	–
2-Chlor-1,3-butadien	10	36	H	–	–
Chlorcyan	–	–	–	–	d
Chlordan (polycycl. Chlor-KWstoff)	–	0,5	H	–	c, e
Chlordecon (polycycl. perchloriertes Keton)	–	–	–	–	c, e
Chlordifluormethan	–	–	–	–	d
Chlordioxid	0,1	0,3	–	–	–
1-Chlor-2,3-epoxypropan (Epichlorhydrin) s. a. **TRK**	–	–	H	–	b
Chlorethan	1000	2600	–	–	–
2-Chorethanol	5	16	H	–	d
N-Chlorformyl-morpholin	–	–	–	–	b
Chlorierte Biphenyle (techn. Produkte)	–	–	–	–	c
Chlorierte Biphenyle (42% Chlor)	0,1	1	H	–	–
Chlorierte Biphenyle (54% Chlor)	0,05	0,5	H	–	–
Chloriertes Camphen (60% Chlor)	–	0,5	H	–	–
Chloriertes Diphenyloxid	–	0,5	H	–	–
Chlormethan	50	105	–	–	–
4-Chlormethylbiphenyl	–	–	–	–	d

Stoff	M A K ml/m³ (ppm)	mg/m³	Anmerkungen H	S	a–e
1-Chlor-4-nitrobenzol	–	1	H	–	–
1-Chlor-1-nitropropan	20	100	–	–	–
Chloroform s. Trichlormethan					
3-Chlorpropen	1	3	–	–	c
Chlorthalonil	–	–	–	–	d
4-Chlor-o-toluidin	–	–	–	–	c
Chlortoluidin	–	–	–	–	d
α-Chlortoluol (Benzylchlorid)	1	5	–	–	c, d
Chlortrifluorid	0,1	0,4	–	–	–
Chlorwasserstoff	5	7	–	–	–
Chromcarbonyl	–	–	–	–	c
Chrom-III-chromate („Chromic-chromate") s. a. **TRK**		–	–	–	b
Chromgelb s. Bleichromat					
Chromoxychlorid	–	–	–	–	c, d
Chromtrioxid	–	0,1	–	–	c
Chrysen	–	–	–	–	b, d
Chrysotil s. Asbest					
Cobalt (in Form atembarer Stäube von Cobaltmetall u. schwerlösl. Co-Salzen)	–	–	–	S	b
Cristobalit s. Quarz					
Crotonaldehyd s. 2-Butenal					
Cyanacrylsäure-ethylester	–	–	–	–	d
Cyanacrylsäure-methylester	2	8	–	–	–
Cyanide (als CN ber.)	–	5	H	–	–
Cyanwasserstoff	10	11	H	–	–
Cyclohexan	300	1050	–	–	–
Cyclohexanol	50	200	–	–	–
Cyclohexanon	50	200	–	–	–
Cyclohexanonperoxidgemische s. a. „Organ. Peroxide" (MAK '82)	–	–	sehr starke Hautwirkung		
Cyclohexen	300	1015	–	–	–
Cyclohexylamin	10	40	–	–	–
Cyclopentadien	75	200	–	–	–
2,4-D(incl. Salze u. Ester)	–	10	–	–	–
Dalapon s. 2,2-Dichlorpropionsäure					
DDT	–	1	H	–	–
DDVP s. Dichlorvos					
Dekaboran	0,05	0,3	H	–	–
Demeton-O	0,01	0,1	H	–	e
Demeton-O-methyl	0,5	5	H	–	–
Diacetylperoxid s. a. „Organ. Peroxide" (MAK '82).	–	–	sehr starke Hautwirkung		–
2,4-Diaminoanisol	–	–	–	–	c
4,4'-Diaminodiphenylmethan	–	–	–	–	c, d
1,2-Diaminoethan	10	25	–	–	–
Diazinon	–	1	H	–	–
Diazomethan	–	–	–	–	b

Stoff	MAK ml/m³ (ppm)	MAK mg/m³	Anmerkungen H	S	a–e
Dibenzoylperoxid s. a. „Organ. Peroxide" (MAK '82)	–	5	prakt. ohne bis sehr schwache Hautwirkung		–
Diboran	0,1	0,1	–	–	–
Dibrom s. Naled					
1,2-Dibrom-3-chlorpropan	–	–	–	–	b, e
1,2-Dibromethan	–	–	H	–	b
Di-tert. Butylperoxid s. a. „Organ. Peroxide" (MAK '82)	–	–	prakt. ohne bis sehr schwache Hautwirkung		–
Dichloracetylen	–	–	–	–	b
3,3'-Dichlorbenzidin	–	–	H	–	b
1,2-Dichlorbenzol	50	300	–	–	–
1,4-Dichlorbenzol	75	450	–	–	–
1,4-Dichlorbuten-2	–	–	–	–	b
2,2'-Dichlordiethylether	15	90	H	–	c
Dichlordifluormethan	1000	4950	–	–	d
1,1-Dichlorethan	100	400	–	–	–
1,2-Dichlorethan	20	80	–	–	c
1,1-Dichlorethen (Vinylidenchlorid)	10	40	–	–	c, d
1,2-Dichlorethen	200	790	–	–	–
Dichlorfluormethan	10	45	–	–	–
Dichlormethan s. a. **BAT**	100	360	–	–	–
1,1-Dichlor-1-nitroethan	10	60	–	–	–
2,4-Dichlorphenoxyessigsäure s. 2,4-D					
1,2-Dichlorpropan	75	350	–	–	–
1,3-Dichlorpropen (cis- u. trans-)	–	–	–	–	c, d
2,2-Dichlorpropionsäure	1	6	–	–	–
1,2-Dichlor-1,1,2,2-tetrafluorethan	1000	7000	–	–	–
α,α-Dichlortoluol	–	–	–	–	c
Dichlorvos (DDVP)	0,1	1	H	–	–
Dicyclohexylamin	–	–	–	–	d
Dicyclohexylaminnitrit	–	–	–	–	d
Dicyclohexylperoxid s. a. „Organ. Peroxide" (MAK '82)	–	–	sehr starke Hautwirkung		–
Dieldrin (polycycl. Expoxychlor-KWstoff)	–	0,25	H	–	e
Diethanolamin	–	–	–	–	d
Diethylamin	25	75	–	–	d
2-Diethylaminoethanol	10	50	H	–	–
Diethylcarbamidsäurechlorid	–	–	–	–	c
Diethylenglykoldinitrat	–	–	–	–	d
Diethylether	400	1200	–	–	–
Diethylsulfat	–	–	–	–	b
Difluordibrommethan	100	860	–	–	–
Diglycidylether	0,1	0,6	–	–	c
1,4-Dihydroxybenzol	–	2	–	–	–
2,4-Diisocyanattoluol	0,02	0,14	–	S	–
2,6-Diisocyanattoluol	0,02	0,14	–	S	–
Diisopropylether	500	2100	–	–	–

Stoff	M A K ml/m³ (ppm)	mg/m³	Anmerkungen H	S	a–e
Dilauroylperoxid s. a. „Organ. Peroxide" (MAK '82)	–	–	prakt. ohne bis sehr schwache Hautwirkung		
3,3'-Dimethoxybenzidin (o-Dianisidin)	–	–	–	–	c
Dimethoxymethan	1000	3100	–	–	–
N,N-Dimethylacetamid	10	35	H	–	–
Dimethylamin	10	18	–	–	–
Dimethylaminopropionitril	–	–	–	–	d
N,N-Dimethylanilin	5	25	H	–	–
3,3'-Dimethylbenzidin (o-Tolidin)	–	–	–	–	c, d
α,α-Dimethylbenzylhydroperoxid s. a. „Organ. Peroxide" (MAK '82)	–	–	sehr starke Hautwirkung		–
Dimethylcarbamidsäurechlorid	–	–	–	–	b
Dimethylethylamin	25	75	–	–	–
Dimethylformamid	20	60	H	–	–
2,6-Dimethylheptan-4-on	50	290	–	–	–
1,1-Dimethylhydrazin (i. d. BRD nicht mehr hergestellt)			H	S	b
1,2-Dimethylhydrazin (dito)	–	–	H	S	b
N,N-Dimethylnitrosamin	–	–	–	–	b
Dimethylsulfat s. a. **TRK**	–	–	H	–	b
Dimethylsulfoxid	–	–	–	–	d
Dinitrobenzol (alle Isomeren)	0,15	1	H	–	–
4,6-Dinitro-o-kresol	–	0,2	H	–	–
Dinitronaphthaline	–	–	–	–	d
Dinitrotoluol (alle Isomeren)	–	1,5	H	–	–
Di-sek. octylphthalat	–	10	–	–	–
1,4-Dioxan (Diethylendioxid)	50	180	H	–	c
Diphenylether (Dampf)	1	7	–	–	–
Diphenylether/Biphenylmischung (Dampf)	1	7	–	–	–
Diphenylmethan-4,4'-diisocyanat	0,02	0,2	–	S	–
Diphosphorpentasulfid	–	1	–	–	–
Dipropylenglykolmethylether	100	600	H	–	–
Dischwefeldichlorid (S_2Cl_2)	1	6	–	–	–
Disulfiram	–	2	–	–	–
Divinylbenzol (alle Isomeren)	–	–	–	–	d
DNOC s. 4,6-Dinitro-o-kresol					
DOP s. Di-sek. octylphthalat					
Eisendimethyldithiocarbamat s. Ferbam					
Eisenoxid (Feinstaub) vgl. Abschn. IV (Stäube) in MAK '82	–	–	–	–	–
Eisenpentacarbonyl [$Fe(CO)_5$]	0,1	0,8	–	–	–
Endrin (polycycl. Epoxychlor-KWstoff)	–	0,1	H	–	–
Enflurane	–	–	–	–	d
Epichlorhydrin s. 1-Chlor-2,3-epoxypropan					
EPN	–	0,5	H	–	e
1,2-Epoxypropan (Propylenoxid)	50	120	–	–	c, d
Essigsäure	10	25	–	–	–
Essigsäureanhydrid	5	20	–	–	–

Stoff	MAK ml/m³ (ppm)	MAK mg/m³	H	S	a–e
Ethanol	1000	1900	–	–	–
Ethanthiol ($C_2H_5.SH$)	0,5	1	–	–	–
2-Ethoxyethanol	50	185	H	–	d
2-Ethoxyethylacetat	50	275	H	–	–
Ethylacetat	400	1400	–	–	–
Ethylacrylat	25	100	H	–	d
Ethylamin	10	18	–	–	–
Ethylbenzol	100	435	–	–	–
Ethylcarbamat (Urethan)	–	–	–	–	b, d
Ethylenglykoldinitrat (nur für Arbeitsplätze ohne Hautkontakt)	0,05	0,3	H	–	–
Ethylenimin	–	–	H	–	b
Ethylenoxid	10	18	–	–	c, d
Ethylformiat	100	300	–	–	–
N-Ethyl-N-hydroxyethyl-m-toluidin (EHT)	–	–	–	–	d
Feinstaub	–	–	–	–	d
Fenthion	–	0,2	H		
Ferbam	–	15	–	–	–
Ferrovanadium (Staub)	–	1	–	–	–
Fluor	0,1	0,2	–	–	–
Fluoride (als Fluor ber.)	–	2,5	–	–	–
Fluoride u. Fluorwasserstoff (beim gleichzeit. Vorkommen beider Stoffe)	–	2,5	–	–	–
Fluorwasserstoff	3	2	–	–	–
Formaldehyd	1	1,2	–	S	c
Furfural, Furfurol s. 2-Furylmethanal					
Furfurylalkohol	50	200	–	–	–
2-Furylmethanal	5	20	H	–	–
Gesamtstaub vgl. MAK '82 Abschn. IVa	–	–	–	–	d
Glutaraldehyd	0,2	0,8	–	S	–
Glycerintrinitrat (nur für Arbeitsplätze ohne Hautkontakt)	0,05	0,5	H	–	–
Glycidol	50	150	–	–	–
Hafnium	–	0,5	–	–	–
Halothan s. 2-Brom-2-chlor-1,1,1-trifluorethan					
Hempa s. Hexamethylphosphorsäuretriamid					
HEOD s. Dieldrin					
Heptachlor (polycycl. Chlor-KWstoff)	–	0,5	H	–	c
Heptan	500	2000	–	–	–
α- u. β-Hexachlorcyclohexan	–	–	–	–	d
Hexachlorethan	1	10	–	–	–
Hexamethylendiisocyanat	0,02	0,14	–	S	–
Hexamethylphosphorsäuretriamid	–	–	–	–	b
Hexan (n-Hexan)	50	180	–	–	–
2-Hexanon	5	21	–	–	–
sek. Hexylacetat	50	300	–	–	–

Stoff	M A K ml/m³ (ppm)	mg/m³	Anmerkungen H	S	a–e
Holzstaub	–	–	–	S	c, d
Hydrazin s. a. **TRK**	–	–	H	S	b
Hydrochinon s. 1,4-Dihydroxybenzol					
4-Hydroxy-4-methylpentan-2-on	50	240	–	–	–
2-Hydroxypropylacrylat	–	–	–	–	d
Inertstaub (Feinstaub) s. a. MAK '82, Abschn. Stäube	–	(8)	–	–	d
Iod	0,1	1	–	–	–
Iodmethan	–	–	–	–	b
Isophorondiisocyanat	0,02	0,18	–	S	–
Isopropylöl (Rückstand bei der iso-Propylalkohol-Herstellung)	–	–	–	–	c
Kampfer	2	13	–	–	–
Keten ($CH_2:CO$)	0,5	0,9	–	–	–
Kobalt s. Cobalt					
Kohlendioxid	5000	9000	–	–	d
Kohlendisulfid (CS_2)	10	30	H	–	–
Kohlenmonoxid s. a. **BAT**	30	33	–	–	–
Kokereirohgase s. MAK '82 „Bes. Arbeitsstoffe"					
Kresol (alle Isomeren)	5	22	H	–	–
Krokydolith s. Asbest					
Kühlschmierstoffe, die Nitrit oder nitritliefernde Verbindgn. u. Reaktionspartner für Nitrosaminbidlung enthalten	–	–	–	–	c
Kühlschmierstoffe	–	–	–	–	c, d
Künstl. Mineralfasern (Durchmesser < 1 µm)	–	–	–	–	c
Kupfer (Rauch)	–	0,1	–	–	–
Kupfer (Staub)	–	1	–	–	–
Lindan	–	0,5	H	–	–
Lithiumhydrid	–	0,025	–	–	–
Magnesiumoxid (Feinstaub)	–	8	–	–	–
Malathion	–	15	–	–	–
Maleinsäureanhydrid	0,2	0,8	–	S	–
Mangan	–	5	–	–	–
Mangantetroxid s. Trimangantetroxid					
Methacrylsäure	–	–	–	–	d
Methanol	200	260	H	–	–
Methanthiol ($CH_3.SH$)	0,5	1	–	–	–
2-Methoxyanilin	0,1	0,5	H	–	–
4-Methoxyanilin	0,1	0,5	H	–	–
Methoxychlor (DMDT)	–	15	–	–	–
2-Methoxyethanol	25	80	H	–	d
2-Methoxyethylacetat	25	120	H	–	–
Methylacetat	200	610	–	–	–
Methylacetylen	1000	1650	–	–	–

Stoff	M A K ml/m³ (ppm)	mg/m³	Anmerkungen H	S	a–e
Methylacrylat	10	35	H	–	–
Methylamin	10	12	–	–	–
N-Methylanilin	2	9	H	–	d
Methylbromid s. Brommethan					
Methylcyclohexan	500	2000	–	–	–
Methylcyclohexanol (alle Isomeren)	50	235	–	–	–
1-Methylcyclohexan-2-on	50	230	H	–	–
4,4′-Methylen-bis-(2-chloranilin)	–	–	–	–	b
4,4′-Methylen-bis (N,N'-dimethylanilin)	–	–	–	–	c, d
Methylethylketonperoxid s. a. „Organ. Peroxide" (MAK'82)	–	–	sehr starke Hautwirkung		
Methylformiat	100	250	–	–	–
Methylisocyanat	0,02	0,05	–	S	–
Methylmethacrylat	100	410	–	–	d
4-Methylpentan-2-ol	25	100	H	–	–
4-Methylpentan-2-on	100	400	–	–	–
4-Methylpent-3-en-2-on	25	100	–	–	–
N-Methyl-2-pyrrolidon	100	400	–	–	–
Methylstyrol (alle Isomeren)	100	480	–	–	–
N-Methyl-2,4,6-N-tetranitroanilin	–	1,5	H	S	–
Mevinphos	0,01	0,1	H	–	–
Michlers Keton	–	–	–	–	d
Molybdänverbindungen löslich (als Mo ber.)	–	5	–	–	–
Molybdänverbindungen unlösl. (als Mo ber.)	–	15	–	–	–
Monochlordimethylether	–	–	–	–	a
Monomethylhydrazin	–	–	–	–	d
Morpholin	20	70	–	–	–
Motorenöle gebrauchte s. a. MAK '82 „Bes. Arbeitsstoffe" (Pyrolyseprodukte)					
Naled	–	3	–	–	–
Naphthalin	10	50	–	–	–
2-Naphthylamin	–	–	–	–	a
1,5-Naphthylendiisocyanat	0,02	0,18	–	S	–
1-Naphthylthioharnstoff s. ANTU					
Natriumazid	0,07	0,2	–	–	–
Natriumfluoracetat	–	0,05	H	–	e
Natriumhydroxid	–	2	–	–	–
Natriummetabisulfit	–	–	–	–	d
Nickel u. seine Verbindungen (Ausnahme Nickelcarbonyl) s. **TRK**					
Nickel (in Form atembarer Stäube/Aerosole von Ni-metall, -sulfid u. sulfid. Erzen, Ni-oxid u. -carbonat, wie sie bei der Herstellg. u. Weiterverarbeitg. auftreten können)	–	–	–	S	a, d
Nickeltetracarbonyl	–	–	H	–	b
Nickeltitangelb	–	–	–	–	d

Stoff	MAK ml/m³ (ppm)	MAK mg/m³	Anmerkungen H	S	a–e
Nikotin	0,07	0,5	H	–	–
5-Nitroacenaphthen	–	–	–	–	b
4-Nitroanilin	1	6	H	–	d
Nitrobenzol	1	5	H	–	–
Nitroethan	100	310	–	–	–
Nitroglycerin s. Glycerintrinitrat					
Nitromethan	100	250	–	–	–
2-Nitronaphthalin	–	–	–	–	b
2-Nitro-p-phenylendiamin	–	–	–	–	c
1-Nitropropan (techn. Produkte maßgebl. mit 2-Nitropropan verunreinigt)	25	90	–	–	–
2-Nitropropan	–	–	–	–	b
Nitropyrene (Isomere)	–	–	–	–	c, d
Nitrotoluol (alle Isomeren)	5	30	H	–	–
Octan	500	2350	–	–	–
Ölnebel	–	–	–	–	d
Organ. Peroxide (s. a. MAK '82)	–	–	H	–	d
Osmiumtetroxid	0,0002	0,002	–	–	–
Oxalsäuredinitril	10	22	H	–	–
Ozon	0,1	0,2	–	–	–
Palladium u. seine Verb.	–	–	–	–	d
Paraquat	–	0,1	H	–	–
Parathion	–	0,1	H	–	–
Passivrauchen	–	–	–	–	d
Pentaboran	0,005	0,01	–	–	–
Pentabromprop	–	–	–	–	d
Pentachlorethan	5	40	–	–	–
Pentachlornaphthalin	–	0,5	H	–	–
Pentachlorphenol	0,05	0,5	H	–	–
Pentan	1000	2950	–	–	–
Pentan-2-on	200	700	–	–	–
Pentylacetat (alle Isomeren)	100	525	–	–	–
Perchlormethylmercaptan	0,1	0,8	–	–	d
Peroxyessigsäure s. a. „Organ. Peroxide" (MAK '82)	–	–	sehr starke Hautwirkung		
PHC s. Propoxur					
Phenol	5	19	H	–	–
p-Phenylendiamin	–	0,1	H	S	d
Phenylglycidylether	1	6	–	S	c
Phenylhydrazin	5	22	H	S	c, d
N-Phenyl-2-naphthylamin	–	–	–	–	c
Phosdrin s. Mevinphos					
Phosgen s. Carbonylchlorid					
Phosphor (gelb, weiß) s. Tetraphosphor					
Phosphoroxidchlorid	0,5	3	–	–	d
Phosphorpentachlorid	–	1	–	–	–
Phosphorpentoxid	–	1	–	–	–

Stoff	M A K ml/m³ (ppm)	mg/m³	Anmerkungen H	S	a–e
Phosphortrichlorid	0,5	3	–	–	d
Phosphorwasserstoff (Phosphin)	0,1	0,15	–	–	–
Phthalsäureanhydrid	–	5	–	–	–
Pikrinsäure s. 2,4,6-Trinitrophenol					
Platinverbindungen (als Pt ber.)	–	0,002	–	S	–
Polycyclen, nitrierte	–	–	–	–	d
polycycl. aromat. KWstoffe vgl. MAK '82 (Pyrolyseprodukte . . .)					
Propan	1000	1800	–	–	–
1,3-Propansulton	–	–	–	–	b
Propargylalkohol	2	5	H	–	–
2-Propenal (Acrolein)	0,1	0,25	–	–	–
2-Propen-1-o1	2	5	H	–	–
iso-Propenylbenzol	100	480	–	–	–
β-Propiolacton	–	–	–	–	b
Propionsäure	10	30	–	–	–
Propoxur	–	2	–	–	–
Propylacetat, iso-Propylacetat	200	840	–	–	–
iso-Propylalkohol	400	980	–	–	–
iso-Propylbenzol	50	245	H	–	–
Propylenglykoldinitrat	0,05	0,3	H	–	d
Propylenimin	–	–	H	–	b
iso-Propylglycidylether	50	240	–	–	–
n-Propylnitrat	25	110	–	–	–
Pyrethrum	–	5	–	S	–
Pyridin	5	15	–	–	–
Pyrolyseprodukte aus organ. Material vgl. MAK '82	–	–	–	–	d
Pyrrolidin	–	–	–	–	d
Quarz (einschl. Cristobalit u. Tridymit) (vgl. MAK '82 „Stäube")	–	0,15	–	–	–
Quarzhaltiger Feinstaub (dito)	–	4	–	–	–
Quecksilber	0,01	0,1	–	–	d
Quecksilber, anorgan. u. metall. s. **BAT**					
Quecksilberverbindungen, organische (als Hg ber.)	–	0,01	H	S	–
Räucherrauch (vgl. MAK '82 „Pyrolyseprodukte" . . .)	–	–	–	–	d
Rotenon	–	5	–	–	–
Salpetersäure	10	25	–	–	–
Salzsäure s. Chlorwasserstoff					
Schwefeldioxid	2	5	–	–	–
Schwefelhexafluorid	1000	6000	–	–	–
Schwefelkohlenstoff s. Kohlendisulfid					
Schwefelpentafluorid	0,025	0,25	–	–	–
Schwefelsäure	–	1	–	–	–
Schwefelwasserstoff	10	15	–	–	–

Stoff	M A K ml/m³ (ppm)	mg/m³	Anmerkungen H	S	a–e
Selenverbindungen (als Se ber.)	–	0,1	–	–	–
Selenwasserstoff	0,05	0,2	–	–	–
Silber	–	0,01	–	–	–
Steinkohlenteer, St.pech, St.öle	–	–	–	–	a
Stickstoffdioxid (NO_2)	5	9	–	–	–
Stickstoffwasserstoffsäure	0,1	0,27	–	–	–
Strontiumchromat s. a. **TRK**	–	–	–	–	b
Strychnin	–	0,15	–	–	e
Styrol	100	420	–	–	–
Sulfotep	0,015	0,2	H	–	–
Tantal	–	5	–	–	–
Teerdämpfe (vgl. MAK '82 „Pyrolyse-produkte"...)	–	–	–	–	–
Teeröle	–	–	–	–	d
Tellur u. seine Verbindungen (als Te ber.)	–	0,1	–	–	–
TEPP	0,005	0,05	H	–	–
Terpentilöl s. a. „Bes. Arbeitsstoffe"	100	560	–	S	d
1,1,2,2-Tetrabromethan	1	14	–	–	–
1,1,1,2-Tetrachlor-2,2-difluorethan	1000	8340	–	–	–
1,1,2,2-Tetrachlor-1,2-difluorethan	500	4170	–	–	–
1,1,2,2-Tetrachlorethan	1	7	H	–	c
Tetrachlorethen s. a. **BAT**	50	345	–	–	–
Tetrachlorkohlenstoff s. Tetrachlormethan					
Tetrachlormethan	10	65	H	–	d
Tetraethyldiphosphat s. TEPP					
O,O,O,O-Tetraethyldithiodiphosphat (TEDP) s. Sulfotep					
Tetraethylorthosilikat	100	850	–	–	–
Tetrahydrofuran	200	590	–	–	–
Tetrahydrothiophen (THT)	–	–	–	–	d
Tetramethylharnstoff (TMU)	–	–	–	–	d
Tetramethylsuccinnitril	0,5	3	H	–	–
Tetramethylthiuramdisulfid s. Thiram					
Tetranitromethan	1	8	–	–	–
Tetraphosphor (weißer/gelber Phosphor)	–	0,1	–	–	–
Tetryl s. N-Methyl-2,4,6,N-tetranitroanilin					
Thalliumverbindungen löslich (als Tl ber.)	–	0,1	–	–	–
4,4'-Thiodianilin	–	–	–	–	c, d
Thioharnstoff	–	–	–	–	d
Thiram	–	5	–	–	–
Titandioxid (Feinstaub) s. MAK '82 Abschn. „Stäube"	–	8	–	–	–
TNT s. Trinitrotoluol					
o-Tolidin s. 3,3'-Dimethylbenzidin					
o-Toluidin	5	22	H	–	c
Toluol s. a. **BAT**	200	750	–	–	–
2,4-Toluylendiamin	–	–	–	–	c
Tremolit s. Asbest					
1,2,4-Trichlorbenzol	5	40	–	–	–

Stoff	MAK ml/m³ (ppm)	MAK mg/m³	Anmerkungen H	Anmerkungen S	Anmerkungen a–e
2,3,4-Trichlorbuten-1	–	–	–	–	b
Trichloressigsäure	–	–	–	–	d
1,1,1-Trichlorethan	200	1080	–	–	d
1,1,2-Trichlorethan	10	55	H	–	c
Trichlorethen CCl_2: CHCl s. a. **BAT**	50	260	–	–	c
Trichlorfluormethan	1000	5600	–	–	–
Trichlormethan (Chloroform)	10	50	–	–	c
Trichlornaphthalin	–	5	H	–	–
Trichlornitromethan	0,1	0,7	–	–	–
2,4,5-Trichlorphenoxyessigsäure	–	10	H	–	–
1,2,3-Trichlorpropan	50	300	–	–	–
α,α,α-Trichlortoluol	–	–	–	–	c
1,1,2-Trichlor-1,2,2-trifluorethan	1000	7600	–	–	–
Tridymit s. Quarz					
Triethylamin	25	100	–	–	d
Trifluorbrommethan	1000	6100	–	–	–
Trimangantetroxid (Mn_3O_4)	–	1	–	–	d
Trimellitsäureanhydrid (Rauch)	0,005	0,04	–	S	d
2,4,5-Trimethylanilin	–	–	–	–	c, d
3,5,5-Trimethyl-2-cyclohexen-1-on	5	28	–	–	–
Trimethylphosphat	–	–	–	–	d
Trimethylphosphit	–	–	–	–	d
2,4,7-Trinitrofluorenon	–	–	–	–	c, d
2,4,6-Trinitrophenol (Pikrinsäure)	–	0,1	H	–	–
Trinitrotoluol	0,15	1,5	H	–	–
Uranverbindungen (als U ber.) (Bei Uran sind wegen der natürl. Radioaktivität die Grenzwerte der Strahlenschutzverordnung v. 13. Okt. 1976 zu beachten; Bundesges.bl. Nr. 125 vom 20. Okt. 1976)	–	0,25	–	–	–
Vanadium (V_2O_5-Rauch)	–	0,1	–	–	–
Vanadium (V_2O_5-Staub)	–	0,5	–	–	–
Vinylacetat	–	–	–	–	d
Vinylchlorid s. **TRK**	–	–	–	–	a
Vinylcyclohexendiepoxid	–	–	–	–	d
Vinylidenchlorid s. 1,1-Dichlorethen					
Vinylidenfluorid	–	–	–	–	d
N-Vinyl-2-pyrrolidon	–	–	–	–	d
Vinyltoluol s. Methylstyrol					
Warfarin	–	0,5	–	–	–
Wasserstoffperoxid	1	1,4	–	–	–
Xylidin (alle Isomeren außer 2,4-X.)	5	25	H	–	–
2,4-Xylidin	5	25	H	–	c
Xylol (alle Isomeren)	200	870	–	–	d
Yttrium	–	5	–	–	–

Stoff	M A K		Anmerkungen		
	ml/m³ (ppm)	mg/m³	H	S	a–e
Zinkchromat s. **TRK**	–	–	–	–	a
Zinkoxid (Rauch)	–	5	–	–	–
Zinnverbindungen, anorgan. (als Sn ber.)	–	2	–	–	–
Zinnverbindungen, organ. (als Sn ber.)	–	0,1	H	–	–
Zirkonverbindungen (als Zr ber.)	–	5	–	–	–

Technische Richtkonzentrationen (TRK)

Der „Ausschuß für gefährliche Arbeitsstoffe“ (AgA) beim Bundesministerium für Arbeit und Sozialordnung befaßt sich mit der Aufstellung Technischer Richtkonzentrationen (TRK) für cancerogene Stoffe.
TRK-Werte sind keine MAK-Werte; auch bei Einhaltung der Technischen Richtkonzentration ist eine Gesundheitsgefährdung nicht vollständig auszuschließen.
Für eine Reihe krebserzeugender und erbgutändernder Arbeitsstoffe können MAK-Werte nicht ermittelt werden. Die Gründe dafür sind folgende: Krebs und Mutationen manifestieren sich erst nach Jahren und Jahrzehnten, u. U. erst in künftigen Generationen. Bei langfristiger Einwirkung geringer Dosen dieser Stoffe summieren sich die gesetzten Veränderungen in hohem Maße; ob und in welchem Umfang Reparatur eintritt, kann z. Z. nicht entschieden werden. In Tierversuchen lassen sich absolute Wirkungsgrenzdosen bzw. -konzentrationen grundsätzlich nicht ermitteln.
Aus epidemiologischen Erhebungen an Exponierten am Arbeitsplatz sind z. Z. ebensowenig unbedenkliche Toleranzwerte ableitbar, da weder hinreichende analytische Bestimmungen der Stoffaufnahme über ausreichende Zeiträume vorliegen, noch genügend große Zahlen Exponierter und geeigneter Vergleichskollektive zur Verfügung stehen.
Da bestimmte krebserzeugende Stoffe technisch unvermeidlich sind, z. T. auch natürlich vorkommen, und Expositionen gegenüber diesen Stoffen nicht völlig ausgeschlossen werden können, benötigt die Praxis des Arbeitsschutzes Richtwerte für die zu treffenden Schutzmaßnahmen und die meßtechnische Überwachung. Die Arbeitsstoffkommission hat im besonderen Falle des Asbestes, der nicht nur krebserzeugend wirkt, sondern auch Asbestose (Lungenfibrose) auslösen kann, Technische Richtkonzentrationen aufgestellt, die auf die Verhütung der Asbestose abzielen und das Krebsrisiko mindern, aber nicht ausschließen.

Unter der Technischen Richtkonzentration (TRK) eines gefährlichen Arbeitsstoffes versteht man diejenige Konzentration als Gas, Dampf oder Schwebstoff in der Luft, die als Anhalt für die zu treffenden Schutzmaßnahmen und die meßtechnische Überwachung am Arbeitsplatz heranzuziehen ist.

Technische Richtkonzentrationen werden nur für solche gefährlichen Arbeitsstoffe benannt, für die z.Z. keine toxikologisch-arbeitsmedizinisch begründeten maximalen Arbeitsplatzkonzentrationen (MAK-Werte) aufgestellt werden können. Die Einhaltung der Technischen Richtkonzentration am Arbeitsplatz soll das Risiko einer Beeinträchtigung der Gesundheit vermindern, vermag dieses jedoch nicht vollständig auszuschließen.
Technische Richtkonzentrationen bedürfen der stetigen Anpassung an den Stand der technischen Entwicklung und der analytischen Möglichkeiten sowie der Überprüfung nach dem Stand der arbeitsmedizinischen Kenntnisse. **TRK-Werte sind Grenzwerte, die von den Erwartungswerten der Konzentration über 1 Jahr (Jahresmittelwerte) nicht überschritten werden dürfen.** Dabei wird vorausgesetzt, daß die Einwirkung täglich in der Regel nicht länger als acht Stunden und wöchentlich nicht länger als 40 Stunden – in Vierschichtbetrieben 42 Stunden pro Woche im Durchschnitt von vier aufeinanderfolgenden Wochen – dauert.

TRK-Liste

Arbeitsstoff	TRK ml/m³(ppm)	TRK mg/m³
Acrylnitril	6	13
Arsen und seine Verbindungen (Ausnahme: Arsenwasserstoff*)	–	0,2
Asbest (Chrysotil, Amosit, Krokydolith, Anthophyllit, Tremolit, Aktinolith)	1–2 Fasern/cm³ 1 Faser = 5 µm lang = 3 µm Ø = 3:1 Länge/Ø	
Asbesthaltiger Feinstaub	s. MAK '82	
Benzol	8	26
Beryllium u. seine Verbindungen	0,005	0,002
Calciumchromat	–	0,1
Chrom-III-chromat	–	0,1
Dimethylsulfat		
Herstellg.	–	0,1
Verwendg.	–	0,2
Epichlorhydrin	3	10,8

Arbeitsstoff	T R K	
	ml/m³(ppm)	mg/m³
Nickel u. seine Verbindungen (Ausnahme Nickelcarbonyl)		
Stäube/Rauche, atembare	–	0,5
Tröpfchen, atembare	–	0,05
Strontiumchromat	–	0,1
Vinylchlorid (bestehende Anlagen der VC- u. PVC-Herstellung)	3	8
im übrigen	2	5
Zinkchromat	–	0,1

* auch als MAK-Wert vorhanden

Biologische Arbeitsstofftoleranzwerte (BAT-Werte)

BAT-Werte dienen im Rahmen spezieller ärztlicher Vorsorgeuntersuchungen dem Schutz der Gesundheit am Arbeitsplatz. Sie geben eine Grundlage für die Beurteilung der Bedenklichkeit oder Unbedenklichkeit vom Organismus aufgenommener Arbeitsstoffmengen ab. Bei der Anwendung der BAT-Werte sind die ärztlichen Ausschlußkriterien nach den Berufsgenossenschaftlichen Grundsätzen für arbeitsmedizinische Vorsorgeuntersuchungen zu berücksichtigen. Der BAT-Wert ist nicht geeignet, biologische Grenzwerte für langdauernde Belastungen aus der allgemeinen Umwelt, etwa durch Verunreinigungen der freien Atmosphäre oder von Nahrungsmitteln, anhand konstanter Umrechnungsfaktoren abzuleiten.

Der **BAT-Wert (Biologischer Arbeitsstoff-Toleranz-Wert)** ist die beim Menschen höchstzulässige Quantität eines Arbeitsstoffes bzw. Arbeitsstoffmetaboliten oder die dadurch ausgelöste Abweichung eines biologischen Indikators von seiner Norm, die nach dem gegenwärtigen Stand der wissenschaftlichen Kenntnis im allgemeinen die Gesundheit der Beschäftigten auch dann nicht beeinträchtigt, wenn sie durch Einflüsse des Arbeitsplatzes regelhaft erzielt wird. Wie bei den MAK-Werten wird in der Regel eine Arbeitsstoffbelastung von maximal 8 Stunden täglich und 40 Stunden wöchentlich zugrunde gelegt. BAT-Werte können als Konzentrationen, Bildungs- oder Ausscheidungsraten (Menge/Zeiteinheit) definiert sein. BAT-Werte sind als **Höchstwerte für gesunde Einzelpersonen** konzipiert. Sie werden unter Berücksichtigung der Wirkungscharakteristika der Arbeitsstoffe und einer angemessenen Sicherheitsspanne in der Regel für Blut und/oder Harn aufgestellt. Maßgebend sind dabei arbeitsmedizinisch-toxikologische fundierte Kriterien des Gesundheitsschutzes.

Zusammenhänge zwischen BAT- und MAK-Werten

Unter laborexperimentellen Bedingungen bestehen bei inhalativer Aufnahme im Fließgleichgewicht eines Arbeitsstoffes mit Funktionen der Pharmakokinetik formulierbare Beziehungen zwischen BAT- und MAK-Werten. Aufgrund der am Arbeitsplatz bestehenden Randbedingungen sind jedoch im konkreten Fall aus dem arbeitsstoffspezifischen biologischen Wert nicht ohne weiteres Rückschlüsse auf die bestehende Arbeitsstoffkonzentration in der Arbeitsplatzluft zulässig. Neben der Aufnahme über die Atemwege können nämlich noch eine Reihe anderer Faktoren das Ausmaß der Arbeitsstoffbelastung des Organismus bestimmen; solche Faktoren sind z. B. Schwere der körperlichen Arbeit (Atemminutenvolumen), Hautresorption oder Abweichungen des Stoffwechsel- und Ausscheidungsverhaltens eines Arbeitsstoffes. Zudem zeigen die Arbeitsstoffe in der Arbeitsplatzluft oft zeitliche Schwankungen denen die biologischen Werte mehr oder minder stark gedämpft folgen können. Dementsprechend **entbindet die Einhaltung von BAT-Werten nicht von einer Überwachung der Arbeitsstoffkonzentration in der Luft.** Dies gilt insbesondere für lokal reizende und ätzende Arbeitsstoffe.

Unabhängig von den aufgezeigten Störeinflüssen und der dadurch bedingten, unterschiedlichen Definition **sind bei der Aufstellung von BAT- und MAK-Werten die gleichen Wirkungsäquivalente zugrunde gelegt.**

BAT-Werte gelten in der Regel für eine Belastung mit reinen Stoffen. Sie sind nicht ohne weiteres bei einem Umgang mit Zubereitungen (Gemenge, Gemische, Lösungen) anwendbar, die aus zwei oder mehreren toxisch wirkenden Arbeitsstoffen bestehen. Dies gilt insbes. für BAT-Werte, die auf den Arbeitsstoff selbst oder dessen Stoffwechselprodukte ausgerichtet sind.

Zur Erläuterung, welche **Gründe für den Ansatz von BAT-Werten** maßgeblich waren, gibt die Kommission zur Prüfung gesundheitsschädlicher Arbeitsstoffe eine Sammlung „Arbeitsmedizinisch-toxikologische Begründung von BAT-Werten" heraus. Unter kritischer Wichtung des Wissensstandes werden darin die Werte für die Parameter kommentiert, die sich in der arbeitsmedizinischen Praxis als sinnvoll erwiesen haben.

Stoffliste BAT

Arbeitsstoff	Parameter	BAT-Wert*)			Probennahme
		Blut	Harn	Alveolarluft	
Blei	Blei	+	–	–	
–	δ-Aminolävulinsäure	–	+	–	
Cadmium	Cadmium	+	+	–	
Dichlormethan	CO-Hb	+	–	–	
Halothan	Trifluoressigsäure	+	+	–	Angaben

Arbeitsstoff	Parameter	BAT-Wert*) Blut	Harn	Alveolarluft	Probennahme
Kohlenmonoxid	CO-Hb	+	–	–	
Quecksilber, anorgan. u. metall.	Quecksilber	+	+	–	Angaben
Tetrachlorethen (Perchlorethylen)	Tetrachlorethen	+	–	+	Angaben
Toluol	Toluol	+	–	–	Angaben
Trichlorethen (Trichlorethylen)	Trichlorethanol	+	–	–	Angaben

*) Zahlenwerte s. Orig. MAK '82 S. 79

Änderungen in der MAK-Liste 1983 (Vertrieb ab August 1983)
Aufgenommen wurde ein neues Konzept zur Begrenzung kurzzeitig überhöhter Expositionskonzentrationen chemischer Stoffe am Arbeitsplatz (neben dem Achtstunden-Durchschnittswert auch eine obere Begrenzung kurzzeitiger Spitzenwerte nach Höhe, Dauer und Häufigkeit in der jeweiligen Arbeitsschicht). Das Kapitel „Inertstaub" wurde ersetzt durch eine Neudefinition („Allgemeiner Staubgrenzwert"). Alle Arbeitsstoffe in der Liste wurden mit der Systemnummer des „Chemical-Abstracts"-Systems versehen.
Schärfer gefaßt wurden die MAK-Werte für 2-Butoxyethanol, 2-Chlorethanol, 2,2'-Dichlordiethylether, 2-Ethoxyethanol, 2-Methoxyethanol, Triethylamin und Xylol. Mit neuen MAK-Werten aufgenommen wurden Amitrol, Hexachlorcyclohexan und Vinylacetat.
Grenzwerte wurden bei den BAT-Werten aufgestellt für Fluorwasserstoff und seine anorgan. Verbindungen, Methanol, Quecksilberverbindungen (organische), Styrol und 1,1,1-Trichlorethan.
Wichtige Änderungen bei den krebserzeugenden Arbeitsstoffen:
Neu eingestuft als „eindeutig im Tierversuch krebserzeugend" wurden Antimontrioxid, Dimethylsulfamoylchlorid, 3,3'-Dimethyl-4,4-diaminodiphenylmethan. Als „begründet krebsverdächtig" gelten jetzt auch Anilin, 1,3-Butadien, 1,1-Difluorethen, 5-Chlor-o-toluidin, Dinitronaphthaline, Hexachlorbutadien, Monochloridfluormethan, Oxydianilin, Trimethylphosphat. Für einen MAK-Wert nicht ausgereicht hat das Datenmaterial bei N-Ethylmorpholin, Nickeltitangelb und Trimethylamin.

Kolibri 360 GmbH
Ferdinand-Jühlke-Straße 7
99095 Erfurt, Deutschland
produktsicherheit@kolibri360.de